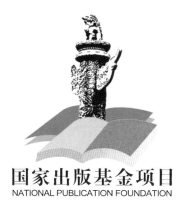

国家出版基金项目
NATIONAL PUBLICATION FOUNDATION

中华民族基因组多态现象研究

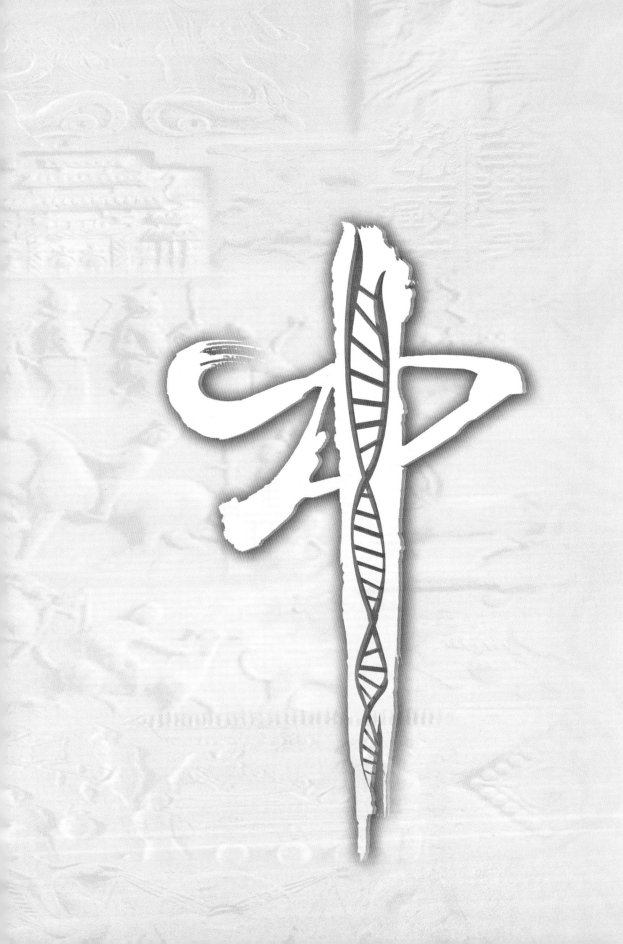

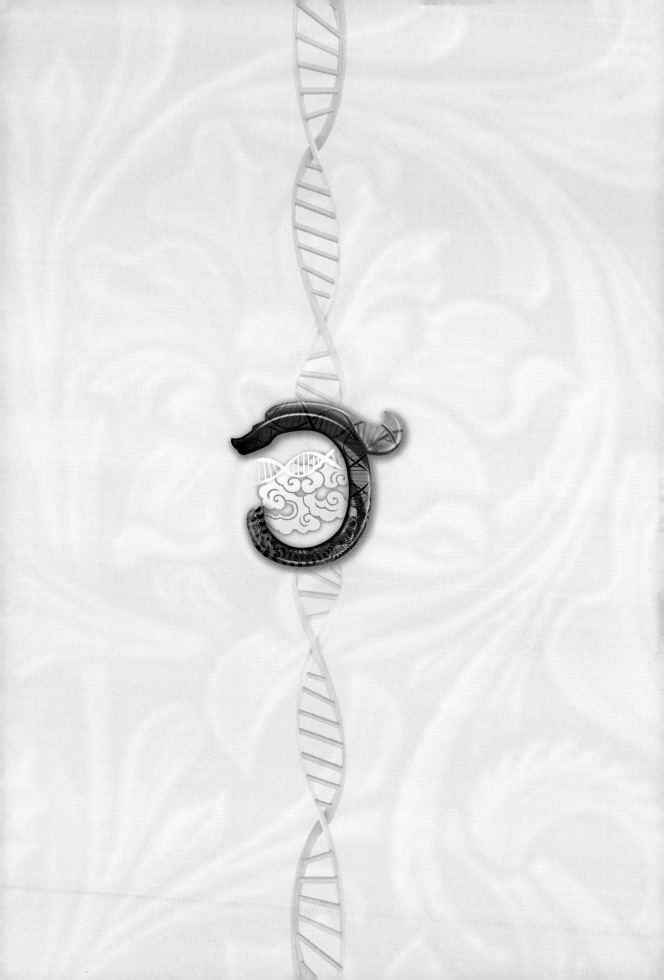

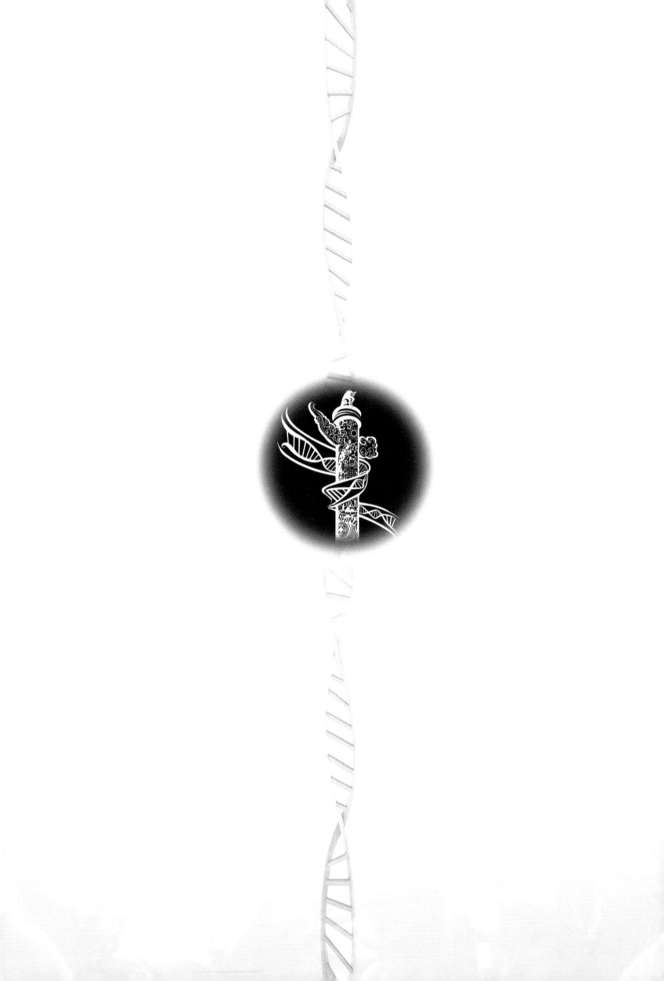

国家出版基金项目
NATIONAL PUBLICATION FOUNDATION
"十二五"国家重点出版规划

中华民族基因组
多态现象研究

基因组拷贝数变异与基因组病

丛书总主编　李生斌　梁德生

本 卷 主 编　梁德生　邬玲仟

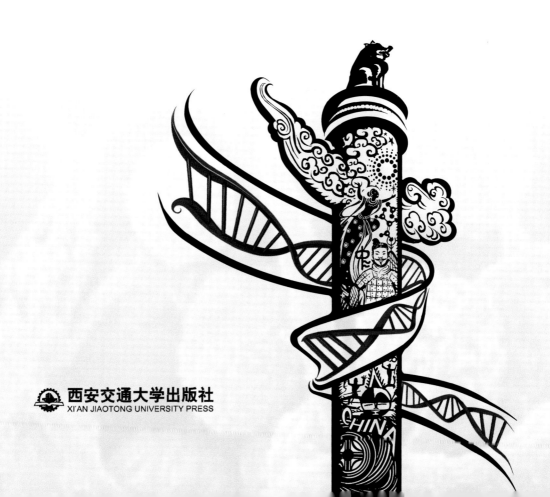

西安交通大学出版社
XI'AN JIAOTONG UNIVERSITY PRESS

图书在版编目（CIP）数据

基因组拷贝数变异与基因组病/梁德生，邬玲仟主编. —西安：
西安交通大学出版社，2015.5
（中华民族基因组多态现象研究/李生斌，梁德生总主编）
ISBN 978-7-5605-7146-1

Ⅰ．①基… Ⅱ．①梁… ②邬… Ⅲ.①人类基因-基因组-基因变异-
研究 ②人类基因-基因组-遗传病-研究 Ⅳ.①R394②R596.2

中国版本图书馆CIP数据核字(2015)第055064号

书　　　名	基因组拷贝数变异与基因组病
丛书总主编	李生斌　梁德生
本卷主编	梁德生　邬玲仟
责 任 编 辑	吴　杰　　王银存　　田　滢
出 版 发 行	西安交通大学出版社
	（西安市兴庆南路10号　　邮政编码710049）
网　　　址	http://www.xjtupress.com
电　　　话	(029)82668357　82667874(发行中心)
	(029)82668315(总编办)
传　　　真	(029)82668280
印　　　刷	中煤地西安地图制印有限公司
开　　　本	787mm×1092mm　　1/16　印张　31　字数　774千字
版次印次	2016年6月第1版　　2016年6月第1次印刷
书　　　号	ISBN 978-7-5605-7146-1/R・773
定　　　价	340.00元

订购热线：　(029)82665248　(029)82665249
投稿热线：　(029)82665546

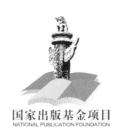

中华民族基因组多态现象研究
编撰委员会

丛书编者
（按姓氏笔画排列）

于　军	万立华	马丽霞	马瑞玉	王　剑
王江峰	邓林贝	叶　健	丛　斌	巩五虎
吕卫刚	朱永生	伍新尧	邬玲仟	刘　沁
刘　静	刘　耀	刘梦莹	刘新社	闫剑群
许冰莹	孙　斌	孙宏斌	负克明	严　恺
杜　宏	李　卓	李　波	李　莉	李　晔
李　涛	李帅成	李生斌	李秀萍	李昌钰
李晓忠	李浩贤	杨　爽	杨　璞	杨焕明
吴元明	余　兵	沈亦平	张　月	张　林
张　锐	张玉荣	张幼芳	张杨慧	张秀清
张保华	张洪波	张淑杰	陈　腾	陈荣誉
苟建重	范　歆	林彭思远	欧　拉	罗　莉
罗小梅	罗仕玉	罗静思	周　秦	郑　辉
郑海波	官方霖	郝好英	胡　兰	胡　亮
胡华莹	胡珺洁	钟秋连	贺　林	袁海明
夏家辉	顾珊智	党永辉	徐　明	高利生
高树辉	郭　婧	郭佑民	郭若兰	席　惠
通木尔	黄景峰	黄燕茹	梅利斌	曹英西
常家祯	阎春霞	盖　楠	梁德生	彭　洁
彭　莹	董　妍	韩　卫	曾兰兰	曾晓峰
赖　跃	赖江华	谭　虎	谭　博	樊代明
薛晋杰	魏贤达	魏曙光		

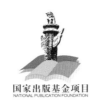

国家出版基金项目
NATIONAL PUBLICATION FOUNDATION

基因组拷贝数变异与基因组病
编撰委员会

主　编

梁德生　邬玲仟

主　审

张　学

秘　书

马瑞玉　郭若兰

编　者

（按姓氏笔画排列）

马瑞玉　王　剑　邓林贝　邬玲仟　刘　静　李　卓
杨　璞　沈亦平　张　锐　张杨慧　陈少科　陈荣誉
范　歆　罗小梅　罗静思　胡华莹　袁海明　郭　婧
郭若兰　常家祯　梁德生　彭　莹　谭　虎

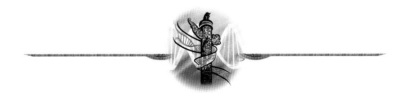

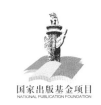

国家出版基金项目
NATIONAL PUBLICATION FOUNDATION

丛书总策划
（按姓氏笔画排列）

王强虎　吴　杰　魏曙光

丛书编辑

吴　杰　赵文娟　王银存　田　滢　王　坤

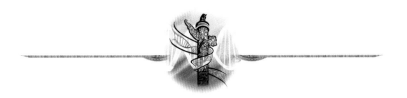

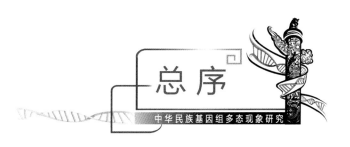

总序

中华民族基因组多态现象研究

　　个体基因组之间的多态和变异现象，从基因水平上揭示了群体、个体之间差异的本质。基因组多态现象（genomic variation），或称DNA多态性（DNA polymorphisms），是指在一个生物群体基因组中，经常同时存在两种或两种以上的等位基因（allele）或基因型（genotype），且每种类型的变异频率都较高，不能由重复突变来维持。一般认为，基因组DNA序列中某些特定位点的变异频率超过1%的则称为多态性或者多态现象，这些变异频率大于1%的序列或者片段就被称为DNA多态性位点（polymorphic locus）；其余变异频率低于1%的被称为突变，这些序列或者片段就被称为突变位点（mutant locus）。

　　基因组多态性的本质，就是在生物进化过程中，各种原因引起染色体DNA的核苷酸排列顺序发生了改变，即产生了基因水平上DNA片段大小和DNA序列在个体间的差异，一般发生在基因序列中的非编码区。DNA多态性主要有片段长度多态性和序列多态性两大类，前者指等位基因间片段长度差异，后者指等位基因间的碱基序列差异。

2001年，由美国、英国、德国、日本、法国和中国共同参与的国际人类基因组计划（Human Genome Project，HGP）完成，我们有幸参加了人类基因组计划的中国1%任务。HGP的完成，推动了创新生物技术的发展，为生命科学揭开了崭新的篇章，产生了巨大的经济效益和社会效益；为国际跨领域合作创造了"共有、共为、共享"精神财富；让科学家首次从一个基因、一个蛋白、一种标记、一种功能的单一研究，转变成为使用基因组科学，全面地、系统地、从分子到整体功能地揭示生命奥秘、探索医疗应用、服务司法实践。

HGP告诉我们，人类基因组包含了24条双链DNA分子（1～22号常染色体DNA与X、Y性染色体DNA），共由大约31.6亿个碱基对组成，基因数目约为3万～3.5万个（不是先前估计的10万个基因），这些编码基因的DNA序列占到人类基因组的2%，大部分非编码基因的序列占到98%(之前人们认为这些非编码基因序列是垃圾DNA)。完整了解全基因组编码基因序列和非编码基因序列的结构变异现象，有助于理解基因的表达调控，细胞的产生、分化，个体发育机制，以及生物的进化；有助于发掘各种疾病的生物标记，例如各种遗传病、肿瘤、出生缺陷、代谢紊乱等的诊断与防治；有助于个体识别、健康预测、个体化医疗、精准医学的新技术创建，例如各种个体基因组分型、亲缘鉴定、种族溯源、系谱分析、游离DNA分型等；有助于了解人与人之间只有0.1%的序列差异，就是这0.1%的序列差异，决定了人与人之间对疾病的易感性、对药物和环境因素的反应性不同。

长期以来，科学家们一直聚焦于人类基因组中2%编码序列的变异与功能，由此开辟了表达谱、外显子组、蛋白组、代谢组、功能组等新兴研究，并在生命、健康、医学、进化、遗传、制药、预防等领域取得了前所未有的巨大成就，引领着自然科学、社会科学领域诸如哲学、数学、化学、物理等基础科学的快速发展。但对于占人类基因组98%的非编码序列的变异与功能却知之甚少。通过国际人类基因组计划（HGP）、国际千人基因组计划、单倍体型图计划（HapMap）、人类基因组多样性计划（HGDP）和中国人群基因组多态性结构研究，科学家们开始意识到，人类基因组存在着多种可遗传的变异方式，即基因组存在多种形式的个体和种群差异，这种差异性的揭示，开辟了人类针对个体特征、群体遗传结构和复杂疾病致病机制研究的新时代，使目前绘制一张几乎覆盖全人类的基因组遗传变异图谱，包括所有的在人群中出现频率不低于1%的变异，以及那些出现频率还不到0.5%的位于基因之内的变异，构建世界上最大的人类基因组变异的目录成为可能。人类基因组的非编码区蕴藏着每个人的个体特征，记录着人类共同的历史演变，同一种遗传标记在不同的种族、民族和地区的人群中其多态性分布存在着差异，因此有必要对我国不同民族和地区的群体多态性分布进行调查，以获得详细可靠的群体遗传学资料。这些资料是法医分子遗传学个体识别及亲子鉴定概率计算中不可缺少的基础性科学依据。但遗憾的是，上述研究计划并未涵盖世界上所有人群，也无法使我们系统地认识中华民族群体遗传多态性结构特征和变异规律，因此，中华民族群体的基因组多态性特征和变异规律的研究只能由国人自己来完成。对中华民族遗传资源的研究、开发与利用，是一项具有重大意义而又异常艰辛的工作。这项工作可以为阐明中华民族的起源、演化和发展提供积极的启示；也将为研究遗传因素在疾病的发生、发展过程中所扮演的角色以及其在法医学领域的应用提供极具价值的参考；同时为我们从DNA分子水平上详细分析中华民族群体基因组多态性结构特征和变异规律提供科学依据。

"中华民族基因组多态现象研究"丛书聚焦非编码序列的变异与功能，研究这些中立区域的DNA在人类个体识别、人类群体溯源、人类起源进化及疾病药物效应的个体差异，帮助我们从新的角度学习和理解我们的基因组，发现和开发大有希望的组学生物标记（bio-marker）或优化已知的生物标记及其检测方法，例如开发新的血液/组织相关的生物标记，基因/网络/通路相关的生物标记用于疾病检测和个体诊断。

　　"中华民族基因组多态现象研究"丛书分为5卷，系统介绍了中华民族的人文、地理与历史演变，剖析人文历史与地理环境对群体基因组多态性遗传结构与变异的影响作用；从遗传学（分子人类学）角度阐明中华民族不同群体的遗传结构和变异规律；论述中华民族健康与疾病基因型、单倍型和临床表型的相互关系；介绍了中华民族群体遗传多态性数据在法医学中的应用。

　　《中华民族遗传结构与亲缘关系》论述了中华民族遗传变异与亲缘关系的系统理论，并采用大量的数据列表和图表，运用基因组学和生物信息学成果，具体、形象地阐明了中华民族的起源、迁徙以及民族之间在遗传特征上的区别和联系，以此勾勒出中华民族遗传结构的总体轮廓。希望中华民族遗传变异与亲缘关系研究可以为民族学、社会学、人类学以及生命科学领域的创新发展提供一定的思路和启示。

　　《法医基因组学》综合运用基因组学、生物信息学、计算机科学和数学等多方面知识与方法，阐明和理解大量的基因组数据、信息所包含的法医学意义，并应用于解决法医学研究和司法鉴定相关的各种问题。法医基因组学（forensic genomics）研究使得法医DNA分析技术的发展日新月异，获得广泛的应用，并推动人类遗传学、生物医学、动物学、考古学等其他学科的进步。在实际案例中，法医基因组学不仅可以用DNA遗传标记开展个体识别和亲权鉴定，而且可以有效利用全基因组数据。比如lobSTR分析技术，它能够剖析全基因组STRs，为个体识别和个体医疗开辟了新的途径，还能为生物群体进化、重塑生物群体的演绎历史，以及认识人类健康与疾病提供新的视角。

　　《成瘾基因组学》系统探索了精神活性物质长期反复作用对中脑腹侧被盖区-伏隔核多巴胺神经元功能的重塑作用及分子机制，采用包括基因组学、分子生物学、组织学和行为学的理论与技术，从不同角度来梳理、整理、提炼成瘾的理论研究成果和实践方法。近20年来对于成瘾机制的探索无论是从宏观到微观，还是从器官组织到分子水平都有了飞速的发展。同时，越来越多的证据提示：精神活性物质成瘾记忆诱导大脑的基因调控机制发生改变，这些数据对于系统理解成瘾记忆的分子基础和致瘾机制、预测预防易感人群以及防治成瘾复吸都具有重要的科学价值。

《基因组拷贝数变异与基因组病》所论述的基因组拷贝数变异与基因组病是临床遗传学的重要内容之一。该书围绕中华民族群体基因组多态性和生物标记，全面系统地论述了基因组拷贝数变异与基因组病、基因组拷贝数变异与临床表型的相互关系。书中的主要内容包括：基因组拷贝数变异、基因组病、遗传诊断与咨询、基因组病的临床表现与诊断标准等。

《人类单基因遗传疾病》针对60余种单基因遗传疾病，系统介绍了疾病的临床表现、遗传学机制、诊断流程和相关实验操作方法，同时对产前诊断、治疗和预后、遗传咨询也有详实的描述。书中还以典型病例的形式再现单基因遗传病患者"就诊—病史采集—临床诊断—基因诊断—基因检测报告解读—遗传咨询"等全过程，使读者身临其境，加深对单基因病的认识。

"中华民族基因组多态现象研究"丛书历时三年的辛苦采编，由中国科学院、西安交通大学、四川大学、中南大学及国外相关机构等的一线学者共同完成，是一次集体智慧的展示。本丛书是站在巨人的肩膀上，对既往人类基因组学研究的成果与结晶进行了一次系统而科学的归纳梳理。我们期盼以人类基因组研究前沿的"盛筵"，以飨读者，在人类不断探索自身的里程碑上留下浓墨重彩的一笔，也对广大读者尤其是相关研究领域的科技工作者们有所裨益。

"中华民族基因组多态现象研究"丛书的问世，要感谢国家出版基金的资助、西安交通大学出版社给予的重视和支持；感谢所有关心和帮助过本丛书的同仁，特别致谢项目实施过程中数以百计的编撰者和编辑，数以千计的实验人员和辅助人员，数以万计的样本贡献者和组织协作者，以及我们的亲人、好友的精神支持和理解，没有他们的给予，就没有今天的结果。人类基因组计划的精神贡献"共有、共为、共享"已经成为人类科学活动的楷模，成为本丛书写作的动力，对政治、经济、社会、哲学、安全等方面产生越来越重要的作用，这是我们最为推崇的科学精神。

未来，基于基因组结构和序列变化的基因组学研究无疑将成为生物学和医学的核心命题研究。基因组学技术的快速迭代和规模化使大数据挖掘、复杂信息分析等新概念、新技术变为现实，成为催生新思维、新境界和新作为的圣地。从基因组以DNA序列为研究主体到基因组生物学以生物学命题为研究主体，再到以生物谱系如哺乳动物为研究主体，这符合生物学的发展规律，生物医学研究与临床医学实践正朝着"精准化"高速发展。

当然，想要完整阐释中华民族遗传研究的脉络并非易事，尤其是面对浩如烟海的资料和快速更新的知识，限于编撰者的时间和精力，丛书中必有不尽如人意之处，且丛书中提到的一些研究正在进行中，尚未定论，争议在所难免，但这正是本丛书出版的意义。我们认为，对以往研究中的问题进行总结和分析，对正在研究、有争论的问题进行交流和讨论，必将推动本领域的科学发展，这也正是我们希望看到的。

2015年10月31日

随着微阵列芯片技术与高通量测序技术的发展和应用，越来越多的基因组结构变异被人们发现。基因组拷贝数变异（copy number variants，CNVs）是基因组结构变异的一种，目前发现致病性CNVs近400种，CNVs导致的遗传综合征138种。因此，医学遗传医师和相关从业人员掌握CNVs的检测方法、发生机制、致病机理以及常见遗传综合征的临床表型尤为重要。

《基因组拷贝数变异与基因组病》详细阐述了基因组结构变异与基因组病的概念、发生机制、致病机理、检测方法、常用数据库；同时对遗传咨询和产前诊断原则也给予了系统的讲述。特别是书中收集的75种较为常见的染色体微缺失/微重复综合征，单独成节，对每一种疾病的特征、临床表现、诊断要点都一一进行了详解，同时附上国内外临床典型病例，图文并茂地展示给广大读者。使读者在了解基因组变异的基础上，全面认识基因组疾病，将理论知

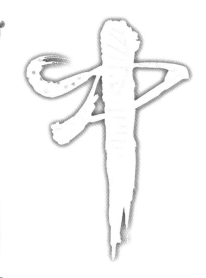
识与临床实践完美结合。丛书的结构布局到内容文字可以看出编者们在主编的统筹规划下，将自己宝贵的临床经验和体会融入到本书中，十分注重内容的可读性，大量采用图文结合的方式，为广大读者提供了一本直观而生动高质量的专业书籍。

《基因组拷贝数变异与基因组病》是一本专门介绍基因组拷贝数变异相关知识和疾病的专业性书籍，相信这本书的出版将填补医学遗传学科丛书在这一领域的空白，是值得临床医生和研究人员一读的工具书。

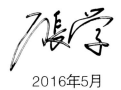

2016年5月

张学　教授，中国医学科学院遗传医学中心主任、北京协和医学院医学遗传学系主任

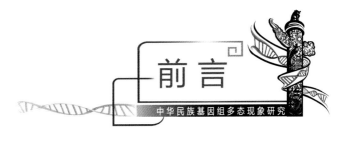

前言

中华民族基因组多态现象研究

　　2003年，DNA双螺旋结构发现50周年之际，被誉为生命科学"登月计划"的人类基因组计划（Human Genome Project，HGP）宣布完成，自此，人类基因组的神秘面纱逐渐被揭开。其后短短十几载，基因组医学应运而生，成为现代医学的核心，引领精准医学的发展。同时，随着人类基因组研究成果的高效转化和临床应用，临床遗传学的发展也呈迅猛之势，尤其是在严重遗传性疾病的诊断与产前诊断领域，成为出生缺陷防控的科技支撑。

　　基因组拷贝数变异（copy number variants，CNVs）指的是与参照人群基因组相比较时，某个片段DNA序列的获得或者缺失。CNVs的大小可以从一千碱基到数兆碱基，甚至是整条染色体，可以涉及多个、单个基因，或者不涉及基因。CNVs在人类基因组上广泛分布，除了作为多态性遗传变异参与人类的进化过程，还与多种疾病密切相关。大片段的CNVs，比如染色体三体、单体、部分缺失和重复，往往可以通过普通的染色体核型分析明确诊断，但对于更小的亚显微水平的CNVs，通常需要分辨率更高的检测方法进行辨别。20世纪80年代以来，发现染色体微缺失和微重复导致智力障碍和发育迟缓。典型例子包括与Prader–Willi综合征和Angelman综合征相关的15q11–q13缺失、与Smith–Magenis综合征相关的17p11缺失、与Williams–Beuren综合征相关的7q11缺失、与腭心面综合征相关的22q11缺失。随着细胞遗传学技术的发展，包括高分辨核型分析和

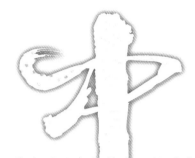

荧光原位杂交技术，针对染色体微缺失和微重复的诊断性检测方法应运而生。近年来由于染色体微芯片和高通量测序技术的迅速发展和应用，越来越多的CNVs及其相关疾病被发现并记录入相关文献和数据库，成为临床遗传学工作的重要参考依据。然而，迄今为止我国还没有一本系统介绍基因组拷贝数变异与基因组病的专业性书籍。为此，我们编撰了《基因组拷贝数变异与基因组病》一书，希望可以帮助临床医生和遗传学工作者更加系统深入地了解CNVs及其相关的基因组疾病，对我国出生缺陷和遗传病的防控工作起到积极的推动作用。

　　本书共分为五章，第1章至第4章重点介绍了基因组拷贝数变异与基因组病的基本概念、发生机制、检测方法、常用数据库，以及遗传咨询与产前诊断流程和案例分析，第5章具体介绍了75种较为常见的染色体微缺失/微重复综合征，从疾病特征、临床表现、诊断要点等方面进行了详细阐述，并在每小节后附有国内外临床典型病例。书末附录还添加了人体主要畸形结构描述相关术语以供读者参考。整本书的编撰由浅入深、由基础理论到临床实践，融入了编撰团队几十年来在遗传病研究、遗传学诊断、产前诊断与遗传咨询中积累的丰富经验。我们希望这本书可以成为医学遗传学领域一本实用性的参考书，给读者的临床工作带来帮助。

　　鉴于医学遗传学和基因组医学领域的迅猛发展，新的诊断技术、研究成果不断涌现，本书的相关内容也会随之不断更新，希望读者在阅读本书的同时，还要密切关注最新的研究文献和数据。而且，现代的医学疾病诊疗已经进入了个体化精准医疗时代，越来越多的未知领域还等待探索，由于某些方面的局限，本书难免存在偏颇和疏漏之处，恳请同行和广大读者批评指正。

中南大学医学遗传学国家重点实验室

2016年5月

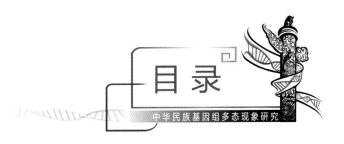

目录

中华民族基因组多态现象研究

第 5 章 常见染色体微缺失/微重复综合征的临床表现与诊断标准

附 录 人体主要畸形结构描述

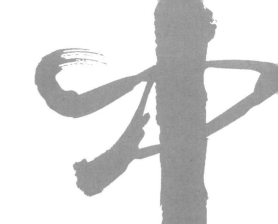

第 1 章　基因组拷贝数变异

1.1　基因组拷贝数变异的概念

基因组拷贝数变异(copy number variants，CNVs)指基因组 DNA 片段 1kb 以上的数量结构变异，包括缺失、重复、片段性重复等(图 1 − 1)，而通过常规的染色体显带技术无法分辨这些细微的改变。

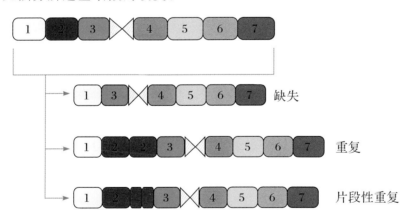

图 1 − 1　基因组拷贝数变异的类型

变异分为缺失、重复和片段性重复。变异范围可以覆盖一个到数个基因。

相较于单核苷酸多态性(single nucleotide polymorphisms，SNPs)改变，CNVs 具有更高的突变频率，为 $10^{-5} \sim 10^{-4}$，为 SNPs 的 1000～10000 倍[1]。作为新型的遗传标志，CNVs 包含着成百上千的基因、疾病位点、功能性因子和片段重复，这表明其在表型的多样性中可能发挥着重要作用。

随着微阵列芯片技术和第二代测序技术的发展，我们对人类全基因组的分析研究达到了空前的水平,亚显微结构的拷贝数变异被发现广泛存在于人类基因组中。2006 年 R. Redon[2] 等通过利用 SNP array 及 Whole-Genome TilePathBAC Carrays 技术对来自欧洲、非洲、亚洲祖先的 4 个人群中的 270 名正常健康个体(来自 HapMap 计划)进行 CNVs 的分析,绘制了第一代人类基因组 CNVs 分布图谱。

1.2 基因组拷贝数变异的形成机制

在基因组中广泛存在的重复序列,如低拷贝重复序列(low copy repeats,LCRs)、片段重复序列(segmental duplications,SDs),以及短散在核元件(short interspersed nuclear elements,SINES)和长散在核元件(long interspersed nuclear elements,LINEs)等,对于基因组结构不稳定及 CNVs 的形成起着关键的作用。

通过对人类疾病病因学的研究,我们发现这些致病性的结构重排可分为两类(图 1-2)[3]:一是再发重排,再发性重排片段大小相似且断裂点附近富集 LCRs;二是非再发重排,不同患者的重排片段大小不等,但是可能具有共同的最小重叠片段(smallest region of overlap,SRO)。SRO 区域内有一个或多个基因对表型起重要作用。

再发性重排的分子机制主要为非等位同源重组(nonallelic homologous recombination,NAHR),而非等位同源末端连接(non-homologous end joining,NHEJ)、复制叉停滞模板转换(fork stalling and template swithing,FosTes)等机制产生非再发重排。

1.2.1 非等位同源重组

在减数分裂过程中,基因组上同一位点的 DNA 序列能够与其同源序列发生重组,即等位同源重组(allelic homologous recombination,AHR),这是生物遗传多样性的来源之一。但是在 NAHR 机制中,基因组上非等位的两个高度同源的 DNA 序列在减数分裂或者有丝分裂的过程中发生错误的配对,并发生序列交换,从而导致缺失、重复、倒位的出现。

NAHR 的发生有赖于基因组自身结构的特征性,以 LCRs 片段或者 SDs 片段为底物,除此之外,可以反转录的 L1 元件、*Alu* 等较短的重复序列都可以作为 NAHR 的底物,NAHR 是目前被广泛认可的介导再发性重排的机制之一。

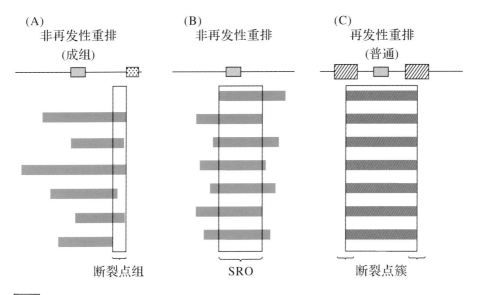

（A）非再发性重排（成组）　断裂点组
（B）非再发性重排　SRO
（C）再发性重排（普通）　断裂点簇

▨ —基因
▩ —低拷贝重复（LCR）
▦ —复杂基因组结构因素（如回文结构/十字形结构）
SRO —最小重叠片段

图 1－2　基因组病相关的非再发性重排与再发性重排模式图

（A）、（B）非再发性重排；（C）发生重排的片段大小及断裂点均相似，两端的 LCRs 作为非等位同源重组机制所必需的底物，重排的断裂点位于 LCRs 内部。长细线标明的是发生重排的基因组区域，灰色模块表示的是重排区域内受影响的基因，蓝色方块［图（A）、（B）中］及绿色方块［图（C）中］分别表示的是重排的片段（重复、缺失和倒位）及断裂点。

LCRs 是指基因组中广泛存在的高度同源性重复序列，其片段长度为 10～300kb，不同的 LCRs 序列之间的同源性可高达 97%[4]。SDs 是指长度≥1kb 且同源性＞90% 的重复序列[5]。这两类高度同源的重复序列约占全基因组序列的 5.4%。

介导 NAHR 机制的两个高度同源性 LCRs 片段可位于同源染色体之间、姐妹染色单体之间甚至是染色单体内部，其方向可以相同或者相反，不同方向的 LCRs

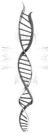

会导致不同的重组结果,如重复、缺失、倒位、易位(图1-3)[3]。

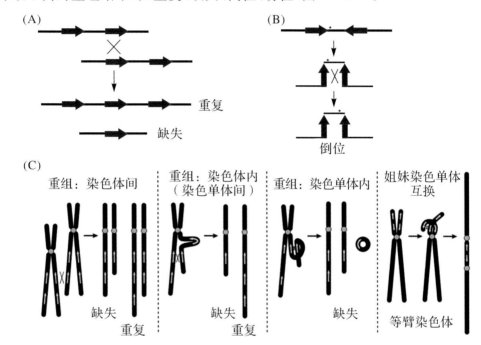

图 1-3 LCRs 介导的 NAHR

(A)顺向 LCRs 导致相应区域的缺失或者重复;(B)反向 LCRs 导致相应区域的倒位;(C)表示 LCRs 介导的染色体间、染色体内、染色单体内及姐妹染色单体间重组事件。

有研究表明,在男性生殖细胞减数分裂的重组事件中,缺失的发生是重复的两倍[6]。更值得一提的是,Y 染色体上 AZF 位点的缺失型与重复型 CNVs 的比例相较于常染色体更高,这与 NAHR 机制本身有关,因为男性仅有一条 Y 染色体,所以染色单体内的 NAHR 仅能产生缺失型 CNVs。而对 CNVs 的来源分析中,也发现新发的 CNVs 中,父亲来源的片段缺失/重复更为常见,这也提示我们在男性生殖细胞形成过程中,基因组重组的发生率更高。

1.2.2　非等位同源末端连接

非等位同源末端连接被认为是非再发重排可能的机制之一[7],为 DNA 双链断裂的修复机制(图1-4)。该修复机制对于细胞周期没有严格的限制,理论上可以

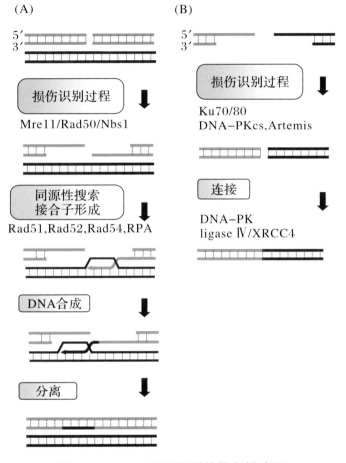

图 1-4　DNA 双链断裂的修复模式图

（A）同源重组（homologous recombination，HR）为高精度的修复机制，该机制广泛存在于原核及真核细胞中，对细胞周期有高度依赖性。该机制以同源染色体上对应的 DNA 序列作为修复的模板来恢复断裂前的序列，这个过程包括 Mre11/Rad50/Nbs1 复合物的参与，修复从游离的 DNA 双链断裂末端开始，Rad51、Rad52 和 RPA 维持 DNA 双链的解螺旋状态。核蛋白识别同源 DNA 序列后，受损的 DNA 单链与对应的同源序列结合，形成分子接头，在模板链的指导下合成新的 DNA 片段。（B）NHEJ 不需要同源序列作为模板，而是在断裂点处直接进行修复重接。

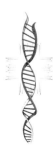

发生在细胞周期的各个时相。NHEJ 与 NAHR 机制的不同之处在于,它不需要 LCRs 或者微小的有效延伸片段来调节重组,而是由基因组结构特征所刺激。修复蛋白可以直接将双股断裂的 DNA 末端彼此拉近,在 DNA 连接酶(ligase)的帮助下将断裂的 DNA 双链重新接合[8-9]。

NHEJ 机制相对简单,分为四步:①DSB 识别;②DNA 断裂末端分子间桥的形成;③将非互补的/受损的 DNA 双链末端接合加工成可兼容的序列,这一过程中主要是通过 DNA 酶的作用去除掉与 DNA 断端共价连接的蛋白质或核苷酸残基,制造出具有"黏性"的末端;④连接。

经过 NHEJ 机制修复后的 DNA 双链连接处常伴有核苷酸的丢失或者增加,这也使得 NHEJ 机制不如 HR 机制精准,其产物 DNA 接头处附带有额外的核苷酸链,称之为"分子疤痕"(molecular scar)[10]。经过 NHEJ 机制修复后的产物具有不稳定性,容易引发癌变或者导致染色体结构不稳定[11]。

1.2.3 复制错误机制

FoSTeS 是基于 DNA 复制过程的错误复制机制。近年来的研究发现,该机制在基因组复杂性非再发重排的形成中起着重要作用[12]。

在该机制分子模型中,若 DNA 复制过程中某个复制叉停滞,滞后链将从原 DNA 模板链上解离,然后与附近复制叉中的另外一条 DNA 模板链结合,重新开始复制。这个错误的复制机制有赖于滞后链 3′端的微同源序列,发生缺失或者重复事件则取决于新的复制叉形成的位置(如果新的复制叉位于原复制叉的下游,则导致缺失;位于上游,则形成重复),发生模板转换的两个或多个复制叉在空间位置上互相靠近(图 1-5)[3]。

通过 FosTes 机制不仅能产生长达数兆碱基的 CNVs,还可以引起单个基因水平和单个外显子的重排事件,这些过程是驱动基因或基因组进化的主要机制。

目前已发现由这个机制介导的基因重组有佩梅病(Pelizaeus-Merzbacher disease,PMD)[12](图 1-5)、*MECP2* 重复[13-14]、17p11.2 缺失/重复和其他至少 17 个基因[15]。

在 2009 年,P. J. Hastings 等[16]提出一个类似于 FoSTeS 的机制,可以解释基因组非复发性重组和复杂重组事件,即微同源介导断裂诱导复制(microhomology-mediated break-induced replication，MMBIR），指某个复制叉断裂后，通过微同源序列的介导在另一个复制叉处继续复制（图1-6）。

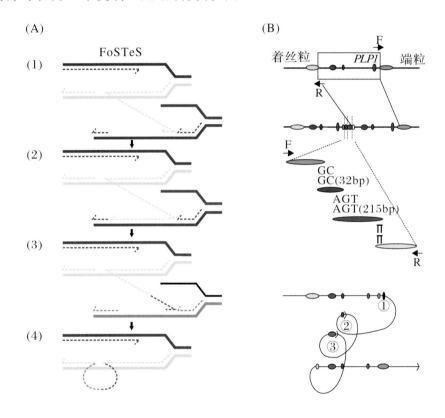

图1-5 复制叉停滞与模板转换机制图

（A）FoSTeS模式图；（B）多重FoSTeS机制所导致的*PLP1*基因重组事件。复制叉在绿色模块处时，滞后链从原模板链中解链，通过3'端与紫色模块中微同源的GC序列介导，模板转换成紫色模块，复制32bp后，在玫红色模块中微同源的AGT序列的介导下，发生模板交换，开始玫红色模块的复制，复制215bp后，再次以TT为微同源序列，开始黄色区域的复制，使最终的复制再次从黄色区域开始，从而导致区域内*PLP1*基因的重复。

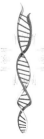

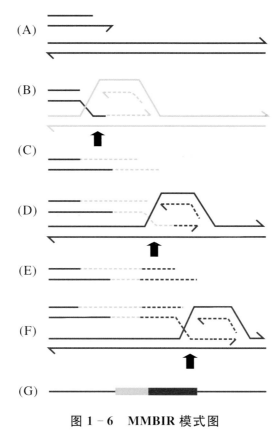

图 1-6 MMBIR 模式图

图中不同颜色的线条分别表示基因组上不同的位置,黑色箭头示微同源结合处。(A)复制叉断裂;(B)断裂的 DNA 末端形成一个低合成能力的复制叉,通过微同源序列的介导,在另外一个新的复制叉中继续新的合成,外伸端反复与原复制叉解离〔(C)、(E)外切〕;(D)、(F)在不同的模板链上(红色及绿色)重塑复制叉;(F)最终,复制叉回到最初的模板链上(紫色),完成复制过程;(G)最终的复制产物,多出了一部分红色及绿色的 DNA 序列,最终的复制点落在原模板链的前端时形成重复,反之则形成缺失。

1.3 基因组拷贝数变异致病的分子机制

CNVs通常可以稳定遗传,可遗传自父母或者新发[1]。大量的研究发现,CNVs覆盖人类基因组的12%左右[2]。虽然CNVs偏向分布于基因和保守区域以外的位置,多达40%的CNVs分布于基因沙漠区(gene deserts),但是部分CNVs区域仍包含一些与致病机制相关的基因。到目前为止,大部分的研究都是针对400kb以上的CNVs。由于种族间的差异性以及检测方法的局限性,对于大小为1~50kb的CNVs,目前我们仍不能肯定其表型效应。

通常认为新发较大片段的CNVs更具致病性。在散发性疾病中,遗传自表型正常的父母相同位点两个CNVs(如脊髓性肌萎缩征)或者不同位点两个甚至多个CNVs均可能导致相应的临床表现。

缺失或者重复的重组事件通过以下数种分子机制而引起表型效应。

1. 基因组拷贝数变异引起的剂量效应

重组区域内剂量敏感基因或者上游调控序列的拷贝数增多或者减少都可能导致其表达量的改变,从而引起剂量效应[1],如17p12区域约1.4Mb片段的缺失或者重复,区域内 *PMP22* 基因的缺失导致遗传性压迫易感性神经病(hereditary neuropathy with liability to pressure palsies,HNPP),重复则导致另一种疾病——腓骨肌萎缩征1A型(Charcot-Marie-Tooth syndrome type 1A,CMT1A)[17]。而对于Ⅳ型并指,研究发现除去7q36.3区域 *SHH*、*LMBR1* 及调控序列 *ZRS* 的点突变外,*ZRS* 的重复同样也会影响 *SHH* 基因的表达[18],从而导致Ⅳ型并指。

2. 基因组拷贝数变异所引起的位置效应

CNVs会引起位置效应[19]。有研究发现,在染色体相互易位或者是断裂点在某致病基因内部或者上下游1Mb范围之内都可能引起疾病表型,重组事件影响了基因周边的调控序列,从而导致临床表现。2011年张学等[20]通过对一个X连锁的全身性多毛症家系进行连锁分析、全基因组拷贝数变异分析以及外显子捕获高通量测序后,发现在Xq27.1区域 *SOX3* 基因下游的回文序列中插入了一段大小为125kb的重复序列,由该回文序列介导的插入性重复的重组事件可能引起 *SOX3* 基因异位的过表达,从而导致全身性多毛症。

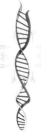

3.隐性基因暴露

CNVs可能导致某些隐性致病基因暴露,从而引起疾病表型[21-22]。

4.基因打断或融合新基因

CNVs可能导致新的融合基因出现或者是于断裂点处打断某个与疾病相关的基因。

1.4　基因组拷贝数变异与人类进化

自2003年完成人类基因组计划[23]以来,基因测序技术和序列拼接比对算法得到了长足发展[24],使得人们有机会分析人类基因组在个体间以及种群之间的差异。虽然对人类遗传多样性的研究工作主要集中在核苷酸水平,即多集中于对点突变或单核苷酸多态性进行研究,但研究者们也逐渐认识到,一个更丰富、更大规模、对表型表达更重要的多态性[25]能帮助他们研究人类进化[15],这些较大规模的多态性主要来源于CNVs——可变长度(从几百个碱基对到数以百万计的碱基对)DNA的复制或删除区域的总称。通常因为拷贝数变异的区域内含有编码的基因,所以认为基因数目的变化将引发可观察到的表型变化,进而对人类适应环境的各种特征产生影响[15,26]。

根据CNVs影响的序列长度,研究者一般把它们分成两大类。第一类是拷贝数多态性(copy number polymorphisms,CNPs),这类CNVs在人群中较常见,出现频率高于1%。拷贝数多态性一般都较小(长度小于10kb),它们通常富集于对免疫和清除毒素起重要作用的基因的编码区域。第二类的CNVs是比较少见的变异,其长度大小不等,从几十万个碱基对到超过一百万个碱基对,也称为微缺失和微重复。这些变异通常发生于一个家族内,且有较近的起源。这些CNVs可能产生于形成精子或卵子的减数分裂中,导致个体基因组的异常,也可能已经在一个家族内遗传了几代[27]。

1.4.1　拷贝数变异导致表型变化

拷贝数的变化主要是通过剂量效应导致个体的表型差异。简单地说,即是一些基因的重复或缺失导致的这些基因本身或被其调控的另外一些相关基因的活性变化和基因产物表达量变化[15,28]。然而,必须注意的是,这些影响并非总与拷贝数变化呈线性关系，因为基因表达是一个复杂过程，它还依赖于那些能影响基因表达程度的调控序列。例如，尽管发生在色觉相关基因 *OPN1MW* 内部的 CNVs 在色盲致病中常见，但是离该基因调控序列最近的 CNV 才会对基因表达产生一定的影响，不论其位于基因的内部还是上游[28]。当然，有许多基因已经被证实与拷贝数成剂量依赖关系，下面讨论中将提到不少这样的 CNVs。

任何能导致性状特征改变的遗传多态性都或多或少地影响着个体在特定环境中的适应能力。那些具有进化优势的 CNVs 随着进化的筛选其在群体中的分布频率应该逐渐升高。通过比较人类与黑猩猩的基因组，CNVs 的确在这两个约 600 万年前拥有共同祖先的物种的分化中发挥了至关重要的作用。

1.4.2 人类与黑猩猩分化进化中的拷贝数变异

通过比较人类和黑猩猩基因组，我们已经取得了丰富的关于这两个物种过去各自进化的信息。人类基因组非多态性重复片段中，只有 33% 在黑猩猩基因组中不存在[29]，提示这两个物种在染色体保守重复区域的相似程度很高。这也说明了人类与黑猩猩的共同祖先既有相对固定的重复片段区域，也有可以产生新发 CNVs 的热点区域[25,30-31]，这些热点区域为研究人员在基因组上搜索 CNVs 指明了方向。

我们需要细致地分析很久以前就已经分开进化的两个物种之间 CNVs 的相似性与差异性。现已确认，由于 CNVs 的相对不稳定以及相对快速的突变率，那些观察到的两个物种间相似的 CNVs 更有可能是独立地发生在较近的归一性的进化事件，而不是一个维持了约 600 万年的祖先基因组特征不变的结果[30]。但是，通过研究 CNVs 导致的基因表达增强或被抑制模式的异同，可以了解这两个物种各自经历了怎样的进化压力，并可以考察相应的生物机制，以及当代的表型是如何确立的。下面讨论一些在近期研究工作中发现的有特色的 CNVs。

在一项横向比较了 10 种灵长类动物（包括人类和黑猩猩）的研究中[32]，人们在人类基因组上确定了不少的 CNVs，似乎与我们对古人类演化的认识相吻合。古人类种系的大脑体积和复杂性在不断增加，尤其是在过去的 200 万年里，是一种被广泛接受的当代人类进化模型[33]。在这个研究中，L. Dumas 等发现人类含有 *DUFF1220* 基因的 DNA 片段的拷贝数相对于其他灵长类显著增加。*DUFF1220* 基因被认为与高级认知相关，因为这个基因一旦被损坏，将导致人类智力低下，提

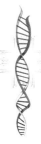

示在过往的进化中该基因的大量重复拷贝为人类复杂认知能力的发展做出了贡献。他们还发现了人类特有的 *NEK2* 和 *ANAPC1* 基因的重复,这两个基因涉及有丝分裂过程,可能与古人类新皮层的扩展有关[32]。此外,很多人类进化模型都强调了持久跑步的能力在人类体征(如出汗和脂肪的新陈代谢)进化上的作用,该研究认为人类跑步耐力的增强可能与 *AQP7* 基因拷贝数增加有关。该基因涉及水和甘油的跨细胞膜运输,并且也因此可能与从储存的脂肪更高效地提取能量有关,而出汗则是对机体过热的反应[32]。当然,这里必须指出,"耐力"或"持久"的假设在人类进化模型中并没有定论,因此 *AQP7* 基因拷贝数增加的进化原因也可能有其他的解释。

除了 L. Dumas 等确定的重复区域以外,近期的一个关于人类和黑猩猩基因组的比较研究确认了 510 个人类种系特定的缺失[34]。虽然很多缺失处于基因组的非编码区,但是有大量缺失与灵长类动物高度保守基因相关联。其中有两个调控序列缺失令人特别感兴趣,一个影响 *AR* 基因(雄激素受体基因,与雄激素依赖性鼻毛和阴茎刺相关)的表达。人类的阴茎刺消失可能与古人类的性行为变化有关。由阴茎刺消失导致性敏感度降低很可能与增长性交持续时间相关,这也导致种群内两性间的感情联系增强,进而演化成一夫一妻制[34]。另一个影响 *GADD45G* 基因(肿瘤抑制基因,在大脑中与新皮层扩张的细胞增殖有关)的表达[35]。在对人类种系进化的研究中解释人类大脑容积的增大非常重要。由于相应调控序列的缺失解除了大脑体积,特别是新皮层的扩张的限制,这为人们试图拼凑出古人类大脑体积增加之谜提供了极佳的注脚。

总之,在过去的十年间,这些比较人类和黑猩猩基因组重复和缺失区域的工作已经揭示了这两个物种间显著的表型差异是如何发生的。尽管对于这些遗传变异是如何被进化选择的还没有定论,但是这些遗传变异的确与一些古智人是如何进化的假设相适应,特别是在大脑容量增大、跑步持久性和性行为特征等方面。

1.4.3　近期人类进化中的拷贝数变异

数百万年前,当古人类从与亲缘关系最近的灵长类亲戚黑猩猩的共同祖先那里开始向现代人类进化时,CNVs 起到了重要作用。同样,人类基因组中的 CNVs 也告诉我们人类在较近的进化史中遇到的选择压力。这类调查的一个具体应用就是考察人类在约一万年前的新石器革命后如何适应农业发展,如何适应随之而来的高人口密度的城市生活,这些改变是如何塑造人类基因组的[36]。这里,我们将重点放在饮食习惯的改变是如何对 CNVs 产生影响,以及城市生活带来的传染性疾病负担是如何导致有益于抗病的基因组区域重复拷贝。

农业社会饮食的一个显著特征就是对高淀粉谷物的依赖,如小麦、小米、大米和大麦[37]。从这一事实出发,G. H. Perry 等调查了与 *AMY1* 基因相关的CNVs[38]。这个基因是剂量敏感型基因,负责唾液淀粉酶的产生以分解消化食物中的淀粉。他们调查了不同人群饮食中的淀粉摄入量,包括欧洲人、日本人、哈扎人(Hadza)、木布提人(Mbuti)、比亚卡人(Biaka)、Datog 人和雅库特人(Yakut)。结果发现,前三个具有最多 *AMY1* 基因拷贝数的种群中有两个处于农业社会,分别是欧洲人和日本人,而哈扎人虽然不太依赖于农业,但是日常饮食中含有高比例的块茎和其他淀粉含量丰富的食物[38-39]。*AMY1* 基因拷贝数的增加还有利于增强对淀粉类食物口感的感知[40],这导致人类长期把淀粉类食物列入自己的食谱中。这些发现有力地证明,饮食结构的改变产生了足够的选择压力,使得相关基因的拷贝数增多,进而促进了食物的消化和对食物质地口感的喜好。

高人口密度的生活方式(从村镇发展到城市)是农业效率逐渐提高的必然结果,在世界各地(北非、欧洲、南亚和东南亚)均是如此,也因此给人群带来了传染性疾病的负担[38]。最新的证据表明,高密度群居已经产生了足够的选择压力,那些拥有抗病 CNVs 的个体更容易生存。R. J. Hardwick 等研究了与上皮组织抗菌性能相关的 *DEFB103*(β-防御素)基因拷贝数在世界地理上的分布情况,发现这个基因的高拷贝数都集中于东亚人群[41]。该地区历史上流感和其他交叉感染人畜疾病的高发性,以及作为高密度人口中心的较长历史,都有助于积累这个抗病基因的拷贝数。

1.5 基因组拷贝数变异数据库与生物信息

人类遗传疾病是由各种各样的不同 DNA 序列突变或变异所引起。CNVs 是基因组结构变异中的一种。由于受到检测技术和数据分析技术的限制,CNVs 在遗传疾病研究中往往容易被忽视。尽管我们已经知道一些 CNVs 可以导致家族性遗传疾病,但是我们并不清楚到底有多少遗传疾病是由 CNVs 引起的,大家普遍怀疑有很大一部分遗传疾病与 CNVs 有关。同时研究者也发现一些 CNVs 会影响艾

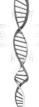

滋病和疟疾的易感性。CNVs与复杂疾病和各种复杂性状之间的关系还有待于人们通过分析大量的数据和临床案例去研究,这也是为什么国内外的研究机构和研究者建立了多个侧重点不同的CNVs及染色体变异数据库的原因。

英国剑桥大学韦尔科姆基金会桑格学院研究所(Wellcome Trust Sanger Institute)曾于2006年进行过一个针对全人类种群的CNVs研究[2],以HapMap的样本为基础初步建立一个全基因组CNVs的图谱,并于2010年进一步进行了高分辨率的针对常见CNVs的研究[42]。这里介绍的数据库有些是针对CNVs的,有些则不仅仅只针对CNVs,还涵盖了染色体重排、易位、倒位等其他的结构变异;有些是针对人类的,有些则还包含其他物种。虽然我们这里只关心人类的CNVs,但是因为这些数据库与我们讨论的主题有很大重叠且又无法拆分出与主题无关的部分,所以我们将对它们进行整体介绍。

1.5.1 DECIPHER

英国剑桥大学韦尔科姆基金会桑格学院研究所建立的DECIPHER(Database of Chromosomal Imbalance and Phenotype in Humans Using Ensembl Resources)数据库在世界范围内收集和整理与人类基因组中微缺失、微重复、易位和倒位相关疾病的临床信息,希望借此增加人们对微缺失/微重复临床意义的科学理解,改善为患有亚显微染色体不平衡变异的个体或家庭提供的医疗服务,加快人们对影响人体发育和健康的基因的研究。

DECIPHER是一个基于Web的交互式数据库,它提供的多种工具极大地方便了人们在各种不同来源的有关染色体不平衡变异的生物数据中检索信息并用于临床诊断。从临床遗传学的角度,DECIPHER在患者的报告中,不仅列出所有受到染色体变异影响已知和推测的基因,还列出与变异相关的在健康人群中常见的拷贝数变化,并重点强调那些有临床意义的基因信息。到目前为止,DECIPHER收录了70余种综合征,包含万余个病例[43]。

1.5.2 ECARUCA

ECARUCA(European Cytogeneticists Association Register of Unbalanced Chromosome Aberrations)是一个基于欧洲人的数据库,此数据库从欧洲(也包含世界上其他地区)多个遗传学和细胞遗传学中心收集罕见的染色体畸变及相应的临床数据。

近年来,诊断技术的不断发展使细胞遗传学家们可以找到更多、更小的染色体畸变。但是,罕见的染色体变异往往缺少可靠的临床证据支持,这也是为什么 ECARUCA 致力于去搜集那些已经发表的以及还没有发表的临床案例。数据库的最近一次更新在 2016 年 5 月,包含 5000 多个临床案例及与其相关的 6700 多个非平衡染色体畸变。

1.5.3　DGV

从 2004 年至今,由加拿大的研究人员创建的 DGV(Database of Genomic Variants)一直致力于总结健康对照人群中的人类基因组结构变异。此数据库为所有寻找基因组变异与表型间关系的研究提供了一个非常有用的对照数据集。

DGV 定期进行数据更新,它从发表的相关文献中提取健康人的基因组变异信息,到目前为止收录了约 55 万条大于 50bp 的结构变异记录,并提供了一个信息丰富且非常实用的基因组游览工具(类似 UCSC 的 Genome Browser),可以同时显示 OMIM、DECIPHER 等数据库的信息[44]。

1.5.4　dbVar

dbVar 是一个由美国国立生物技术信息中心(National Center for Biotechnology Information,NCBI)维护的基因组结构变异数据库。它不仅收录人类的数据,还收录其他物种的 CNV 和临床数据。

dbVar 建议收录的结构变异在 50bp 以上。对于小于 50bp 的变异,NCBI 建议研究人员提交到 dbSNP 数据库中去。dbVar 与上文提到的 DGV 以及在下文将提到的 DGVa 之间会互相交换数据,互通有无[45]。

1.5.5　DGVa

DGVa(Database of Genomic Variants archive)是一个由欧洲分子生物学实验室办事处(European Bioinformatics Institute of European Molecular Biology Laboratory,EMBL-EBI)维护的中央资料库,为所有物种已公开的基因组结构变异提供存档、获取和发布服务。它与 dbVar 和 DGV 的合作十分紧密,并与其有相同的数据模式,以方便数据库之间共享数据[45]。

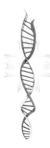

【参考文献】

［1］ Lupski J R. Genomic rearrangements and sporadic disease［J］. Nat Genet，2007,39(7 Suppl)：S43 - S47.

［2］ Redon R,Ishikawa S,Fitch K R,et al. Global variation in copy number in the human genome［J］. Nature,2006,444(7118):444 - 454.

［3］ Gu W，Zhang F，Lupski J R. Mechanisms for human genomic rearrange ments ［J］. Pathogenetics，2008，1：4.

［4］ Stankiewicz P,Lupski J R. Genome architecture,rearrangements and genomic disorders［J］. Trends Genet,2002,18(2):74 - 82.

［5］ Bailey J A，Gu Z，Clark R A，et al. Recent segmental duplications in the human genome［J］. Science，2002，297(5583):1003 - 1007.

［6］ Turner D J,Miretti M,Raian D,et al. Germline rates of de novo meiotic dele-tions and duplications causing several genomic disorders［J］. Nat Genet,2008, 40(1):90 - 95.

［7］ Lieber M R,Ma Y,Pannicke U,et al. Mechanism and regulation of human non-homologous DNA end-joining［J］. Nat Rev Mol Cell Biol,2003,4（9）: 712 - 720.

［8］ Roth D B,Porter T N，Wilson J H. Mechanisms of nonhomologous recombi-nation in mammalian cells［J］. Mol Cell Biol,1985,5(10):2599 - 2607.

［9］ Weterings E,van Gent D C. The mechanism of non-homologous end-joining:a synopsis of synapsis［J］. DNA Repair(Amst),2004,3(11):1425 - 1435.

［10］ Lieber M R. The mechanism of human nonhomologous DNA end joining［J］. J Biol Chem,2008,283(1):1 - 5.

［11］ Lieber M R,Lu H,Gu J,et al. Flexibility in the order of action and in the enzymology of the nuclease,polymerases,and ligase of vertebrate non-homo-logous DNA end joining: relevance to cancer,aging,and the immune system ［J］. Cell Res,2008,18(1):125 - 133.

［12］ Lee J A,Carvalho C M,Lupski J R. A DNA replication mechanism for gene-rating nonrecurrent rearrangements associated with genomic disorders［J］.

Cell,2007,131(7):1235 - 1247.

[13] Bauters M,van Esch H,Friez M J,et al. Nonrecurrent *MECP2* duplications mediated by genomic architecture-driven DNA breaks and break-induced replication repair[J]. Genome Res,2008,18(6):847 - 858.

[14] del Gaudio D,Fang P,Scaglia F,et al. Increased *MECP2* gene copy number as the result of genomic duplication in neurodevelopmentally delayed males [J]. Genet Med,2006,8(12):784 - 792.

[15] Zhang F,Khaiavi M,Connolly A M,et al. The DNA replication FoSTeS/ MMBIR mechanism can generate genomic,genic and exonic complex rearrangements in humans[J]. Nat Genet,2009,41(7):849 - 853.

[16] Hastings P J,Ira G,Lupski J R. A microhomology-mediated break-induced replication model for the origin of human copy number variation[J]. PLoS Genet,2009,5(1):e1000327.

[17] Chance P F,Abbas N,Lensch M W,et al. Two autosomal dominant neuropathies result from reciprocal DNA duplication/deletion of a region on chromosome 17[J]. Hum Mol Genet,1994,3(2):223 - 228.

[18] Wu L,Liang D,Niikawa N,et al. A ZRS duplication causes syndactyly type Ⅳ with tibial hypoplasia[J]. Am J Med Genet A,2009,149A(4):816 - 818.

[19] Hastings P J,Lupski J R,Rosenberg S M,et al. Mechanisms of change in gene copy number[J]. Nat Rev Genet,2009,10(8):551 - 564.

[20] Zhu H,Shang D,Sun M,et al. X-linked congenital hypertrichosis syndrome is associated with interchromosomal insertions mediated by a human-specific palindrome near *SOX3*[J]. Am J Hum Genet,2011,88(6):819 - 826.

[21] Henrichsen C N,Chaignat E,Reymond A. Copy number variants,diseases and gene expression[J]. Hum Mol Genet,2009,18(R1):R1 - 8.

[22] Kurotaki N,Shen J J,Touyama M,et al. Phenotypic consequences of genetic variation at hemizygous alleles:Sotos syndrome is a contiguous gene syndrome incorporating coagulation factor twelve(F Ⅻ)deficiency[J]. Genet Med,2005,7(7):479 - 483.

[23] Collins F S,Morgan M,Patrinos A,et al. The Human Genome Project:

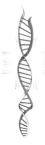

lessons from large-scale biology[J]. Science,2003,300(5617):286-290.

[24] Watson J D,Berry A. DNA:The Secret of Life[M]. London:Arrow Books,
2004.

[25] Fu W,Zhang F,Wang Y,et al. Identification of copy number variation
hotspots in human populations[J]. Am J Hum Genet,2010,87(4):494-504.

[26] Freeman J L,Perry G H,Feuk L,et al. Copy number variation:new insights
in genome diversity[J]. Genome Res,2006,16(8):949-961.

[27] Eichler E E. Copy number variation and human Disease[J]. Nat Education,
2014,26(6):646-652.

[28] Perry G H. The evolutionary significance of copy number variation in the human
genome[J]. Cytogenet Genome Res,2008,123(1-4):283-287.

[29] Cheng Z,Ventura M,She X,et al. A genome-wide comparison of recent
chimpanzee and human segmental duplications[J]. Nature,2005,437(7055):
88-93.

[30] Perry G H,Yang F,Margues-Bonet T,et al. Copy number variation and evolution
in humans and chimpanzees[J]. Genome Res,2008,18(11):1698-1710.

[31] Mills R E,Walter K,Stewart C,et al. Mapping copy number variation by
population-scale genome sequencing[J]. Nature,2011,470(7332):59-65.

[32] Dumas L,Kim Y H,Karimpour-Fard A,et al. Gene copy number variation
spanning 60 million years of human and primate evolution[J]. Genome Res,
2007,17(9):1266-1277.

[33] Navarrete A,van Schaik C P,Isler K. Energetics and the evolution of human
brain size[J]. Nature,2011,480(7375):91-93.

[34] van Driel M F. Words of wisdow. Re:Human-specific loss of regulatory
DNA and the evolution of human-specific traits[J]. Eur Urol,2011,60(5):
1123-1124.

[35] McLean C Y,Reno P L,Pollen A A,et al. Human-specific loss of regulatory
DNA and the evolution of human-specific traits [J]. Nature,2011,471
(7337):216-219.

[36] Richerson P J,Boyd R,Henrich J,et al. Gene-culture coevolution in the age

of genomics[J]. Proc Natl Acad Sci U S A,2010,107:8985 - 8992.

[37] Diamond J. Guns, Germs, and Steel[M]. London:Jonathan Cape,1991.

[38] Perry G H,Dominy N J,Claw K G,et al. Diet and the evolution of human amylase gene copy number variation[J]. Nat Genet,2007,39(10):1256 - 1260.

[39] Novembre J,Pritchard J K,Coop G. Adaptive drool in the gene pool[J]. Nat Genet,2007,39(10):1188 - 1190.

[40] Mandel A L,Peyrot des Gachons C,Plank K L,et al. Individual differences in *AMY1* gene copy number, salivary α-amylase levels, and the perception of oral starch[J]. PLoS One,2010,5(10):e13352.

[41] Hardwick R J,Machado L R,Zuccherato L W,et al. A worldwide analysis of beta-defensin copy number variation suggests recent selection of a high-expressing *DEFB103* gene copy in East Asia[J]. Hum Mutat,2011,32(7):743 - 750.

[42] Conrad D F,Pinto D,Redon R,et al. Origins and functional impact of copy number variation in the human genome[J]. Nature,2010,464(7289):704 - 712.

[43] Firth H V,Richards S M,Bevan A P,et al. DECIPHER:Database of Chromosomal Imbalance and Phenotype in Humans Using Ensembl Resources [J]. Am J Hum Genet,2009,84(4):524 - 533.

[44] Iafrate A J, Feuk L, Rivera M N, et al. Detection of large-scale variation in the human genome[J]. Nat Genet,2004,36(9):949 - 951.

[45] Lappalainen I,Lopez J,Skipper L,et al. dbVar and DGVa:public archives for genomic structural variation[J]. Nucleic Acids Res,2013,41(D1):D936 - D941.

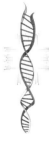

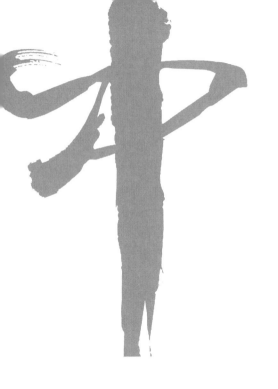

第 2 章　基因组病

2.1　基因组病的概念及发展简史

基因组病(genomic disorders)这一概念最早在 1998 年由 J. R. Lupski 提出[1]，是指由于基因组自身结构的特征性导致的人类基因组 DNA 结构重组而引发的一系列疾病。

基因组的重组事件可以导致孟德尔遗传性疾病的发生或者复杂性疾病(如行为异常等)，亦或表现为良性改变。与单基因疾病的序列碱基突变不同，基因组疾病的基础是 DNA 重组，往往涉及剂量敏感基因的缺失、重复或打断[1-2]。基因组病通常为散发性，由新发的重组事件所引起。一般来说，不同基因组病的发生频率相似；但是不同国家、不同种族人群间发病率上存在着显著差异。基因组病的研究曾受到方法学上的很大限制，直到微阵列技术的出现，使得对全基因组的分析有了一种相对快速、全面的分析方法，让我们对基因组疾病有了更深的认识。

基因组结构变异通常是指基因组内大于 1kb 的 DNA 片段缺失、插入、重复、倒位、易位以及单纯的拷贝数变异。依据其片段大小又分为两类：一类是显微结构变异(大于 3Mb)；另一类是亚显微结构变异。

1997 年 S. Solinas-Toldo[2] 最先提出微阵列比较基因组杂交(array-based comparative hybridization，array CGH)的概念，该技术最初被用于探寻肿瘤的致病基因，其后逐渐发展起来的微阵列技术更是填补了染色体病与基因组病之间的鸿沟。2003 年 L. E. L. M. Vissers 等[3]第一次应用 array CGH 技术对 20 例染色体核型正常的不明原因智障患者行全基因组拷贝数改变分析，发现 3 例患者存在致病性 CNVs，同时也验证了该检测的可靠性。2004 年，A. J. Iafrate[4] 及 J. Sebat 等[5]均发现在健康人类基因组中广泛存在着数个碱基至数千个碱基大小的

CNVs。同年A. Rauch等[6]首次运用SNP微阵列(SNP array)技术对21例已知的亚显微结构畸变进行检测,成功检测出5Mb以上大小的CNVs,同时由于受到芯片分辨率的限制,未能检测出7例0.2～3.7Mb的缺失,这一研究首次验证了SNP array技术被用于染色体微缺失/微重复检测的可能性。

2006年R. Redon等[7]公布了第一代人类基因组CNVs图谱。这张图谱对4个人群270个正常健康个体(其中欧洲30个三联家系,亚洲45个中国人三联家系和45个日本人三联家系,非洲30个三联家系,均来自HapMap计划)用两种微阵列技术分析CNVs,共发现1447个CNVs,总共大小约360Mb(占人类基因组的12%)。虽然CNVs偏向分布于基因和保守区域以外的位置,多达40%的CNVs分布于基因沙漠区,但是仍然有大量的基因分布于CNVs区域。在这1447个CNVs中,有2908个RefSeq基因和285个OMIM基因,这提示CNVs区域包含了丰富的遗传学信息,预示CNVs是一类重要的人类遗传变异。而在针对神经系统疾病、高血压、色盲、不孕症,包括孤独症和精神分裂症在内的行为异常,以及HIV、系统性红斑狼疮易感性的基因组学研究中也发现,CNVs与这些疾病有着密切的关联。同时,研究也发现CNVs和人类进化、个体间遗传多样性(即多态)有关。

直到2007年为止,保守估计人类基因组上有$1×10^7$～$1.5×10^7$个SNPs,而国际人类基因组单体型图计划(the International HapMap Project)第二阶段共确定了约300万个SNPs,为后续的全基因组关联分析提供了坚实的基础。

在过去的数年时间里,随着微阵列技术的推广、改进、更新以及分辨率的提高,大量的研究是利用该技术进行CNVs检测的。除了常规的微阵列技术外,还发展起来的更高分辨率的芯片有外显子阵列技术、代表性寡核苷酸微阵列分析法(representational oligonucleotide microarray analysis,ROMA)等。外显子阵列技术可以检测到单个外显子水平上的CNVs,而代表性寡核苷酸微阵列技术的分辨率可高达30kb。

此外,测序技术的不断发展也推动了CNVs的研究。外显子组测序技术是一种通过外显子序列液相捕获技术或外显子芯片技术结合高通量测序系统可以直接得到人类全基因外显子组的信息的一种技术。2005年,454公司(现已被罗氏公司收购)推出了革命性的基于焦磷酸测序法的超高通量测序仪——GS20,开创了边合成边测序(sequencing-by-synthesis)的先河。2007年,Illumina公司推出了Illumina/Solexa Genome Analyzer。同年,美国生命科学技术公司也推出了Applied Biosystems

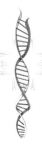

SOLiD™ System。最近推出的第三代测序系统（PacBio RS）平均读长可以达到1500bp。这种基于测序技术的方法不仅能够精确地分析 CNVs，而且可以分析其他基因组结构变异（如倒位、平衡易位）。

自 2004 年以来，越来越多的基因组结构变异被人们发现。截至 2015 年为止，在正常健康人类基因组变异数据库中已经收录了 491894 个 CNVs，其中包括 1745 个倒位。

2.2　孟德尔遗传性基因组疾病

一部分由 CNVs 引起的基因组病以孟德尔遗传性方式稳定遗传，其遗传方式可分为常染色体显性遗传、常染色体隐性遗传、X 连锁遗传及 Y 连锁遗传，见表2-1。

表 2-1　基因组结构变异和孟德尔遗传性基因组疾病举例

孟德尔遗传性基因组疾病	OMIM	位点	结构变异
常染色体显性遗传			
Bartter 综合征Ⅲ型	601678	1q36/*CLCNKA/B*	缺失
面肩胛肱骨型肌营养不良	158900	4q35/*FRG1*	缺失
Prader-Willi 综合征	176270	15q11.2 - q13	缺失
Angelman 综合征	105830	15q11.2 - q13	缺失
Williams-Beuren 综合征	194050	7q11.23	缺失
7q11.23 重复综合征	609757	7q11.23	重复
脊髓小脑共济失调 20 型	608687	11q12	重复
Smith-Magenis 综合征	182290	17p11.2/*RAI1*	缺失
Potocki-Lupski 综合征	610883	17q11.2	重复
遗传性压迫易感性神经病	162500	17p12/*PMP22*	缺失
腓骨肌萎缩症 1A 型（CMT1A）	118220	17p12/*PMP22*	重复
Miller-Dieker 无脑回综合征	247200	17p13.3/*LIS1*	缺失
精神发育迟滞	601545	17p13.3/*LIS1*	重复

孟德尔遗传性基因组疾病	OMIM	位点	结构变异
DiGorge 综合征	188400	22q11.2/*TBX1*	缺失
腭心面综合征	192430	22q11.2/*TBX1*	缺失
22q11.2 重复综合征	608363	22q11.2	重复
神经纤维瘤 I 型	162200	17q11.2/*NF1*	缺失
成人型脑白质营养不良	169500	*LMNB1*	重复
常染色体隐性遗传			
21-羟化酶缺陷症	201910	6p21.3/*CYP21*	缺失
家族性青少年型肾痨	256100	2q13/*NPHP1*	缺失
戈谢病	230800	1q21/*GBA*	缺失
垂体性侏儒	262400	17q24/*GH1*	缺失
脊髓型肌肉萎缩症	253300	5q13/*SMN1*	缺失
β-地中海贫血	141900	11p15/*HBB*	缺失
α-地中海贫血	141750	16p13.3/*HBA*	缺失
X 连锁遗传			
甲型血友病	306700	*F8*	倒位/缺失
Hunter 综合征	309900	*IDS*	缺失/倒位
X 连锁鱼鳞病	308100	*STS*	缺失
精神发育迟滞	300706	*HUWE1*	重复
佩梅病	312080	*PLP1*	缺失/重复/三体化
进行性神经症(智力低下+癫痫)	300260	*MECP2*	重复
红绿色盲	303800	Opsin genes	缺失
Y 连锁遗传			
男性不育 AZFa 微缺失	415000	Yq11.2	缺失
男性不育 AZFc 微缺失	400024	Yq11.2	缺失

2.3 复杂性状基因组疾病

2.3.1 儿童孤独症

儿童孤独谱系障碍（autism spectrum disorders，ASD）简称为孤独症（autism）[♯209850]，又称自闭症，是一种严重影响儿童健康的神经发育障碍性疾病。

1943年，美国儿童精神病学家 L. Kanner[8] 首先报道了11例表现为环境接触不良、行为刻板、拒绝任何改变、人际沟通困难伴有代词错用、乱语等异常的患儿，将之命名为"情感接触的孤独性混乱"（autistic disturbances of affective contact），此后"孤独症"这一名称一直沿用至今。

该病起病于婴幼儿期，通常发生在3岁之前，其核心特征为不同程度的社会交流障碍，如回避眼神接触、孤僻、对同伴交往或集体活动缺乏兴趣等。多数患儿表现为语言发育迟缓，兴趣与活动内容局限、刻板、重复，常有感知觉异常、多动。约3/4的患儿伴明显精神发育迟滞，也有部分患儿在有一般性智力障碍的同时出现"孤独性才能"，在音乐、计算、推算日期、机械记忆等方面呈现特殊才能，被称为"白痴天才"。

流行病学研究显示，孤独症的发病率呈逐年上升趋势，已成为全球性公共健康问题。2012年，美国疾病控制和预防中心（Centers for Disease Control and Prevention，CDC）公布的最新数据显示，ASD 的患病率达到2‰[9]。2009年英国报道 ASD 患病率为11.3‰～15.7‰[10]。我国目前尚无全国性的孤独症患病率流行病学调查，但在福建、贵阳、江苏、天津、北京、广州、香港及台湾的调查报告显示该病患病率在1‰～7.5‰之间[11-16]，若以此计算，我国的孤独症患病人数将超过1000万，而其中的儿童人数在150万～500万，这远远超出了以往的患病人数估计。孤独症对儿童健康影响巨大，是导致儿童残疾的最常见疾病之一，且至今无有效的治疗方法和药物，60％～70％孤独症患儿不能独立生活，无独立社交能力，需要终生监护，不仅给患者带来了无尽的身心伤害，同时也给家庭和社会带来了沉重的负担。

研究显示，孤独症与遗传因素、神经生物学因素、社会心理因素相关，但迄今为止，仍未能阐明儿童孤独症的病因及发病机制。有证据显示遗传学因素在该病的发生中起着重要作用，但仅有10％～20％的 ASD 患者能够有明确的遗传学病因。常见的染色体结构变异包括断裂和重复、末端缺失和中间缺失、平衡易位和非平衡易位、倒位以及非整倍体改变。细胞遗传学研究结果显示与孤独症有关的染色体异常涉及所有 24 条染色体，其中 19 条发现了非平衡染色体改变，反映出高度的异质性。1%～3% 的 ASD 患者为母源性 15q11－q13 的重复[17-18]；7q11.23 和 17p11.2 的重复以及 Y 染色体的非整倍体改变[17]；此外还有 7q22－q31、2q13.3、2q37、18q21－q23 及 Xp22 的缺失。

近年来的研究也揭示了 CNVs 在 ASD 病因中占有重要地位。J. Sebat 等[19]利用 ROMA 结合 Agilent CGH 芯片分析了 118 例散发性、77 例家族性孤独症患者和 196 例正常对照及他们的家系成员，结果在 4 例患者和 2 例对照中鉴定到 17个新的拷贝数变异。这些 CNVs 在散发孤独症患者中出现的频率是 10.2%（12/118），在家族性患者中出现的频率为 2.6%（2/77），而在对照中出现的频率仅为 1%（2/196），表明这些新的 CNVs 是引起孤独症的主要原因；C. R. Marshall 等[17]的研究也得到了类似的结果，7% 的散发 ASD 患者检测到新发的 CNVs。S. L. Christian 等[20]的研究中 11.6% 的孤独症患者存在 CNVs（其中 14% 为新发 CNVs，86% 为遗传性 CNVs）。

此外，多项研究均发现 15q13.3 区域 BP4、BP5 这两个 LCRs 之间 1.5Mb 大小片段缺失的患者存在智力障碍、癫痫及不同程度的精神症状[21-22]；S. Ben-Shachar 等[23]对 8200 例样本进行 array CGH 检测，在 12 个家系的 20 名成员中检测到 15q13.3 缺失，其中 6 人均表现出 ASD；D. T. Miller 等[24]对 2886 例诊断为孤独症或者神经精神发育异常的患者进行 array CGH 检测，发现其中 5 例存在 15q13.3 区域 BP4、BP5 的缺失。

N. Brunetti-Pierri 等[25]报道 21 例 1q21.1 缺失和 15 例 1q21.1 重复的患者表现出先天畸形、智力障碍及神经精神发育异常〔如认知障碍、注意力缺陷多动障碍（attention-deficit hyperactivity disorder，ADHA）、孤独症、焦虑、抑郁等〕。

目前已报道的孤独症相关 CNVs 区域见表 2－2。

表 2－2　已报道的孤独症相关 CNVs 区域列表

编号	缺失/重复	染色体位置	复发性（是/否）	比例
1	缺失	1p36	否	——
2	缺失	2q24	否	——
3	缺失	2q37	否	——

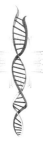

基因组拷贝数变异与基因组病

中

华民族

基因组多态现象研究

编号	缺失/重复	染色体位置	复发性(是/否)	比例
4	缺失	3p14	否	—
5	重复	3p14	否	—
6	缺失	3q27 - 3q28	否	—
7	缺失	4q21	否	—
8	缺失	4q21 - q23	否	—
9	缺失	4q35	否	—
10	缺失	7p21	否	—
11	缺失	7q11	否	—
12	缺失	7q31	否	—
13	重复	8p23	否	—
14	缺失	9p12	否	—
15	缺失	10p15 - 10p14	否	—
16	重复	10q11 - 10q21	否	—
17	重复	13q14	否	—
18	重复	15q11 - 15q13	否	1%～2%
19	缺失	16p11	是	约1%
20	重复	16p11	是	—
21	缺失	16q21	否	—
22	缺失	17p12	否	—
23	重复	17p12	否	—
24	缺失	20p13	否	—
25	缺失	21q22	否	—
26	缺失	22q13	否	—
28	重复	Xq24	否	—

2.3.2 智力障碍/生长发育迟缓/多发畸形

智力障碍(intellectual disability)又称智力低下、精神发育迟滞(mental retardation),是一组以 18 周岁前起病、认知功能障碍（IQ 小于 70）、社会适应能力缺陷为主要特征的疾病。

研究调查发现，该病的群体发病率为 1‰～3‰[26-27]，其中中度至重度智力障碍发病率 0.3‰～0.4‰，男女发病率比(1.4～1.6)：1。根据临床表现，智力障碍可分为综合征型和非综合征型。前者除智力障碍外，还伴有器官畸形、特殊面容等。智力障碍的病因复杂，主要包括环境致畸致愚因素、围产期缺氧窒息和遗传因素等，其中环境致愚因素占 5‰～13‰，遗传因素约占 2/3[28]。

2003 年 L. E. L. M. Vissers 等[3]第一次应用 array CGH 技术对 20 例染色体核型正常的不明原因智障患者行全基因组拷贝数改变分析，发现 3 例致病性 CNVs。2004 年 A. Rauch 等[6]首次验证 SNP array 技术用于染色体微缺失/微重复检测的有效性。B. C. Ballif 等[29-30]通过对 8789 例智力障碍/生长发育迟缓的患者进行 array CGH 检测，发现 4 例 16p12.2 - p11.2 存在缺失，并有相似的临床表征，从而发现了一种新的微缺失综合征。通过同样方法发现的还有 2p16.1 - p15 缺失综合征、12q14 微缺失综合征、15q13.31 缺失综合征、16p13 微缺失综合征、17q21.3 缺失综合征、22q11.2 远端缺失综合征[31]和 3q29 微重复综合征。

C. D. van Karnebeek 等[32]通过系统的综述发现：智力障碍患者中 9.5‰的染色体核型异常，4.4‰的染色体亚端粒重排，2‰为脆性 X 综合征，1‰为代谢性疾病。通过对不明原因的综合征型智力障碍患者行全基因组拷贝数变异分析发现 16‰存在染色体微缺失或微重复。

2010 年国内有研究[33]通过对 451 例中国中度至重度智力障碍的患儿进行多重连接探针扩增技术（multiplex ligation-dependent probe amplification，MLPA）以及 SNP array 检测，发现其中 23 例患儿存在亚端粒染色体微缺失/微重复性畸变，检出率约为 5.1‰，而其中最多的是 4p16.3 微缺失，已知的综合征包括 1p36 缺失综合征和 22q13 缺失综合征。

2.3.3 精神分裂症

精神分裂症是一种常见的精神病。据 WHO 估计，全球精神分裂症的终身患病率约为 1‰，其病因复杂，尚未完全明确。该病多起病于青壮年，表现为感知、思维、情感、意志行为等多方面障碍，患者的精神活动与周围环境和其内心体验不协调。

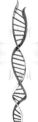

通过对双胞胎的病因学研究发现,精神分裂症遗传度为 $73\%\sim90\%$。近 30% 的 22q11.2 缺失导致的腭心面综合征患者中有神经精神系统症状[34-35],这也是最经典的精神分裂症相关 CNVs。

此外,研究也证实 1q21.1 和 15q13.3 区域的 CNVs 与精神分裂症相关。G. Kirov[36] 和 D. Rujescu 等[37] 均发现包括 *NRXN1* 基因在内的 2p16.3 区域的杂合缺失,*NRXN1* 的功能异常增加了罹患精神分裂症的风险。除此之外,T. Vrijenhoek 等[38] 还发现涉及 *MYT1L*、*CTNND2* 及 *ASTN2* 的罕见 CNVs 也与精神分裂症的发生相关。

2.3.4　帕金森氏病

帕金森氏病(Parkinson's disease,PD)为中枢神经系统退行性病变,表现为运动及语言功能障碍,50 岁以上人群的患病率高达 1%。该病遗传方式多样,有常染色体显性遗传、常染色体隐性遗传和 X 连锁遗传。目前已发现多个基因的突变与该病相关,如 *SNCA*、*UCHL1*、*LRRK2*、*HTRA2*、*Parkin*、*DJ1* 及 *SNCAIP*。

除了点突变导致的 PD 外,A. B. Singleton 等的研究还指出,包括 *SNCA* 基因在内的重复、三倍体[39-40]会导致更严重、更早出现的 PD。而 P. Ibanez 等[41] 通过大规模的筛查也发现在常染色体显性遗传的帕金森氏病患者中 *SCNA* 基因重组事件比点突变发生的频率更高。

2.3.5　家族性早发型阿尔茨海默病

阿尔茨海默病(Alzheimer disease,AD)又称老年性痴呆,是一种中枢神经系统变性病。该病起病隐匿,病程呈慢性进行性,是老年期痴呆最常见的一种类型,主要表现为渐进性记忆障碍、认知功能障碍、人格改变及语言障碍等神经精神症状,严重影响患者社交、职业与生活功能。

家族性早发型阿尔茨海默病患者存在着不同大小的非重复性剂量敏感基因 *APP* 的重组[42],而 21 -三体综合征患者存在 3 个拷贝的 *APP* 基因,该病与早发性阿尔茨海默病有关联。

2.3.6　癫痫

癫痫是一种常见的中枢神经系统疾病,其特点是持续存在能产生癫痫发作的脑部持久性改变。目前我国约有癫痫患者 1000 万例,反复性癫痫发作可致残,甚至危及生命。A. Suls 等[43]对严重婴儿痉挛症/Dravet 综合征患者进行 2q24.3 区域 SCN1A 基因点突变检测后,在 11 例未发现该基因突变的患者中检测到有 3 例患者存在 SCN1A 基因的缺失。I. Helbig 等[22]通过对 1223 例单纯性癫痫患者进行检测,发现 12 例患者存在 15q13.3 区域 CHRNA7 的缺失,而在对正常对照人群的检测中并未发现该基因缺失的情况。A. Erez 等[44]也发现在 3 例早发性难治性癫痫的女性患者中存在涉及 CDKL5 基因 1~4 外显子的缺失。

2.3.7 其他与 CNVs 相关疾病

除了上述与 CNVs 相关的疾病外,还有一些疾病也与 CNVs 密切相关,如胰腺炎、银屑病等,具体情况见表 2-3。

表 2-3 其他与 CNVs 相关的疾病

疾病	基因/位点	参考文献
胰腺炎	PRSS1,PRSS2	[45]
银屑病	β-防御素	[46]
肺气肿	5p15.33,7q22.1	[47]
急性心肌梗死	C4B	[48]
肺泡毛细血管发育不良	POXF1	[49]
先天性多毛症	17q24.2-24.3	[50]
狼疮性肾炎	FCGR3B	[51]
克罗恩病	HBD-2,IRGM	[52]、[53]
家族性高胆固醇血症	LDLR	[54]
动脉粥样硬化	LPA	[54]
疟疾易感性	α-globin	[55]
系统性红斑狼疮	C4 复合物,FCGR3B	[56]、[57]
HIV 易感性	CCL3L1	[58]

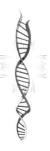

2.4 基因组病诊断与产前诊断的现状

自 20 世纪末以来,荧光原位杂交技术(fluorescence in situ hybridization,FISH)、MLPA 及微阵列技术在国外已经广泛推广并应用于智力障碍、多发畸形、孤独谱系障碍患者及多种复杂性状疾病的遗传学病因检测中。

研究发现,通过 array CGH 或者 SNP array,相较于传统染色体核型分析而言,对先天性多发畸形、认知障碍性疾病、孤独谱系障碍患儿的病因检出率可增高 15%～20%[40]。目前,微阵列技术已成为这类患者病因学检测的首选。

欧洲遗传学会于 2007 年提出将 array CGH 用于智力障碍/生长发育迟缓、多发畸形、孤独谱系障碍等疾病分子核型分析的临床应用指南,美国也于 2010 年提出将 array CGH 及 SNP array 运用于 ID/DD、ASD 以及 MCA 患者临床检测的应用指南。在回顾性的 22 个研究中,共包括通过对 21698 例患者(染色体核型分析正常的前提下)进行微阵列技术检查,致病性基因组非平衡畸变的平均检出率为 12.2%,这极大地提高了疾病病因的有效检出率。

从 2005 年至今,已有大量的研究组成功将 array CGH 运用到产前诊断中。但是将微阵列技术作为一种常规的检测方法应用到临床仍然是巨大的挑战,因为人类基因组中存在着大量的 CNVs,而其致病性尚未完全明确,所以还需要通过对大量的患者进行检测才能发现更多的致病性 CNVs。

2012 年,由 29 个中心发起的 4406 例大样本结合染色体核型分析及微阵列技术的产前诊断研究指出,微阵列技术可以检测出三倍体以外的全部异常核型,同时在核型正常的样本中,在高龄妊娠/血清学检测异常的样本中检测到 1.6% 的致病性 CNVs,在 B 超异常的样本中检测到 6% 的致病性 CNVs。因此,对于 B 超检查发现胎儿畸形或者是对曾经生育染色体微缺失/微重复疾病患儿的孕妇而言,有效的、可在短时间内完成的产前诊断显得尤为重要。常规的核型分析无法诊断微小的病变,FISH 检测只能针对特定的区域进行检测,MLPA 技术也只能检测到端粒、亚端粒等指定区域。相比之下,实现基于芯片技术的快速产前诊断技术对于非平衡的染色体结构变异的检测更优于传统的染色体核型分析。

国内对基因组病的研究集中在几所医学院校及其附属医院,所使用的检测方法包括 FISH 检测和多重 PCR,少数研究中心引进了芯片检测,发病率较高、临床表现容易辨识的综合征已能被大多数临床及遗传学医师鉴别。医学遗传学国家重点实验室自2008年引进Illumina芯片系统以来,已经为200多例不明原因的智力障碍/生长发育迟缓、多发畸形患者明确了遗传学病因,为其家庭提供了遗传咨询、再发风险评估以及产前诊断。这些在一定程度上减轻了社会以及家庭的负担,同时也为疾病的预防及治疗提供了理论依据。

按照国外的基因组疾病的发病率推算,我国每年新发的各种微缺失/微重复综合征可达6000余例,分析临床报道和检测较少的原因可能有以下几方面。

1.患者的就诊率低

由于经济发展不均衡,在部分偏远地区仍存在看病难、看病贵的情况,导致一部分患者未就诊。此外,某些综合征表型相对较轻,有的仅表现为智力略低或特殊面容,因此,未引起家长重视而未就诊。

2.临床儿科医师水平参差不齐,导致漏诊或误诊

因为微缺失/微重复综合征是近年来才发现的一大类新型基因组疾病,内容相对较新;而常规的医学教育甚至遗传医学教育并未包括此类疾病内容;继续教育也多偏向于临床常见病而非这些发病率较低的遗传性疾病,所以导致大部分临床儿科医师,尤其是直接面对患者的基层医生对这类疾病的认识不足,甚至闻所未闻,因此在相关患者就诊时往往容易导致误诊和漏诊,仅采取对症治疗,未考虑到遗传病的可能性,患者因而得不到科学诊治。

3.国家遗传学网络诊断体系不全

如前所述,国内仅有少数几家单位开展相关综合征的检测研究,且主要集中在发病率较高的唐氏综合征、22q11.2缺失综合征等,其他综合征的遗传学检测鲜有报道。此外,只有少数临床医师对此类疾病有所认识,而在这些医师中,知道可提供微缺失/微重复检测服务单位并向患者推荐的医师又仅占少数,最终导致患者得不到适合的遗传学检测。

【参考文献】

[1] Lupski J R. Genomic disorders:structural features of the genome can lead to DNA rearrangements and human disease traits[J]. Trends Genet,1998,14(10):417-422.

[2] Solinas Toldo S, Lampel S, Stilgenbauer S, et al. Matrix based comparative

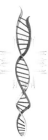

genomic hybridization:biochips to screen for genomic imbalances[J]. Genes Chromosomes Cancer,1997,20(4):399 – 407.

［3］ Vissers L E L M，de Vries B B A，Osoegawa K，et al. Array-based comparative genomic hybridization for the genomewide detection of submicroscopic chromosomal abnormalities[J]. Am J Hum Genet,2003,73(6):1261 – 1270.

［4］ Iafrate A J，Feuk L，Rivera M N，et al. Detection of large-scale variation in the human genome[J]. Nat Genet,2004,36(9):949 – 951.

［5］ Sebat J，Lakshmi B，Troge J，et al. Large-scale copy number polymorphism in the human genome[J]. Science,2004,305(5683):525 – 528.

［6］ Rauch A，Lakshmi B，Troge J，et al. Molecular karyotyping using an SNP array for genomewide genotyping[J]. J Med Genet,2004,41(12): 916 – 922.

［7］ Redon R，Ishikawa S，Fitch K R，et al. Global variation in copy number in the human genome[J]. Nature,2006,444(7118):444 – 454.

［8］ Kanner L. Autistic disturbances of affective contact[M]. ［S. l. ］:［s. n. ］, 1943.

［9］ Blumberg S J,Bramlett M D,Kogan M D，et al. Changes in prevalence of parent-reported autism spectrum disorder in school-aged U. S. children: 2007 to 2011—2012[J]. Natl Health Stat Report，2013,(65): 1 – 11.

［10］ Baron-Cohen S，Scott F J，Allison C,et al. Prevalence of autism-spectrum conditions:UK school-based population study[J]. Br J Psychiatry，2009,194 (6):500 – 509.

［11］ 杨曙光,胡月璋,韩允.儿童孤独症的流行病学调查分析[J].实用儿科临床杂志,2007,22(24): 15 – 17.

［12］ 罗维力,林力.福建省儿童孤独症流行病学调查[J].上海精神医学,2000,12 (1):3 – 5.

［13］ 张国荣,徐远荣,黄信初,等.贵阳市云岩区儿童孤独症的流行病学调查[J]. 贵阳医学院学报,2009,34(4):463,465.

［14］ 汪卫华,霍灵伟,郑丽,等.江苏省儿童孤独症的流行病学调查[J].中国行为医学科学，2002,12(2):173 – 174.

［15］ 郭荣.天津市 5000 名 0～6 岁儿童中儿童孤独症的流行病学调查[J].中国临床康复,2004.8(6): 1122 – 1123.

［16］刘靖,杨晓玲,贾美香,等. 2004 年北京市 2～6 岁儿童广泛性发育障碍的现况调查［J］.中国心理卫生杂志,2007,21(05):290 - 293.

［17］Marshall C R，Noor A，Vincent J B，et al. Structural variation of chromosomes in autism spectrum disorder［J］. Am J Hum Genet,2008,82(2):477 - 488.

［18］Abrahams B S，Geschwind D H. Advances in autism genetics:on the threshold of a new neurobiology［J］. Nat Rev Genet,2008,9(5):341 - 355.

［19］Sebat J，Lakshmi B，Malhotra D，et al. Strong association of de novo copy number mutations with autism［J］. Science,2007,316(5823):445 - 449.

［20］Christian S L，Brune C W，Sudi J，et al. Novel submicroscopic chromosomal abnormalities detected in autism spectrum disorder［J］. Biol Psychiatry,2008, 63(12): 1111 - 1117.

［21］Sharp A J，Mefford H C，Li K，et al. A recurrent 15q13. 3 microdeletion syndrome associated with mental retardation and seizures［J］. Nat Genet,2008,40(3):322 - 328.

［22］Helbig I，Mefford H C，Sharp A J，et al. 15q13. 3 microdeletions increase risk of idiopathic generalized epilepsy［J］. Nat Genet,2009,41(2):160 - 162.

［23］Ben-Shachar S，Lanpher B，German J R，et al. Microdeletion 15q13. 3:a locus with incomplete penetrance for autism,mental retardation,and psychiatric disorders［J］. J Med Genet,2009,46(6):382 - 388.

［24］ Miller D T，Shen Y，Weiss L A，et al. Microdeletion/duplication at 15q13. 2q13. 3 among individuals with features of autism and other neuropsychiatric disorders［J］. J Med Genet,2009,46(4):242 - 248.

［25］Brunetti-Pierri N，Berg J S，Scaglia F，et al. Recurrent reciprocal 1q21. 1 deletions and duplications associated with microcephaly or macrocephaly and developmental and behavioral abnormalities［J］. Nat Genet,2008,40(12): 1466 - 1471.

［26］Roeleveld N，Zielhuis G A，Gabreels F. The prevalence of mental retardation:a critical review of recent literature［J］. Dev Med Child Neurol,1997,39 (2):125 132.

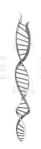

第2章 基因组病

［27］ Shevell M，Ashwal S，Donley D，et al. Practice parameter：evaluation of the child with global developmental delay：report of the Quality Standards Subcommittee of the American Academy of Neurology and the Practice Committee of the Child Neurology Society［J］. Neurology，2003，60（3）：367－380.

［28］ Curry C J，Stevenson R E，Aughton D，et al. Evaluation of mental retardation：recommendations of a Consensus Conference：American College of Medical Genetics［J］. Am J Med Genet，1997，72（4）：468－477.

［29］ Ballif B C，Theisen A，McDonald-McGinn D M，et al. Identification of a previously unrecognized microdeletion syndrome of 16q11. 2q12. 2［J］. Clin Genet，2008，74（5）：469－475.

［30］ Ballif B C，Hornor S A，Jenkins E，et al. Discovery of a previously unrecognized microdeletion syndrome of 16p11. 2－p12. 2［J］. Nat Genet，2007，39（9）：1071－1073.

［31］ Coppinger J，McDonald-McGinn D，Zackai E，et al. Identification of familial and de novo microduplications of 22q11. 21－q11. 23 distal to the 22q11. 21 microdeletion syndrome region［J］. Hum Mol Genet，2009，18（8）：1377－1383.

［32］ van Karnebeek C D，Jansweijer M C，Leenders A G，et al. Diagnostic investigations in individuals with mental retardation：a systematic literature review of their usefulness［J］. Eur J Hum Genet，2005，13（1）：6－25.

［33］ Wu Y，Ji T，Wang J，et al. Submicroscopic subtelomeric aberrations in Chinese patients with unexplained developmental delay/mental retardation ［J］. BMC Med Genet，2010，11：72.

［34］ Pulver A E，Nestadt G，Goldbery R，et al. Psychotic illness in patients diagnosed with velo-cardio-facial syndrome and their relatives［J］. J Nerv Ment Dis，1994，182（8）：476－478.

［35］ Karayiorgou M，Morris M A，Morrow B，et al. Schizophrenia susceptibility associated with interstitial deletions of chromosome 22q11［J］. Proc Natl Acad Sci U S A，1995，92（17）：7612－7616.

［36］ Kirov G，Gumus D，Chen W，et al. Comparative genome hybridization suggests a role for *NRXN1* and *APBA2* in schizophrenia［J］. Hum Mol

Genet,2008,17(3):458 - 465.

[37] Rujescu D,Ingason A, Cichon S, et al. Disruption of the neurexin 1 gene is associated with schizophrenia[J]. Hum Mol Genet,2009,18(5):988 - 996.

[38] Vrijenhoek T,Buizer-Voskamp J E, van der Stelt I, et al. Recurrent CNVs disrupt three candidate genes in schizophrenia patients[J]. Am J Hum Genet,2008,83(4):504 - 510.

[39] Polymeropoulos M H,Higgins J J, Golbe L I, et al. Mapping of a gene for Parkinson's disease to chromosome 4q21 - q23[J]. Science,1996,274(5290): 1197 - 1199.

[40] Singleton A B,Farrer M, Johnson J, et al. α-Synuclein locus triplication causes Parkinson's disease[J]. Science,2003,302(5646):841.

[41] Ibanez P,Lesage S,Janin S, et al. Alpha-synuclein gene rearrangements in dominantly inherited parkinsonism: frequency, phenotype, and mechanisms [J]. Arch Neurol,2009,66(1):102 - 108.

[42] Rovelet-Lecrux A,Hannequin D,Raux G,et al. *APP* locus duplication causes autosomal dominant early-onset Alzheimer disease with cerebral amyloid angiopathy[J]. Nat Genet,2006,38(1):24 - 26.

[43] Suls A,Claeys K G,Goossens D, et al. Microdeletions involving the *SCN1A* gene may be common in *SCN1A*-mutation-negative SMEI patients[J]. Hum Mutat,2006,27(9):914 - 920.

[44] Erez A,Patel A J,Wang X,et al. *Alu*-specific microhomology-mediated deletions in *CDKL5* in females with early-onset seizure disorder[J]. Neurogenetics,2009,10(4):363 - 369.

[45] Le Marechal C,Masson E,Chen J M,et al. Hereditary pancreatitis caused by triplication of the trypsinogen locus[J]. Nat Genet,2006,38(12):1372 - 1374.

[46] Hollox E J,Huffmeier U,Zeeuwen P L,et al. Psoriasis is associated with increased beta-defensin genomic copy number[J]. Nat Genet,2008,40(1): 23 - 25.

[47] Choi J S,Lee W J,Baik S H, et al. Array CGH reveals genomic aberrations in human emphysema[J]. Lung,2009,187(3):165 - 172.

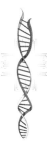

[48] Blasko B,Kolka R,Thorbjornsdottir P,et al. Low complement *C4B* gene copy number predicts short-term mortality after acute myocardial infarction [J]. Int Immunol,2008,20(1):31 – 37.

[49] Stankiewicz P,Sen P,Bhatt S S, et al. Genomic and genic deletions of the FOX gene cluster on 16q24. 1 and inactivating mutations of *FOXF1* cause alveolar capillary dysplasia and other malformations[J]. Am J Hum Genet, 2009,84(6):780 – 791.

[50] Sun M,Li N, Dong W, et al. Copy-number mutations on chromosome 17q24. 2 – q24. 3 in congenital generalized hypertrichosis terminalis with or without gingival hyperplasia[J]. Am J Hum Genet,2009,84(6): 807 – 813.

[51] Aitman T J,Dong R,Vyse T J, et al. Copy number polymorphism in *Fcgr3* predisposes to glomerulonephritis in rats and humans[J]. Nature,2006,439 (7078):851 – 855.

[52] McCarroll S A,Huett A,Kuballa P,et al. Deletion polymorphism upstream of IRGM associated with altered IRGM expression and Crohn's disease[J]. Nat Genet,2008,40(9):1107 – 1112.

[53] Fellermann K,Stange D E,Schaeffeler E, et al. A chromosome 8 gene-cluster polymorphism with low human beta-defensin 2 gene copy number predisposes to Crohn disease of the colon[J]. Am J Hum Genet,2006,79(3):439 – 448.

[54] Pollex R L, Hegele R A. Genomic copy number variation and its potential role in lipoprotein and metabolic phenotypes[J]. Curr Opin Lipidol,2007,18 (2):174 – 180.

[55] Flint J,Hill A V,Bowden D K,et al. High frequencies of alpha-thalassaemia are the result of natural selection by malaria[J]. Nature,1986,321(6072): 744 – 750.

[56] Fanciulli M,Norsworthy P J, Petretto E, et al. *FCGR3B* copy number variation is associated with susceptibility to systemic,but not organ-specific,auto-immunity[J]. Nat Genet,2007,39(6):721 – 723.

[57] Willcocks L C, Lyons P A, Clatworthy M R, et al. Copy number of

FCGR3B, which is associated with systemic lupus erythematosus, correlates with protein expression and immune complex uptake[J]. J Exp Med, 2008, 205(7):1573 – 1582.

[58] Gonzalez E, Kulkarni H, Bolivar H, et al. The influence of *CCL3L1* gene-containing segmental duplications on HIV-1/AIDS susceptibility[J]. Science, 2005, 307(5714):1434 – 1440.

第2章 基因组病

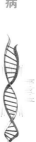

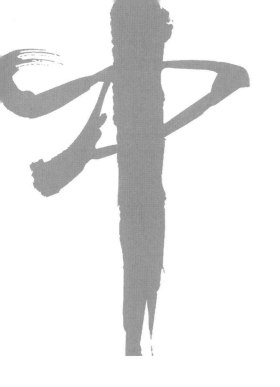

第 3 章　CNVs 的检测方法

3.1　荧光原位杂交技术

　　原位杂交的探针按标记分子类型分为放射性标记和非放射性标记。用同位素标记的放射性探针优势在于对制备样品的要求不高,可以通过延长曝光时间加强信号强度,故较灵敏。缺点是探针不稳定、自显影时间长、放射线的散射使得空间分辨率不高,以及同位素操作较繁琐等。

　　荧光原位杂交技术问世于 20 世纪 70 年代后期。1977 年,荧光标记的抗体被应用于识别特异性 DNA - RNA 杂交[1]。1980 年,J. G. Bauman 等[2]应用化学偶联的方法将荧光素结合到 RNA 探针上用于直接快速的特异性靶序列检测。其技术原理是将荧光素直接或间接标记的核酸探针[或生物素、地高辛、dinitrophenyl (DNP)、aminoacetyl fluorine (AAF)等标记的核酸探针]与待测样本中的核酸序列按照碱基互补配对的原则进行杂交,经洗涤后直接在荧光显微镜下观察。作为一种可视化特定 DNA 序列的分子细胞遗传学技术,荧光原位杂交技术目前被广泛应用于染色体畸变,如非整倍体、染色体重组。其基本流程包括探针标记、探针的变性、样本变性、杂交和荧光信号采集(图 3 - 1)。

　　荧光素与 DNA 或 RNA 探针的结合有两种方式——间接标记和直接标记。间接标记是通过酶或者免疫化学方法将荧光素结合到预先连接有半抗原的探针 DNA 或 RNA 上,而直接标记是利用修饰核苷酸合成的方式直接将生物素结合到探针上。

　　通过荧光信号与 DNA 序列的特异性结合,该技术可以分辨细胞分裂期染色体 1~3Mb 及间期核内 50kb~2Mb 片段的结构改变。目前,几乎覆盖整个基因组的细菌人工染色体(bacterial artificial chromosome,BACs)库都可以用于制作 FISH

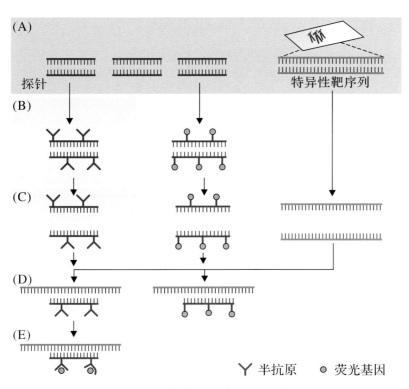

Y 半抗原　● 荧光基因

图 3-1　荧光原位杂交原理简图

探针,探针的序列可以在 UCSC Genome Browser(http：// genome. ucsc. edu)里查询。

　　近年发展起来的纤维-FISH(fiber-FISH)利用凝胶拉伸或分子梳理技术制备 DNA,可分辨间距小于 10kb 的标记[3-4],这一技术目前常被用于复合 CNVs 的验证。多色 FISH(multicolor-FISH,M-FISH)则实现了一次性标记多种不同颜色探针同时进行多位点检测[5],提高了检测效率。但是 FISH 技术仍有明显的局限性,如荧光探针的价格相对昂贵,检测位点局限性大,过程相对繁琐,耗时较长。因此,开发更为快速、简单、易操作的高通量检测 CNVs 的方法就显得尤为重要。

3.2　定量 PCR

　　定量 PCR 可以对目标位点的变异提供有效的定量分析。这种方法可以针对大量人群某个已知或可疑致病位点进行拷贝数检测,也可用于进一步确认全基因组微阵列技术筛查发现的可疑位点。一般情况下,定量 PCR 主要分为两种:一种是直接对基因组 DNA 行 PCR 定量分析,另一种是依赖对特异位点的探针杂交PCR 定量分析。

3.2.1 实时荧光定量 PCR

实时荧光定量 PCR 技术于 1996 年由美国 Applied Biosystems 公司推出,以 PCR 为基础,是首先被用于目标区域 CNVs 分析的检测技术。实时荧光定量 PCR 技术是指在 PCR 反应体系中加入荧光基团,利用荧光信号积累实时监测整个 PCR 进程,最后通过标准曲线对未知模板进行定量分析。

此技术不仅实现了 PCR 从定性到定量的飞跃,而且与常规 PCR 相比,具有特异性更强、有效解决 PCR 污染问题、自动化程度高等特点。其荧光标记类型多样,包括荧光探针如 TaqMan[6]、Scorpions[7]、FRET[7],DNA-螯合剂如 SYBR green[8]等。

TaqMan 荧光探针:PCR 扩增时加入一对引物的同时加入一个特异性的荧光探针,此探针为一段寡核苷酸片段,两端分别标记一个报告荧光基团和一个淬灭荧光基团。探针完整时,报告基团发射的荧光信号被淬灭基团吸收;PCR 扩增时,Taq 酶的 $5'{\rightarrow}3'$ 外切酶活性将探针酶切降解,使报告荧光基团和淬灭荧光基团分离,因此荧光检测系统可以收到荧光信号,即每扩增一条 DNA 链,就有一个荧光分子形成,实现了荧光信号的累积与 PCR 产物形成完全同步。

SYBR 荧光染料:在 PCR 反应体系中加入过量的 SYBR 荧光染料,SYBR 非特异性地加入到 DNA 双链后将发射荧光信号。

尽管这种检测方法可以有效地检测出缺失/重复,但在一个 PCR 管中最多只能进行 4 个或以下的目的位点的拷贝数变化。为了突破这一限制,出现了新的试验方法,如短荧光片段定量多重 PCR(quantitative mutiplex PCR of short fluorescent fragments,QMPSF)[9],一个反应体系中可以检测 12 个位点的拷贝数,每对引物中的一条标记上 6-FAM(6-carboxyfluorescein),产物片段长度各不相同,PCR 反应在指数扩增期终止,不同大小的扩增产物可以通过电泳分离,每个产物的峰与正常对照样本的峰比较后可以对产物进行相对定量。

此外,还有另一种方法——多重扩增子定量(multiplex amplicons quatification,MAQ),通过特殊的算法在一个 PCR 反应体系中最多进行 50 个不同的扩增子的检测。现在有一些商业化的 MAQ 试剂盒，可以用于 CMT1A/HNPP 区域的 CNVs 检测等（http：//www. multiplicom. com）。

3.2.2　探针依赖多重 PCR

虽然有很多不同的方法可以检测数个碱基以及大片段的缺失或者重复，但是对于数千个碱基大小的拷贝数变异的检测方法仍有限，直至多重扩增探针杂交（multiplex amplifiable probe hybridization，MAPH）和多重连接探针扩增（multiplex ligation-dependent probe amplification，MLPA）技术的出现。这两种探针特异性检测方法可以一次性检测 40 余位点的缺失或者重复性改变[10]。

在 MAPH 技术中，通过将目的序列转载至质粒中来构建探针，使不同探针扩增产物均携带有相同的侧翼序列，而通过电泳可以将不同长度的产物片段区分开来。该法（图 3-2）先将基因组 DNA 黏附于尼龙膜上，与目的位点特异性探针杂交后，再将尼龙膜上杂交的探针洗脱下来进行扩增，最后通过产物荧光信号的强弱来判断拷贝数是否有改变。一套探针设计出来可以用于一种疾病外显子的缺失型/重复型检测，如 DMD[11]、亚端粒缺失、CML 肿瘤分型等。

MLPA 技术由荷兰科学家于 2002 年发明[12]，其基本流程是利用探针和靶序列 DNA 进行杂交，然后通过连接、PCR 扩增、产物毛细管电泳分离、分析软件对收集的数据进行分析，最后得出结论。MLPA 技术与 MAPH 技术的区别在于基因组 DNA 的杂交过程是在溶液中完成。

近年来荷兰 MRC 提供的 MLPA 试剂盒可用于判断靶序列是否有拷贝数的异常。MLPA 试剂盒中的每对探针均由两个荧光标记的短寡核苷酸片段组成，一个由化学法合成，另一个通过 M13 噬菌体衍生法制备。每个探针都包括一段引物序列和一段与待检样品互补的特异性序列。在 MLPA 反应中，寡核苷酸片段都与靶序列进行杂交，之后通过连接酶连接长、短探针。由于连接反应高度特异，只有探针与靶序列完全杂交（即靶序列与探针特异性序列完全互补）时，连接酶才能将两段探针连接成一条完整的核酸单链；反之，如果靶序列与探针序列不完全互补，即使只有一个碱基的差别，都会导致杂交不完全，使连接反应无法完成。连接反应完成后，用一对通用引物扩增连接好的探针，每对探针扩增产物的长度都是唯一的，一般为 130~480bp。最后，通过毛细管电泳分离扩增产物并进行荧光扫描，对基因组 DNA 进行半定量分析（图 3-3）。

(A) 探针选择和制备

通过基因组扩增子克隆技术制备探针

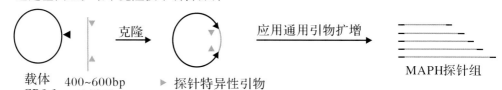

载体
pCR2.1　　400~600bp
　　　　　　扩增子

克隆

▶ 探针特异性引物
▶ 通用载体引物(PZA/PZB)

应用通用引物扩增

MAPH探针组

(B) 微阵列芯片的制备

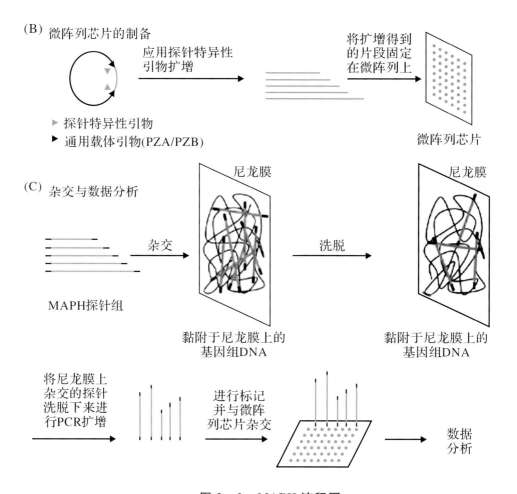

应用探针特异性
引物扩增

将扩增得到
的片段固定
在微阵列上

▶ 探针特异性引物
▶ 通用载体引物(PZA/PZB)

微阵列芯片

(C) 杂交与数据分析

尼龙膜

尼龙膜

MAPH探针组

杂交

黏附于尼龙膜上的
基因组DNA

洗脱

黏附于尼龙膜上的
基因组DNA

将尼龙膜上
杂交的探针
洗脱下来进
行PCR扩增

进行标记
并与微阵
列芯片杂交

数据
分析

图 3 - 2　MAPH 流程图

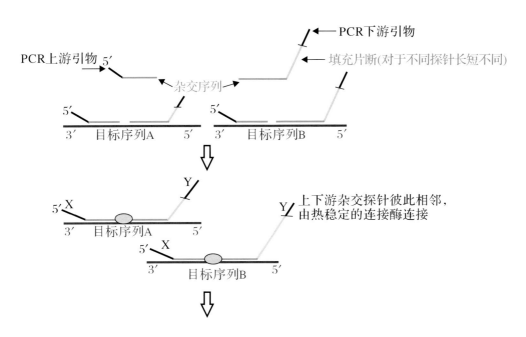

PCR上游引物 5′

杂交序列

PCR下游引物

填充片断(对于不同探针长短不同)

5′

3′ 目标序列A 5′

5′ 目标序列B 5′

X

Y

5′ X

3′ 目标序列A 5′

上下游杂交探针彼此相邻，由热稳定的连接酶连接

Y

5′ X

3′ 目标序列B 5′

所有连接产物均由同一对引物进行PCR扩增

每种探针的扩增产物都有自己特异的标志性长度(130~480bp)

X

Y

5′ 3′

X

Y

5′ 3′

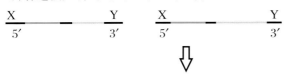

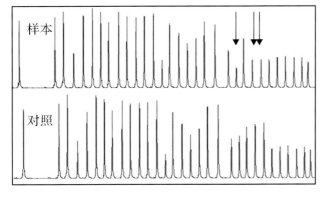

样本

对照

毛细管电泳，数据分析

图 3-3 MLPA 模式图

目前有商品化的 MLPA 试剂盒可以用于 DMD、SMA、亚端粒重组、常见微缺失/微重复综合征等多种遗传病的检测(http://www.mrc-holland.com)。

3.3 微阵列技术

微阵列技术(microarray technologies)又称为基因芯片技术,是指将成百上千甚至数万个寡核苷酸或 DNA 片段密集有序地排列在硅片、玻璃片、聚丙烯或者尼龙等固相支持物上,作为探针与研究样本进行杂交,再对荧光信号进行数据分析,以确定待测样本 DNA 的剂量是否有改变。这是一种高通量、快速的可用于全基因组拷贝数变异检测的新方法。

目前市场上用于 CNVs 分析的微阵列平台主要区别在于:①检测探针不同(如cDNA、PCR 产物、寡核苷酸、基因组 DNA 克隆);②杂交方式不同(如比较基因组杂交、单独杂交)。

3.3.1 微阵列比较基因组杂交技术

array CGH 的原理与经典 CGH 的原理相似,是将不同荧光染料(如 Cy5/Cy3)标记的等量待测和参照基因组 DNA 混合,在芯片上进行竞争性杂交(图 3 - 4)。应用这种技术后,数以万计的 DNA 探针能够以微阵列的方式点制在基片上,不仅大大提高了 CGH 的特异性,分辨率也得到了显著的提高。

根据探针(基因组 DNA 克隆、cDNA 和寡核苷酸 DNA)的不同,array CGH 芯片平台又分为以下几种。

1. 大插入基因组 DNA 克隆 array CGH 芯片

这类探针是 150~200kb 的基因组 DNA,如 BAC、酵母人工染色体(yeast artificial chromosome,YAC)和 P1 衍生人工染色体(P1-derived artificial chromosome,PAC)。用 BAC array CGH 芯片可以对质量较差的 DNA 样本进行分析,强大的探针提高了杂交信号、敏感性和信噪比。这种微阵列芯片设计时选择针对富含 SDs的重组热点附近的 BAC,大大提高 CNVs 检出率[13]。然而,即使有很高的基因组覆盖率,它的分辨率也受到 BAC 本身大小的限制,因此很难鉴别小于 50kb 的CNVs[14]。

2.cDNA array CGH 芯片

该芯片所用的探针是 0.5~2kb 的 cDNA,能直接把高水平的扩增或缺失与基因的表达改变联系起来,但这种检测平台也只能针对外显子区域进行检测,无法检测启动子、内含子和蛋白结合区域的 CNVs。

3.寡核苷酸 DNA array CGH 芯片

该芯片所用探针是通过原位合成的长度为 25~85bp 的寡核苷酸序列,其分辨率由探针的大小、数量和相邻探针在染色体上的距离等因素决定,探针越多、越密集,则芯片的分辨率越高。

array CGH 芯片探针是人工合成的,所以探针可以自主选择设计,故能够有针对性地进行基因组局部区域的拷贝数检测。array CGH 的流程模式图如图 3 - 4 所示。代表性寡核苷酸微阵列分析法(representational oligonucleotide microarray analysis,ROMA)通过把样本复杂性的减小(待检样本 DNA 和参照 DNA 经限制性内切酶片段化后,经连接子介导 PCR 扩增,富集大小约 1.2kb 的片段进行杂交)与长寡核苷酸杂交结合起来,提高了信噪比[15]。利用 ROMA 的原理,Agilent 公

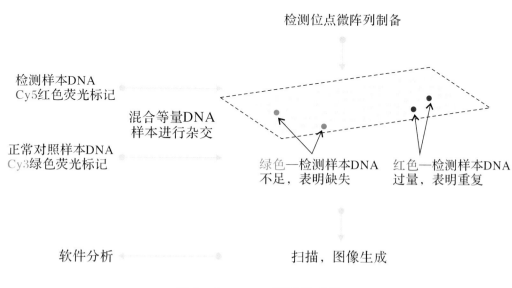

图 3 - 4 array CGH 模式图

司和 NimbleGen 公司(2007 年已被 Roche 公司收购)推出长链寡核苷酸直接(非代表性)CGH 分析产品[16]。这类芯片由具有相似热动力学曲线的 45～85mer 寡核苷酸探针点制而成,探针以叠瓦式(tiling-path)[17]覆盖全基因组序列,包括重复序列,因此具有高灵敏度、高分辨率、高覆盖率等特点,已被广泛应用于全基因组拷贝数变异的研究。

3.3.2 SNP 微阵列技术

基于 SNP 的芯片技术平台同样能够检测到全基因组的拷贝数变异。其最初被用于基因分型,因此该技术不需要像 array CGH 一样通过比较杂交来比较正常对照与检测样本之间的拷贝数差异。

目前提供这种技术平台的公司主要有 Illumina 公司和 Affymetrix 公司,它们所提供的芯片根据检测目的的不同,分为拷贝数变异检测芯片、表达谱芯片和甲基化芯片等。

与 Affymetrix 公司的 SNP array 芯片不同,Illumina 公司的 SNP array 不是将寡核苷酸直接点制于基片上,而是将探针 DNA 连接在微珠上,然后将携带有探针 DNA 的微珠随机黏附在基片上,平均每个探针重复数达到 30 次,因为每张芯片的微珠位置是随机设定的,所以每张芯片对应一个解码的文件(decode file),用以识别不同的探针位置。

对于 Illumina 公司所提供的芯片,其检测所需要的原始 DNA 量相对较少,仅需要 200ng 的总量即可完成检测。实验过程总共需要三天(图 3－5,参考自 Illumina 公司网站 http://www.illumina.com):①第 1 天,以非 PCR 的方式完成全基因组扩增;②第 2 天,将全基因组扩增产物酶切成小片段,沉淀纯化后与芯片杂交;③第 3 天,通过单碱基的延伸并连接上不同荧光信号的碱基,通过对荧光信号的扫描得到原始的数据,最后利用软件进行基因分型分析及 CNVs 的计算,常见的算法有隐马可夫模型(Hidden Markov Model,HMM)等。目前有多种不同的分析软件用于 CNVs 的分析、计算,如 CNAT(Affymetrix 提供)、cnvPartition(Illumina 提供)、pennCNV 等。

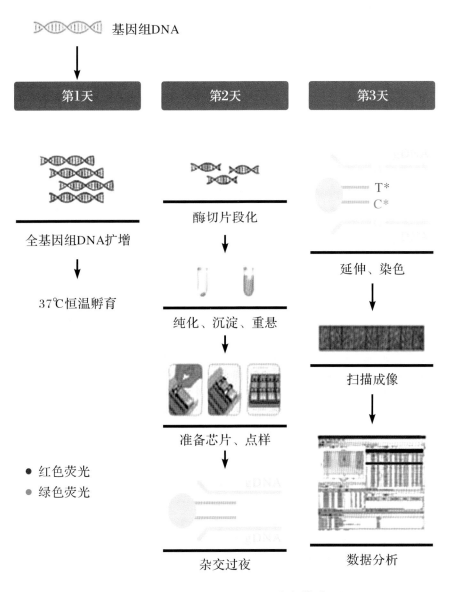

基因组DNA

第1天　　　第2天　　　第3天

全基因组DNA扩增

酶切片段化

37℃恒温孵育

延伸、染色

纯化、沉淀、重悬

扫描成像

准备芯片、点样

● 红色荧光
● 绿色荧光

杂交过夜　　　数据分析

图 3 - 5　Illumina Infinium 流程模式图

　　芯片第 1 天:进行 37℃恒温的全基因组扩增;第 2 天,将扩增产物酶切成
100～200bp 的小片段并进行纯化、沉淀,溶解于 RA1 溶液后,将扩增产物变性
为单链与芯片进行 16～20h 的过夜杂交;第 3 天,延伸,染色,芯片上机扫描。

3.4 高通量测序技术

自 F.Sanger[18]于 1975 年发明双脱氧链终止法(chain termination method)以来的 40 余年间,DNA 测序技术得到了长足的发展。随着测序费用的降低,越来越多的研究项目开始使用测序技术。而且,随着应用的普及,越来越多的测序技术得到了开发。

对低测序成本的追求推动了高通量测序技术的发展。与第一代测序技术的标准染料终止方法相比,第二代高通量测序技术最大的不同在于可以同时产生成千上万的序列,在超高通量测序时,往往有 50 万个测序合成反应在并行地进行。并行的同时控制大规模的 DNA 合成反应一个一个地插入碱基并读取碱基信号是新一代测序技术的基础。

第二代高通量测序技术主要有焦磷酸测序法(454 的 GS 测序平台)、边合成边测序的 Solexa 测序技术(Illumina 的 GA,HiSeq 测序平台)和寡聚物连接检测测序(ABI 的 SOLiD 测序平台)。第二代高通量测序技术实现了高通量、高效率、高准确度的测序,大大降低了测序的成本。

3.4.1 焦磷酸测序法(454)

焦磷酸测序法(454)用乳液 PCR(emulsion PCR)来扩增 DNA 片段。在 PCR 反应前,"注水到油",将包含 PCR 所有反应成分的水溶液注入高速旋转的矿物油表面,瞬间形成无数个被矿物油包裹的小水滴,每个小水滴都是一个独立的 DNA 扩增反应空间。在理想状态下,每个水滴中只含有一个 DNA 分子模板和一个单一引物覆盖的微珠,当模板与引物在水相中结合后,小球表面不断地进行 PCR 反应直到长满同源的 DNA 片段为止,最终形成一个单一 DNA 模板的克隆集落。

454 测序仪上有几百万个皮升级的微小井样容器,每一个小井都含有单引物珠和测序酶。在每一轮测序的 DNA 合成反应中,只加入一种单核苷酸(dNTP)。若该 dNTP 与模板配对,DNA 聚合酶就将其加入新生 DNA 链中并释放出等摩尔数的焦磷酸基团(PPi)。PPi 进而与荧光素酶进行酶级联化学发光反应,放出可见光信号,并由 PyrogramTM 转化为一个峰值。每个峰值的高度与反应中掺入的核苷酸数目成正比。然后加入下一种 dNTP,继续 DNA 链的合成[19]。

3.4.2　边合成边测序(Solexa)

有别于焦磷酸测序法(454)的乳液 PCR,边合成边测序(Solexa)方法在扩增 DNA 片段时,把分子模板与固定在玻璃片上的引物相结合,利用桥式 PCR(bridge PCR)生成邻近的 DNA 片段簇(cluster)。每个 DNA 簇都由同源的单一模板生成,1000～6000 条形成一簇。上百万的 DNA 簇随机分布在玻璃片上。

在测序步骤中,四种荧光标记的可逆终止的碱基被依次加入反应体系,随后洗脱掉没有被插入的碱基。因为碱基有不同的荧光标记,同一个 DNA 簇将呈现不同的颜色,高精度的光学照相系统随之对玻璃片进行照相。然后,碱基 3′端的合成反应终止基团与荧光标记基团一起被化学反应除去,进入下一个测序合成周期。与焦磷酸测序法(454)不同的是,边合成边测序 DNA 合成链每次只增长一个碱基,在反应终止期间,相机将按顺序对数以百万的 DNA 簇形成的小色斑进行图像捕捉和处理[20]。

3.4.3　寡聚物连接检测(SOLiD)测序技术

寡聚物连接检测(SOLiD)测序技术的 DNA 片段扩增方法与焦磷酸测序法(454)的相同之处在于,都使用了乳液 PCR。不同的是焦磷酸测序法(454)在小井的水相溶液中进行测序反应,而 SOLiD 则将长满扩增后 DNA 片段的微珠沉积在玻璃片上,以容纳更高密度的微珠达到更高的测序通量。

SOLiD 测序反应的独特之处在于采用了 DNA 连接酶而不是惯常的 DNA 聚合酶。连接反应的底物是 8 碱基单链荧光探针混合物。探针的 3′端的 3～5 位是随机碱基,其中第 1、2 位构成的碱基对是表征探针荧光染料的编码区,16 种碱基对组合对应 4 种颜色。单向的 SOLiD 测序包括五轮测序反应,每轮反应包含多次连接反应。

将五轮测序反应的结果合并就能够还原出 SOLiD 的原始颜色序列。由于 SOLiD 系统采用了双碱基编码技术,提供了内在的校对功能,使得其在第二代高通量测序技术中以准确度高而著称[21]。

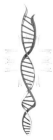

3.4.4　离子半导体测序技术

离子半导体测序技术由 Ion Torrent 公司开发,使用标准的扩增和测序反应体系,创新地使用了基于半导体的检测体系。该体系基于检测 DNA 链合成过程中释放的氢离子。

与焦磷酸测序法(454)类似,其测序仪有无数独立反应的小井,每个小井除了单一的 DNA 模板以及测序酶体系外,还有一个超敏感的 pH 值感应元件,不同碱基插入 DNA 合成链时释放出的氢离子被元件感知并转换成电信号,以分辨碱基的类型。同样,离子半导体测序技术与焦磷酸测序法(454)类似,对于寡核苷酸均聚物(homopolymer)序列,因为多个碱基在一个测序周期中被插入,导致释放多个碱基信号,容易产生测序错误。与边合成边测序的 Solexa 测序技术相比,离子半导体测序技术没有复杂昂贵的光学成像系统,且测序芯片上分布的离子感应元件可以利用半导体工业的技术大量生产,是其最大的优势[22]。

3.4.5　单分子实时测序技术

单分子实时测序技术不需要对 DNA 片段进行扩增,因为它是对一个 DNA 长链分子进行测序。该技术不干预也不暂停 DNA 合成反应,并用零级波导(zero mode wave guide)纳米结构消除了背景荧光的干扰,因而能在合成 DNA 时用显微镜直接检测出每个插入 dNTP 所释放的荧光信号。

单分子实时测序技术速度很快,而且序列的读长可以达到 15000 个碱基,平均读长约为 3000 个碱基。其不足之处是对于 4 个碱基以上的单核苷酸重复片段,测序准确度不高[23]。

3.4.6　正在开发的测序技术

未来的第三代测序技术将进一步提高测序通量并减少测序时间和降低测序成本。以下两种开发中的测序技术就是在努力减小测序对昂贵的反应试剂和 DNA 聚合酶的依赖。

1.纳米孔单分子测序

与单分子实时测序技术相比,纳米孔单分子测序方法更进一步省去了荧光基团修饰的 dNTP。当单分子 DNA 模板进入共价结合了核酸外切酶和环式糊精的由 α 溶血素蛋白组成的纳米孔时，被核酸外切酶剪切掉的碱基通过环式糊精时会产生特异性电流，通过辨识电流就可以检测出是哪种碱基通过了纳米孔。

此方法甚至可以检测出被甲基化的胞嘧啶，优势明显，但是还需要在稳定纳米孔的酶附着、确保单个碱基通过纳米孔、纳米孔的并行化等问题上有所突破，才能真正走出实验室进入实际应用[24]。

2.电子显微镜测序

M. Mankos 等[25]利用低能电子显微镜 LEEM 得到了单个原子层面的高对比度图像。理论上，改良版的 LEEM 可以直接从天然 DNA 中获得足够的对比度来区分不同碱基。有了这种高灵敏度的表面成像技术，人们将不再需要绞尽脑汁地对 DNA 样本进行标记，可以直接对天然 DNA 进行测序。而且，低能电子还不会对 DNA 样本产生可能引起错读的放射性损伤。

【参考文献】

［1］ Rudkin G T，Stollar B D. High resolution detection of DNA-RNA hybrids in situ by immunofluorescence［J］. Nature，1977，265(5593)：472－473.

［2］ Bauman J G，Wiegant J，Borst P，et al. A new method for fluorescence microscopical localization of specific DNA sequences by in situ hybridization of fluorochrome-labelled RNA［J］. Exp Cell Res，1980，128(2)：485－490.

［3］ Raap A K，Florijn R J，Blonden L A J，et al. Fiber FISH as a DNA Mapping Tool［J］. Methods，1996，9(1)：67－73.

［4］ van de Rijke F M，Florijn R J，Tanke H J，et al. DNA fiber-FISH staining mechanism［J］. J Histochem Cytochem，2000，48(6)：743－745.

［5］ Kearney L. Multiplex-FISH (M-FISH)：technique，developments and applications［J］. Cytogenet Genome Res，2006，114(3－4)：189－198.

［6］ Wilke K，Duman B，Horst J. Diagnosis of haploidy and triploidy based on measurement of gene copy number by real-time PCR［J］. Hum Mutat，2000，16(5)：431－436.

［7］ Solinas A，Brown L J，McKeen C，et al. Duplex Scorpion primers in SNP

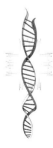

analysis and FRET applications[J]. Nucleic Acids Res,2001,29(20):E96.

[8] Simpson D A，Feeney S，Boyle C，et al. Retinal VEGF mRNA measured by SYBR green I fluorescence：A versatile approach to quantitative PCR[J]. Mol Vis,2000,6:178－183.

[9] Charbonnier F,Raux G,Wang Q,et al. Detection of exon deletions and duplications of the mismatch repair genes in hereditary nonpolyposis colorectal cancer families using multiplex polymerase chain reaction of short fluorescent fragments[J]. Cancer Res,2000,60(11):2760－2763.

[10] Armour J A，Rad I A,Hollox E J，et al. Gene dosage analysis by multiplex amplifiable probe hybridization[J]. Methods Mol Med,2004,92:125－139.

[11] White S，Kalf M,Liu Q,et al. Comprehensive detection of genomic duplications and deletions in the *DMD* gene，by use of multiplex amplifiable probe hybridization[J]. Am J Hum Genet,2002,71(2):365－374.

[12] Schouten J P，McElgunn C J，Waaijer R,et al. Relative quantification of 40 nucleic acid sequences by multiplex ligation-dependent probe amplification [J]. Nucleic Acids Res,2002,30(12):e57.

[13] Sharp A J，Locke D P，McGrath S D，et al. Segmental duplications and copy-number variation in the human genome[J]. Am J Hum Genet,2005,77 (1):78－88.

[14] Carter N P. Methods and strategies for analyzing copy number variation using DNA microarrays[J]. Nat Genet,2007,39(7 Suppl):S16－S21.

[15] Kennedy G C,Matsuzaki H,Dong S,et al. Large-scale genotyping of complex DNA[J]. Nat Biotechnol,2003,21(10):1233－1237.

[16] de Reynies A，Geromin D，Cayuela J M，et al. Comparison of the latest commercial short and long oligonucleotide microarray technologies[J]. BMC Genomics,2006,7:51.

[17] Ishkanian A S，Malloff C A,Watson S K,et al. A tiling resolution DNA microarray with complete coverage of the human genome[J]. Nat Genet, 2004,36(3):299－303.

[18] Sanger F, Coulson A R. A rapid method for determining sequences in DNA by primed synthesis with DNA polymerase[J]. J Mol Biol,1975,94(3):441 – 448.

[19] Margulies M，Egholm M,Altman W E,et al. Genome sequencing in open microfabricated high-density picoliter reactors[J]. Nature,2005,437(7057)：376 – 380.

[20] Bentley D R,Balasubramanian S, Swerdlow H P,et al. Accurate whole human genome sequencing using reversible terminator chemistry[J]. Nature,2008,456 (7218):53 – 59.

[21] Valouev A，Ichikawa J,Tonthat T,et al. A high-resolution，nucleosome position map of *C. elegans* reveals a lack of universal sequence-dictated positioning[J]. Genome Res,2008,18(7):1051 – 1063.

[22] Rusk N. Torrents of sequence[J]. Nat Meth,2011, 8(1):44.

[23] GenomeWeb. After a year of testing,two early PacBio customers expect more routine use of RS sequencer in 2012[DB/OL]. (2012 – 01 – 12)[2014 – 08 – 21]. http：// www. genomeweb. com/sequencing/after-year-testing-two-early-pacbio-custo mers-expect-more-routine-use-rs-sequenc.

[24] Stoddart D，Heron A J,Mikhailova E，et al. Single-nucleotide discrimination in immobilized DNA oligonucleotides with a biological nanopore[J]. Proc Natl Acad Sci U S A,2009,106(19):7702 – 7707.

[25] Mankos M，Shadman K,N'diaye A T，et al. Progress toward an aberration-corrected low energy electron microscope for DNA sequencing and surface analysis[J]. J Vac Sci Technol B Nanotechnol Microelectron,2012, 30 (6):06F402.

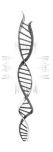

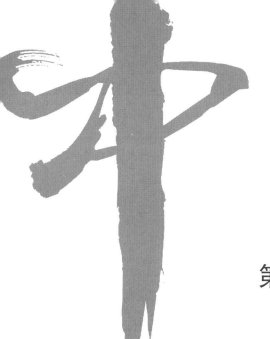

第 4 章 遗传咨询与产前诊断

目前,用于基因组病遗传学诊断的方法如前所述(详细的检查方法见第 3 章),针对临床诊断明确的微缺失/微重复疾病,可以仅采用 FISH 检测,在目的区域内选取合适的 BAC 克隆进行荧光信号检测。但是,基因组病在临床表现上复杂多变,通常仅从临床表现上很难确定其疾病类型,因此,array CGH 或者 SNP array 是最有效、最全面的诊断方法。

4.1 产前诊断

由于大部分的基因组病为新发变异,属家族遗传者约占 5%。一旦确诊患者的遗传学病因,发现致病性 CNVs,必须对其双亲进行染色体核型分析或 FISH 检测,以明确致病性 CNVs 的父母起源。家族性亚端粒重组者的再发风险为 10%~15%;新发性者为 3%~5%。有此类疾病生育史或家族史者,应进行产前检查,内容包括胎儿染色体核型分析或者 FISH、MLPA、微阵列检测,以及四维 B 超检查。

遗传学产前诊断可通过绒毛活检、羊水穿刺、脐带穿刺进行。绒毛活检在孕 10~12 周进行,羊水穿刺在孕 16~21 周进行,脐带穿刺在孕 22 周后进行。

典型病例及产前诊断

家系 1

孕妇,25 岁。停经 30⁺ 周,末次月经 2011 年 7 月 3 日,预产期 2012 年 4 月 10 日,非近亲结婚,孕 16⁺ 周,行中期唐氏筛查,结果均提示低风险,孕 25⁺ 周,超声检查示:宫内妊娠 25⁺⁶ 周,单活胎,RSP;胎儿股骨偏短(股骨长约 40mm);胎儿右侧脑室稍增宽。孕 31⁺ 周,复查彩超,结果提示:宫内妊娠 31⁺⁶ 周,LOA,活胎,胎儿 BPD 相当于孕 34⁺ 周,FL、HL 小于孕周,相当于孕 26⁺ 周;胎儿右足向内屈曲,足内翻可能性大;胎儿侧脑室后角及后颅窝池正常高值;胎儿第三脑室扩张;胎儿右肾集合系统分离;羊水偏多,羊水指数 21.4,孕妇在外院抽取胎儿脐带血标本,要求行产前诊断。

【家族史】

孕妇曾有类似孕史,2010 年 3 月孕 27$^+$周,进行四维彩色多普勒超声检测,结果显示:宫内妊娠 27^{+2}周,LOA,活胎,胎儿 BPD、HC 偏小,AC、FL、HL 小于孕周,相当于孕 24～25 周;胎儿先心病(疑 VSD,主动脉稍窄),第三脑室上方、透明隔腔后下方可见 0.7cm×0.6cm×0.7cm 大小的液性暗区,双侧脑室高值(侧脑室前角左 0.3cm,右 0.2cm;体部左 0.91cm,右 0.98cm;后角左 0.86cm,右 0.96cm),双足内翻(左侧明显),双侧肾盂增宽(左侧 0.57cm,右侧 0.63cm);羊水偏多,羊水指数 18.2;胎盘 0 度,复查彩超结果同上,遂引产一女死婴。

【实验室检查】

脐带血染色体核型分析:46,XN。

经 Illumina HumanCytoSNP-12 芯片进行全基因组拷贝数变异分析,结果提示 17 号染色体长臂 q25.3(nt:77133015-79058278)重复约 1.9Mb(图 4-1)。

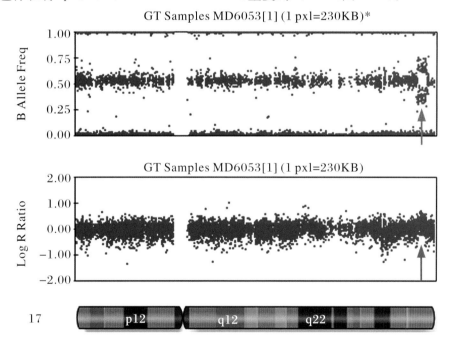

图 4-1 胎儿 SNP Array 微珠芯片检测 B 等位基因频率(B Allele Freq,BAF)和 Log R 参数图
箭头指示部分 BAF 值为 0,Log R 值大于 0,提示该胎儿 17q25.3 区域重复。

---

*图中界面来自于 Genome Studio 软件分析。

对孕妇夫妻双方行 Illumina HumanCytoSNP - 12 芯片全基因组拷贝数变异分析,结果提示未见 17q25.3 重复片段携带(图 4 - 2、图 4 - 3)。

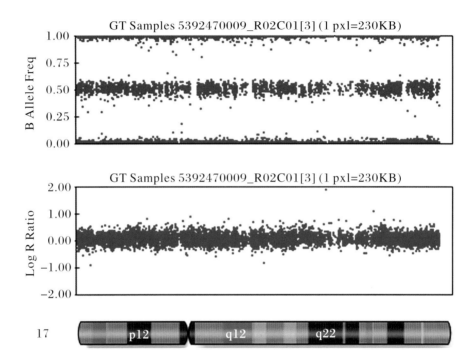

图 4 - 2 胎儿母亲 SNP array 微珠芯片检测 BAF 和 Log R 参数图

图中示胎儿母亲的 17 号染色体未见异常。

胎儿 17p25.3 重复约 1.9Mb 为新发可疑致病性 CNV。胎儿父母再生育时该变异的再发风险为 3%～5%。

家系 2

先证者,男,2012 年 3 月 18 日出生,系第一胎第一产,孕 42$^+$ 周剖宫产,出生体重 3.0kg,出生后第 2 天有呼吸困难缺氧史,考虑吸入羊水,经处理后好转。10$^+$ 月时才能竖头,17$^+$ 月时能坐,不会喊"爸爸""妈妈",逗笑困难。4$^+$ 月时家属首次发现患儿躺在床上时有痉挛样抽搐,抱起缓解,清醒时无发作。

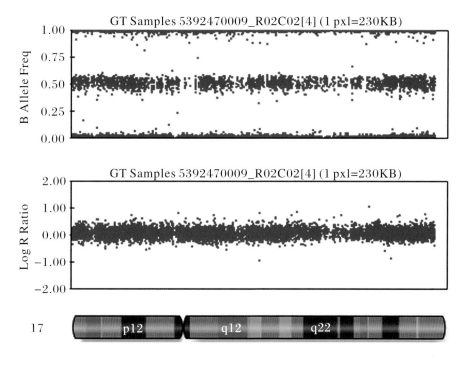

图 4 - 3 胎儿父亲 SNP Array 微珠芯片检测 BAF 和 Log R 参数图

图中示胎儿父亲 17 号染色体未见异常。

【家族史】

患儿母亲 3 岁时曾高热后出现智力发育落后,不会算数,不能写字,平时喜欢重复语言,能进行正常的沟通,生活可以自理,可以做简单家务,母亲在外院行染色体核型分析,结果提示:46,XX。

【体格检查】

(1)头颈部 颜面部无特殊表现。

(2)胸部 心肺听诊未见异常。

(3)腹部 腹软。

(4)脊椎与四肢 四肢肌张力低。

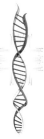

【辅助检查】

(1)血常规检查　各项指标均在正常范围。

(2)生化检查　总蛋白 61.0g/L,白蛋白 39.6g/L。

(3)脑电图　未见明显 EP 波型。

(4)头颅 MRI　未见明显异常。

(5)染色体核型分析　46,XY(图 4 - 4)。

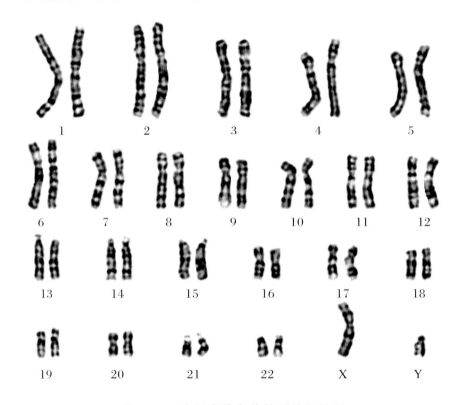

图 4 - 4　先证者染色体核型分析结果

进行染色体 G 显带核型分析(400～500 条带水平)。

(6)全基因组拷贝数变异分析　采用 Illumina HumanOmniZhongHua - 8 芯片对先证者外周血 DNA 进行检测,结果提示 7q11.23(nt:72760213 - 74134911)杂合性缺失约 1.37Mb(图 4 - 5)。

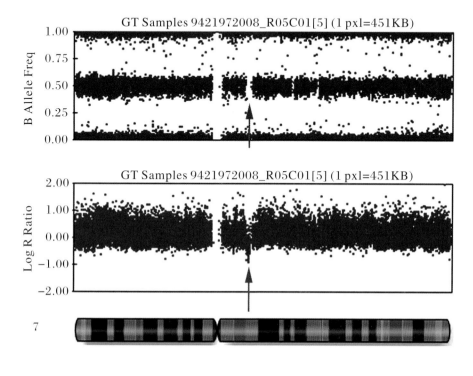

图 4-5　先证者 SNP array 微珠芯片检测 BAF 和 Log R 参数图

红色箭头指示部分 BAF 值为 0，Log R 值小于 0，提示该先证者 7q11.23 区域杂合性缺失。

（7）FISH 检测　对先证者进行中期染色体荧光原位杂交 FISH 检测，结果提示 7q11.23 杂合性缺失（图 4-6）。

先证者被诊断为 WBS 综合征（Williams-Beuren syndrome），现母亲再次停经 4$^+$ 月，要求行产前诊断。在 B 超引导下抽取胎儿羊水标本，提取羊水细胞 DNA，行 Illumina HumanOmniZhonghua-8 芯片全基因组拷贝数变异分析，结果未见 7q11.23 杂合性缺失，结合孕后期 B 超结果，胎儿发育未见异常，于 2013 年 8 月生育一正常女婴。

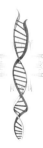

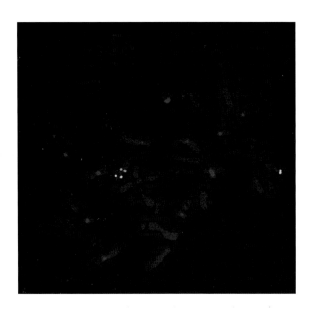

图 4 - 6   先证者 FISH 探针杂交结果

目的探针 RP11 - 27P17 位于 7q11.23 标记为红色,对
照探针 RP11 - 121A8 位于 7p14.1 标记为绿色,患者中期
染色体缺失一个红色信号,提示 7q11.23 杂合性缺失。

4.2   胚胎植入前遗传学诊断

胚胎植入前遗传学诊断(preimplantation genetic diagnosis,PGD)是指在体外
受精过程中,为避免携带有遗传缺陷的夫妇生育具有孟德尔遗传性基因组疾病、染
色体异常或线粒体疾病等患儿而诞生的一种技术。它将常规产前诊断提早到胚胎
植入子宫之前,避免了孕妇反复流产,也避免了常规产前诊断所面临的选择性流产
的窘境及伦理道德等问题。随着辅助生殖技术的推广及对遗传性疾病认识的深
入,越来越多的患者需要通过 PGD 检测避免患有遗传性疾病胎儿的出生或甄选具
有发育潜质的胚胎进行移植以提高临床妊娠率。

目前 PGD 主要通过 PCR、FISH、单细胞测序等遗传学分析技术来进行。PCR
技术是最早应用于 PGD 的遗传学分析技术,A. H. Handyside[1] 等于 1990 年通过

活检含 6～8 个细胞的单卵裂球后采用 PCR 扩增 Y 染色体特异性重复序列,对两对 X 连锁致病基因夫妇进行基于卵裂球活检的性别分析,植入正常女性胚胎,并于 1990 年诞生了世界上首例 PGD 婴儿。FISH - PGD 于 1994 年由 J. C. Harper 等[2]首次采用 FISH 技术对胎儿性别进行诊断,1998 年 FISH 开始被应用于染色体平衡易位的 PGD 诊断[3],并在之后被广泛应用于临床。传统的染色体异常的 PGD 主要采用 FISH,通过分析目标位点的荧光信号,以检测染色体数目和结构的异常。单基因病的 PGD 主要通过 PCR 进行。单细胞测序技术是近年来随着高通量测序及单细胞核酸扩增技术的发展而兴起的新技术,可用于检测单细胞基因组的单核苷酸变异(single nucleotide variations,SNVs)、拷贝数变异(CNVs)及基因组结构变异等。目前,该技术已成为辅助生殖植入前诊断筛查(preimplantation genetic diagnosis/screening,PGD/PGS)的有效策略。

PGD 活检的材料包括极体、单卵裂球和囊胚期滋养层细胞。极体(polar body,PB)由卵母细胞在减数分裂过程中产生,本身不参与卵母细胞的受精和胚胎的发育过程,从而降低了损伤胚胎的风险,带来的伦理学争议较小。极体活检可对母源性遗传异常进行诊断和筛查。卵裂球是目前 PGD 最常用的材料,其获取比 PB 容易,但是检测结果易受胚胎嵌合影响。卵裂球可对父源、母源及胚胎发育过程中的异常进行检测。滋养层细胞活检可获得足量的细胞来分析以保证诊断的准确性,但仅有部分胚胎可发育到囊胚阶段,从而限制了可供 PGD 的胚胎数量,且受到移植时机的影响,滋养层细胞活检患者一般只能选择冻融胚胎移植。

4.3 基因组病的遗传咨询

基因组病不同于单基因疾病,通常为散发性,多数是由于新发生的基因组 DNA 异常重组引起 CNVs 或基因组结构异常所导致,因此其遗传咨询相对较为复杂。

4.3.1 针对基因组拷贝数变异的判读

对于临床上检测出的 CNVs,一般应从以下几个方面进行分析判读(摘自"染色体基因组芯片在儿科遗传病的临床应用专家共识")。

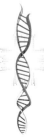

1. CNVs 区间大小

从原则上讲,区间越大,越可能有临床意义,但人类基因组中也有一些大于 1Mb 的非致病性 CNVs;一些很小的 CNVs 涉及关键基因或关键基因的一部分,也可能为致病性。

2. CNVs 区间内包含及邻近的基因及数目

从原则上讲,包含的基因越多,越可能有临床意义。但同时需要考虑所包含基因的功能及致病性,此外,基因组中一些非编码区域的重要调控元件,也可能有重要的临床意义。

3. 结合相关数据库资料进行比较

可以参考 DECIPHER、DGV、ClinVar 等相关数据库进行对比。正常人群中出现类似的 CNVs 变异越多,显示其临床意义良性的可能性就越大,但并不是在正常人群中出现过的变异就一定没有临床意义。

4. 一般缺失比重复更有临床意义

基因组中也有一些三倍剂量敏感基因具有肯定的致病性。

5. 新发变异

新发(de novo)变异比父母传递下来(inherited)的变异更可能具有致病性。但从无表型父母传递下来的变异不一定没有临床意义;从患病的父母一方传递下来的变异也不一定致病,需要根据变异区域的剂量、大小、基因及数据库资料综合分析。

4.3.2　针对基因组拷贝数变异疾病的遗传咨询

对于以孟德尔遗传方式稳定遗传的基因组病,多数为显性遗传模式,其遗传咨询原则与孟德尔遗传性单基因疾病的遗传咨询类似。以常染色体显性遗传疾病为例,若先证者父母均不携带患儿具有的新发致病性 CNVs,则其再生育类似疾病患儿的概率小于 1%,但由于可能存在生殖细胞嵌合的现象,其生育类似疾病患儿的概率高于一般人群;若先证者父母之一携带患儿具有的致病性 CNVs,则再生育风险为 50%。

对于部分不完全符合典型孟德尔遗传规律的基因组病,如疾病表型变异谱大,或存在不完全外显现象等,即使携带有与先证者相同的致病性 CNVs,也不能简单直接地对再生育个体的表型情况进行预测。

对于基因组印记疾病,如 Angelman 综合征、Prader-Willi 综合征等,先证者的父母通常不受累,根据先证者的发病机制来决定先证者父母是否需要进行遗传学检测,先证者同胞的发病风险取决于先证者的发病机制,绝大多数的家庭成员的发病风险小于 1%,临床上遗传咨询应根据各个疾病的具体发病机制进行讨论。以 Angelman 综合征为例,若先证者为母源性 15q11.2 - q13 缺失型或父源性单亲二倍体患者,则其父母再生育风险可能小于 1%,但不排除母亲生殖细胞嵌合的可能性;若先证者存在 *UBE3A* 基因突变或印记缺陷,其父母再生育风险约为 50%;若先证者的母亲是 *UBE3A* 基因突变、印记缺陷或染色体结构重排的携带者,再次妊娠时,其后代的再发风险可高达 50%;母系家族中其他成员也会有较高的发病风险。目前,对于确诊患者的再生育报道不多,其后代的遗传咨询应视具体情况而定。

对于部分复杂性基因组病如智力障碍、生长发育迟缓、多发畸形、精神分裂症及孤独症等,其遗传学病因复杂,除已有研究的基因组变异可导致疾病外,其他未知因素也可能与疾病发生相关,针对这类复杂疾病的遗传咨询,需要根据实际情况,结合先证者及家系成员情况具体分析。

4.3.3 针对父母染色体结构异常的遗传咨询

由于父母染色体结构异常(如相互易位、转位、倒位等)而导致的基因组病,再发风险因父母染色体异常类型不同而异,具体如下。

1. 双亲之一为同源染色体间的平衡易位携带者

此种类型依照分离-交换定律,在配子形成的减数分裂过程中,经过在易位环内的奇数交换,可形成 4 种类型的配子,其中 3 种为具有染色体部分重复或缺失的配子,一种为正常配子。

2. 双亲之一为非同源染色体间的平衡易位携带者

此种类型在减数分裂过程中,可以形成 18 种不同的配子。与正常配子结合后,形成的 18 种合子中仅有一种为正常者,一种为表型正常的易位携带者,其余均为部分三体、部分单体或单体、单体并三体型患者。

3. 双亲之一为同源转位携带者

此种类型分为同源顺向转位和同源反向转位携带者两种情况,依照分离-交换定律,在减数分裂过程中,同源顺向转位可形成 4 种配子,一种为正常配子,一种为

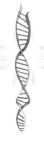

具有染色体部分缺失的配子,两种为具有染色体部分重复的配子;同源反向转位可形成 3 种配子,一种为染色体部分缺失的配子,两种为染色体部分重复的配子,因其无正常配子产生的可能,通常建议携带者终止生育。

4.双亲之一为非同源转位携带者

此种类型分为非同源顺向转位和非同源反向转位携带者两种情况,依照分离-交换定律,在减数分裂过程中,非同源顺向转位可形成 12 种配子,与正常配子结合后,形成的 12 种合子中仅有一种为正常者,一种为顺向转位携带者,其余均为部分单体、部分三体、部分单体并部分三体、部分单体并双部分三体患者,大部分异常胚胎早期自然流产;非同源反向转位也可形成 12 种配子,与正常配子结合后,形成的 12 种合子中仅有一种为正常者,一种为反向转位携带者,一种为部分单体,一种为部分三体,其余 8 种为具有双着丝粒和/或无着丝粒片段的非稳定性畸变。

5.双亲之一为臂间倒位携带者

此种类型理论上将形成 4 种不同的配子,一种是正常的配子,一种为具有同样倒位染色体的配子,另外两种配子均带有染色体部分重复和缺失。

6.双亲之一为臂内倒位携带者

此种类型理论上将形成 4 种不同的配子,一种是正常的配子,一种为具有同样倒位染色体的配子,一种具有染色体部分重复和缺失的双着丝粒配子,一种具有染色体部分重复和缺失的无着丝粒配子。

【参考文献】

[1] Handyside A H,Kontogianni E H,Hardy K,et al. Pregnancies from biopsied human preimplantation embryos sexed by Y-specific DNA amplification[J]. Nature,1990,344(6268):768-770.

[2] Harper J C,Coonen E,Ramaekers F C,et al. Identification of the sex of human preimplantation embryos in two hours using an improved spreading method and fluorescence in-situ hybridization(FISH)using directly labelled probes[J]. Hum Reprod,1994,9(4):721-724.

[3] Munné S,Sandalinas M,Escudero T, et al. Outcome of preimplantation genetic diagnosis of translocations[J]. Fertil Steril,2000,73(6):1209-1218.

第 5 章 常见染色体微缺失/微重复综合征的临床表现与诊断标准

　　染色体微缺失/微重复综合征是一类由于染色体微结构异常所导致的具有复杂临床表现的遗传性疾病。这类综合征最常见的染色体结构异常为缺失，其次为重复，缺失或重复的片段一般小于5Mb，低于染色体显带技术分辨率的下限，因此，使用常规方法无法或较难发现，"微缺失""微重复"亦由此得名。目前已发现的染色体微缺失/微重复综合征约有130余种（图5-1），其共同临床表现为不同程度的智力低下、生长发育迟缓、异常面容、多发器官畸形，以及精神、行为异常等。随着检测手段的不断发展，微缺失/微重复综合征的种类还在不断增加。

　　目前已发现的较常见微缺失综合征有22q11.2缺失综合征（22q11.2 deletion syndrome）［♯188400，♯192430］、Williams-Beuren综合征（Williams-Beuren syndrome，WBS）［♯194050］、Angelman综合征（Angelman syndrome，AS）［♯105830］、Prader-Willi综合征（Prader-Willi syndrome，PWS）［♯176270］、Smith-Magenis综合征（Smith-Magenis syndrome，SMS）［♯182290］、cri du chat综合征（cri du chat syndrome，CDCS，又名猫叫综合征）［♯123450］、Wolf-Hirschhorn综合征（Wolf-Hirschhorn syndrome，WHS）［♯194190］和X连锁鱼鳞病（X-linked ichthyosis，XLI）［♯308100］等，发病率自2/10万到25/10万不等。

　　22q11.2缺失综合征是人类最常见的染色体微缺失综合征，表型也最为复杂，根据其不同的表型可以分为DiGeorge综合征（DiGeorge syndrome，DGS）［♯188400］、腭心面综合征（velo-cardio-facial syndrome，VCFS）［♯192430］和圆锥动脉干畸形伴异常面容综合征（conotruncal anomaly face syndrome，CAFS）［♯217095］等多个亚类。

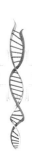

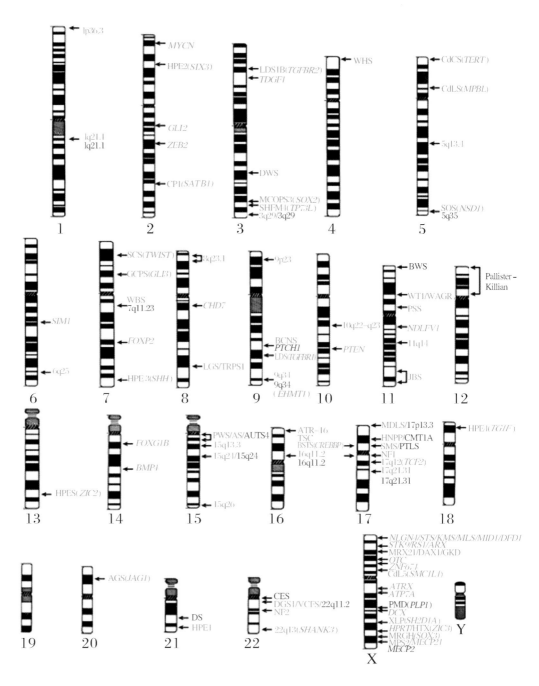

图 5 - 1　已知的微缺失/微重复综合征分布图

红色字代表重复 CNVs，蓝色字代表缺失 CNVs。

AS 和 PWS 均为染色体 15q11.2 - q13 杂合性缺失,但表现为基因印记,即母源性片段的缺失导致 AS,而父源性片段的缺失则导致 PWS。

大部分微缺失/微重复综合征为新发生的(约 90%),少数为父母遗传(10%),其遗传方式为常染色体显性遗传或 X 连锁隐性遗传。父母如为染色体平衡易位携带者或臂间倒位携带者,在减数分裂期间可因不平衡分离生成染色体部分缺失的配子,与另一正常配子受精后即为杂合性缺失的合子。CNV 的发生机制包括再发性重排与非再发性重排,目前研究发现至少有 52 种已知微缺失/微重复综合征是由 NAHR 介导的再发性重排导致,常见的微缺失/微重复综合征的发生机制见表 5 - 1。

表 5 - 1　常见微缺失/微重复综合征的发生机制

发生机制		染色体位置	综合征名称	OMIM 编号	CNV 类型
再发性重排	NAHR	7q11.23	Williams-Beuren 综合征	194050	缺失,两边有 LCR
	NAHR	7q11.23	7q11.23 重复综合征	609757	重复,两边有 LCR
	NAHR	15q11 - q13	Angelman 综合征	105830	缺失,两边有 LCR
	NAHR	15q11 - q13	Prader-Willi 综合征	176270	缺失,两边有 LCR
	NAHR	16p11.2	16p11.2 重复综合征	614671	重复,两边有 LCR
	NAHR	16p11.2	16p11.2 缺失综合征	611913 613444	缺失,两边有 LCR
	NAHR	17p12	腓骨肌萎缩症 1A 型	118220	重复,两边有 LCR
	NAHR	17p12	遗传性压迫易感性神经病	162500	缺失,两边有 LCR
	NAHR	17p11.2	Smith-Magenis 综合征	182290	缺失,两边有 LCR

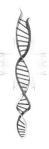

第5章　常见染色体微缺失/微重复综合征的临床表现与诊断标准

067

	发生机制	染色体位置	综合征名称	OMIM 编号	CNV 类型
再发性重排	NAHR	17p11.2	Potocki-Lupski 综合征	610883	重复,两边有 LCR
	NAHR	22q11.2	DiGeorge 综合征	188400	缺失,两边有 LCR
	NAHR	22q11.2	22q11.2 重复综合征	608363	重复,两边有 LCR
非再发性重排	NHEJ	17p13.3	Miller-Dieker 综合征	247200	缺失,连接点 CC 插入序列
	FosTes/MMBIR	17p13.3	17p13.3 重复综合征	613215	重复-正常-重复,连接点两端有微同源序列
	FosTes/MMBIR	Xq22	佩梅病	312080	重复-正常-重复-正常-重复,连接点的一端有微同源序列
	FosTes/MMBIR	Xq28	MECP2 重复综合征	300260	重复-三倍-重复

在不同的微缺失/微重复综合征中,发生改变的染色体片段大小可由数百个碱基到数千个碱基,在特殊情况下甚至可以达到 40Mb(如猫叫综合征),大部分综合征有相对固定的缺失区间和大小。在 22q11DS 患者中,约 85% 的患者是由包含 *TBX1* 在内的 40 个基因的 3Mb 缺失致病,缺失区间相对稳定;但少数微缺失综合征,如猫叫综合征,其缺失区间最大可达 40Mb,从 5p15.2 到整个 5 号染色短臂均

可能发生缺失。

据初步统计,我国每年有近 6000 例微缺失/微重复综合征患儿出生。以平均每位患儿需要花费 5 万元医疗费计算,每年要为此花费 3 亿元,给家庭和社会造成了沉重负担。

本章主要对以下 75 种常见微缺失/微重复综合征进行概述,对各综合征的常见临床表现、典型病例等进行详细分析与介绍。

5.1　1p36 缺失综合征

【疾病概述】

1p36 缺失综合征(1p36 deletion syndrome)是指由 1 号染色体短臂末端(1p36.33 - p36.13 区域)杂合性缺失而引起的一种临床综合征。本病是人类最常见的染色体末端缺失综合征,其主要表现为特殊面容、肌张力低下、语言障碍和精神行为异常等[1]。

【疾病特征】

(1)其他名称(别名)　1p36 单体综合征。

(2)疾病 OMIM 编号　♯607872。

(3)致病基因/染色体区域　1p36.33 - p36.13。

(4)关键基因　GABRD(＊137163),此基因编码 γ-氨基丁酸(GABA)通道的一个亚基,GABA 是哺乳动物大脑中主要的抑制性神经递质[1]。

(5)变异类型　52%～67% 的患者为单纯 1p36 末端缺失,10%～29% 的患者为 1p36 中间区域缺失,7%～16% 的患者为非平衡易位,7%～12% 的患者为复杂易位[2]。

(6)检测方法　包括 FISH、MLPA、实时定量 PCR、array CGH、SNP array 等方法。除少数患者因染色体非平衡易位致病外,大部分患者的染色体核型分析结果均正常。

(7)发病率(出生患病率或群体患病率)　新生儿的发病率为 1/10000～1/5000[3]。

【疾病的临床表现与诊断要点】[1-8]

1p36 缺失综合征的临床表现(图 5-2)与诊断要点见表 5-2。

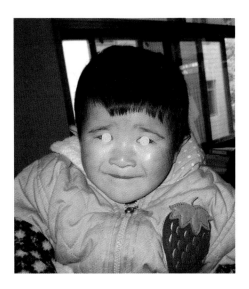

图 5 - 2　1p36 缺失综合征患者特殊面容

表 5 - 2　1p36 缺失综合征的临床表现与诊断要点

项目	临床表现	
>75%患者	特殊面容	一字眉
		深眼窝
		上颌发育不全
		鼻梁塌陷,宽鼻梁
		长人中
		尖下巴
		低耳位
		后旋耳
		小头
	发育迟缓/智力低下	
	肌张力减退	
	语言障碍,仅能说少量词汇,或无语言能力	
	短指/趾,屈曲指/趾	
	短足	

项目	临床表现
常见特征 (50%～75%患者)	内眦赘皮
	前囟门闭合延迟
	远视,注意力不集中等视觉异常
	先天性心脏缺损(动脉导管未闭、室间隔缺损、房间隔缺损等)
	癫痫
少见特征 (25%～50%患者)	骨骼异常
	神经性耳聋
	吞咽困难、胃食管反流等胃肠问题
	隐睾症、小阴茎等外生殖器异常
	具易怒、攻击性、自残等行为异常表现
偶见特征 (<25%患者)	心肌病
	肾功能异常
	肛门前置或闭锁
	甲状腺功能减退
	摄食过量和肥胖

说明:①患者的症状随着时间推移而逐步发展;②少数患者不具有本病的典型面容,但表现出肥胖和轻度认知障碍。

【典型病例】

先证者,男,4个月,第一胎,第一产。足月剖宫产(到预产期时提示宫内缺氧),出生体重2.35kg,出生时无窒息史,母孕期无特殊病史,生后喂养牛乳。患儿2月龄时无明显诱因出现抽搐发作,表现为左下肢抖动,持续数秒后可自行缓解,伴有口唇发绀,几乎每日发作。服用"左乙拉西坦"(2个月起),症状控制欠佳。4+月龄就诊时,不会笑,不会抬头,不能独坐,对光线、声音反应差,发育迟缓。喂养正常,大小便正常。

1.体格检查

（1）一般情况　身高 62.5cm，体重 6.5kg，头围 40.3cm。

（2）头颈部　囟门 2.5cm×3cm，低耳位，小耳，高腭（图 5-3）。

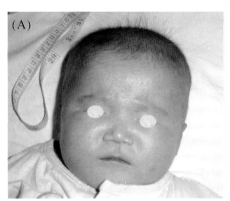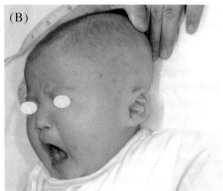

图 5-3　1p36 缺失综合征先证者照片

（3）腹部　脐疝。

（4）心脏　卵圆孔未闭。

（5）神经系统　发育迟缓。

2.辅助检查

（1）头颅 MRI　脑外间隙增宽，双侧侧脑室扩大。

（2）染色体核型分析　46，XY。

（3）全基因组拷贝数变异分析　采用 Illumina HumanCytoSNP-12 v1 对先证者外周血 DNA 进行检测，结果提示 1 号染色体短臂（nt：742429-7663397）杂合缺失约 6.9Mb（图 5-4）。

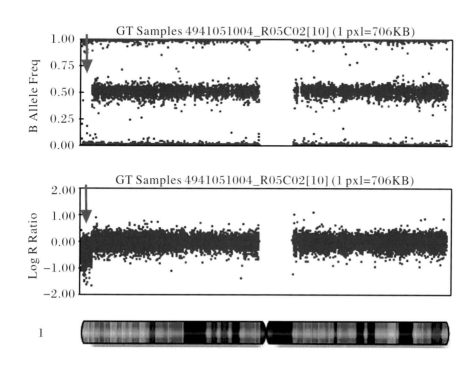

图 5 - 4 1p36 缺失先证者基因芯片检测结果

　　图示为 1 号染色体 BAF 和 Log R 参数图。BAF 值分别位于 0、1 处，结合 Log R 值下降，提示先证者 1p36 杂合性缺失。

3.诊断

　　根据患者的临床表现及相关检查结果，可诊断为 1p36 缺失综合征。

【参考文献】

[1] Marla J F，Neill O. Chromosome 1p36 deletion syndrome[EB/OL]. (2013 - 08 - 20)[2014 - 07 - 21]. http：// omim. org/entry/607872.

[2] Gajecka M，Mackay K L，Shaffer L G. Monosomy 1p36 deletion syndrome [J]. Am J Med Genet，2007，145C(4)：346 - 356.

[3] Heilstedt H A，Ballif B C，Howard L A，et al. Population data suggest that deletions of 1p36 are a relatively common chromosome abnormality[J]. Clin Genet，2003，64(4)：310 - 316.

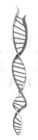

[4] Heilstedt H A，Ballif B C，Howard L A，et al. Physical map of 1p36，placement of breakpoints in monosomy 1p36，and clinical characterization of the syndrome[J]. Am J Hum Gene,2003,72(5):1200－1212.

[5] Battaglia A. 1p36 deletion syndrome[EB/OL]. (2013－06－06)[2014－07－21]. http://www.ncbi.nlm.nih.gov/books/NBK1191/.

[6] Battaglia A，Hoyme H E，Dallapiccola B，et al. Further delineation of deletion 1p36 syndrome in 60 patients：a recognizable phenotype and common cause of developmental delay and mental retardation[J]. Pediatrics,2008,121(2):404－410.

[7] D'Angelo C S，Kohl I，Varela M C，et al. Extending the phenotype of monosomy 1p36 syndrome and mapping of a critical region for obesity and hyperphagia[J]. Am J Med Genet,2010,152A(1):102－110.

[8] Zagalo A，Dias P，Pereira C，et al. Morbid obesity in a child with monosomy 1p36 syndrome[J]. BMJ Case Rep,2012,20.

5.2 1q21.1 缺失综合征

【疾病概述】

人类染色体 1q21.1 区域结构复杂，长约 6Mb，与先天性心脏缺陷、发育迟缓、精神分裂及相关精神疾病等相关。1q21.1 内包含两个存在 CNVs 的区域，分别为 TAR 区域和远端区域。TAR 区域与血小板减少伴桡骨缺失综合征（1q21.1 susceptibility locus for thrombocytopenia-absent radius syndrome，TAR syndrome）相关，远端区域与其他异常表型相关[1]。

1q21.1 缺失综合征（1q21.1 deletion syndrome）是指由染色体 1q21.1 区域杂合性缺失而引起的一类综合征。根据缺失范围，可以将本综合征分为Ⅰ型和Ⅱ型。Ⅰ型缺失仅发生在 1q21.1 远端区域，为常见缺失类型，缺失片段多为1.35Mb。Ⅱ型缺失范围较大，包括 TAR 区域和远端区域。1q21.1 缺失患者具有广泛的临床表现，常见表现包括发育迟缓及轻度面部畸形，部分 1q21.1 缺失患者无明显临床表现[2]。有研究者认为，因 1q21.1 缺失患者可表现为正常或不同程度患病的表现，故此缺失不足以被称为一种综合征[3]。

【疾病特征】

(1)疾病 OMIM 编号　♯612474。

(2)致病基因/染色体区域　1q21.1,chr1:145.0～146.4Mb(Ⅰ型)和 chr1:144.0～146.4Mb(Ⅱ型)。

(3)关键基因　*HYDIN2*(＊610813),*HYDIN2* 与头围发育密切相关,其剂量不足可导致小头畸形。

(4)变异类型　1q21.1 相关区域杂合性缺失,未见单个基因变异导致本综合征的报道。

(5)检测方法　包括 FISH、MLPA、实时定量 PCR、array CGH、SNP array 和测序等方法。除少数患者因染色体非平衡易位致病外,大部分患者的染色体核型分析结果均正常。

(6)发病率(出生患病率或群体患病率)　暂未见报道。

【疾病的临床表现与诊断要点】[1-5]

1q21.1 缺失综合征的临床表现(图 5-5)与诊断要点见表 5-3。

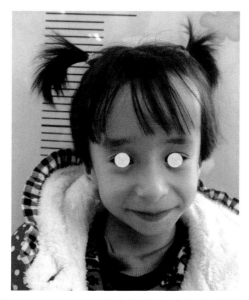

图 5-5　1q21.1 缺失综合征患者特殊面容
患者面部特征为前额凸出,眼眶深陷,尖脸,球形鼻。

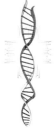

表 5-3　1q21.1 缺失综合征的临床表现与诊断要点

项目	临床表现	
常见特征	轻度特殊面容	前额凸出
		深眼窝
		球形鼻
		内眦赘皮
		长人中
		高腭
	轻度至中度发育迟缓	语言发育迟缓
		大运动发育迟缓
	小头	
少见特征	身材矮小	
	轻度至中度智力低下	
	眼部异常	白内障
		斜视
		远视
		脉络膜和虹膜缺损
		小眼
偶见特征	精神和行为异常	孤独谱系障碍/孤独谱系障碍特征
		注意力缺陷多动障碍
		学习障碍
		睡眠障碍
	神经系统异常	癫痫
		肌张力减低
	脑部异常	脑积水
		胼胝体发育不全
	心脏异常	主动脉异常
		房室间隔缺损
	骨骼异常	关节松弛
		短指
		马蹄内翻足
	泌尿生殖系统异常	
	感音神经性耳聋	
	短舌系带	

说明：①表中表型主要针对 1q21.1 缺失综合征 I 型患者，II 型患者除以上表外可合并血小板减少伴桡骨缺失综合征表型；②患者临床表现存在个体差异，同一家系不同成员患者可能表现出不同表型。

【典型病例】[6]

先证者,男,足月顺产,出生体重 2.95kg。出生后即发现前囟门大、颅缝增宽、双侧锁骨假关节及 11 根肋骨。其母有多囊卵巢,妊娠时发现羊水过多。婴儿期有严重胃食管反流,早期采用胃管喂食控制,后采用口服"兰索拉唑"控制。喂养困难,8 个月时可独坐,1 岁时能独走,1 岁时可说 2~3 个词语。患儿体查显示发育正常,但其父母诉患儿发育较其姐姐晚。

1. 体格检查

(1)一般情况　头围 34cm,身高 52.5cm,体重 3.4kg(出生后 28 天)。

(2)头颈部　眉毛稀疏且弯曲,高腭。

(3)胸部　乳头发育不全。

2. 辅助检查

(1)心电图　右冠状动脉起源异常,起始于窦管交界处以上 6mm,远离升主动脉前壁;左冠状动脉正常;卵圆孔未闭。

(2)X 射线　双侧锁骨假关节及 11 根肋骨。

(3)血小板　正常。

(4)全基因组拷贝数变异分析　采用 244K oligonucleotide array of Agilent Technologies Inc 对先证者外周血 DNA 进行检测,结果提示 1 号染色体短臂杂合缺失约 2.7Mb(nt:144112609 - 146800272)。

3. 诊断

根据患者的临床表现及相关检查结果,可诊断为 1q21.1 缺失综合征。

【参考文献】

[1] Rosenfeld J A，Traylor R N，Schaefer G B，et al. Proximal microdeletions and microduplications of 1q21. 1 contribute to variable abnormal phenotypes [J]. Eur J Hum Genet,2012,20(7):754 - 761.

[2] Haldeman-Englert C，Tamison J. 1q21. 1 microdeletion[EB/OL]. (2011 - 02 - 24) [2015 - 03 - 28]. http://www.ncbi.nlm.nih.gov/books/NBK52787/.

[3] Hamosh A. Chromosome 1q21. 1 deletion syndrome[EB/OL]. (2012 - 10 - 04) [2015 - 03 - 28]. http://omim.org/entry/612474

[4] Brunetti-Pierri N，Berg J S，Belmont J，et al. Recurrent reciprocal 1q21. 1 deletions

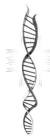

and duplications associated with microcephaly or macrocephaly and developmental and behavioral abnormalities[J]. Nat Genet, 2008, 40(12):1466 - 1471.

［5］ Mefford H C, Sharp A J, Baker C, et al. Recurrent rearrangements of chromosome 1q21.1 and variable pediatric phenotypes[J]. N Engl J Med, 2008, 359 (16):1685 - 1699.

［6］ Velinov M, Dolzhanskaya N. Clavicular pseudoarthrosis, anomalous coronary artery and extra crease of the fifth finger-previously unreported features in individuals with class Ⅱ 1q21.1 microdeletions[J]. Eur J Med Genet, 2010, 53(4):213 - 216.

5.3　1q21.1 重复综合征

【疾病概述】

1q21.1 重复综合征(1q21.1 duplication syndrome)是指由染色体 1q21.1 区域 1～2Mb 重复而引起的一种综合征。1q21.1 重复患者具有多样的临床表现,常见表现包括发育迟缓及心脏畸形,部分 1q21.1 重复患者表型正常[1]。也有研究者认为,因 1q21.1 重复患者可表现出正常或不同程度的患病表型,故 1q21.1 重复综合征不足以被称为综合征[2]。

【疾病特征】

(1)疾病 OMIM 编号　♯612475。

(2)致病基因/染色体区域　1q21.1,chr1:145.0～146.4Mb。

(3)关键基因　*PRKAB2*(＊602741)和 *GJA5*(＊121013)均在心脏中表达,其剂量异常可能与心脏畸形相关。*HYDIN2*(＊610813)与头围发育密切相关。

(4)变异类型　1q21.1 区域 1～2Mb 重复。

(5)检测方法　包括 FISH、MLPA、实时定量 PCR、array CGH、SNP array 和测序等方法。除少数患者因染色体非平衡易位致病外,大部分患者的染色体核型分析结果均正常。

(6)发病率(出生患病率或群体患病率)　暂未见报道。

【疾病的临床表现与诊断要点】[1-6]

1q21.1 重复综合征的临床表现(图 5－6)与诊断要点见表 5－4。

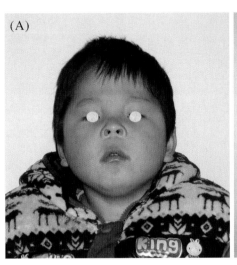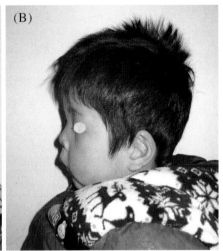

图 5 - 6　1q21.1 重复综合征患者照片

表 5 - 4　1q21.1 重复综合征的临床表现与诊断要点

项目	临床表现	
主要特征	巨头	
	轻度至中度发育迟缓	
	智力障碍	
	轻度特殊面容	眼间距过宽
		前额凸出
		突眼
		内眦赘皮
		宽而扁的鼻梁
		低耳位
	心脏结构异常	
	精神行为异常	
	孤独谱系障碍/孤独谱系障碍行为	
	精神分裂症	
	注意力缺陷多动障碍	
	学习障碍	

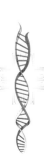

续表 5－4

项目	临床表现	
其他特征	癫痫	
	脊柱弯曲	
	轻度生殖器异常	尿道下裂
		睾丸未降
	关节松弛	
	睡眠问题	睡眠障碍
		睡眠呼吸暂停
	胃食管反流病	

说明：①患者轻度面部异常，难与正常人区别，其突眼表现将随着年龄增长而减轻；②患者临床表现存在个体差异，同一家系不同成员患者可能表现出不同表型。

【典型病例】

先证者，男，第一胎第一产。孕足月，顺产，出生体重 4.0kg，出生时无窒息史，母孕早期服用抗精神病药。生后母乳喂养。患儿 1 岁半始会爬，2 岁始会走路，2 岁多叫"妈妈"，体健，无发热抽搐史。9 岁就诊，会说话、走路，可与父母进行简单的语言交流，上一年级，认识几个简单字，不会数数，多动，注意力不集中，大小便不能自理。

1.体格检查

（1）一般情况 身高 110cm，体重 28kg，头围 54cm。

（2）头颈部 眼间距过宽，鼻头短，低耳位，耳轮畸形（图 5－7）。

（3）神经系统 智力障碍。

2.辅助检查

（1）CT 检查 未见异常。

（2）染色体核型分析 46,XY。

（3）全基因组拷贝数变异分析 采用 Illumina HumanCytoSNP － 12 v1 对先证者外周血 DNA 进行检测，结果提示 1 号染色体短臂（nt：144982823 － 146324832）重复约 1.34Mb（图 5－8）。

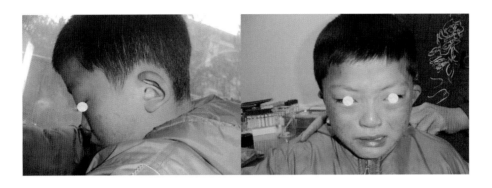

图 5 - 7　1q21.1 重复综合征患者照片

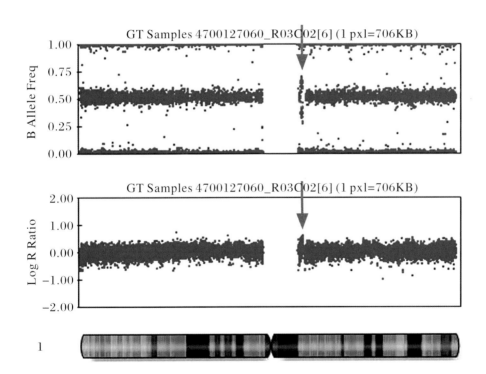

图 5 - 8　1q21.1 重复综合征先证者基因芯片检测结果

患儿 1 号染色体 BAF 和 Log R 参数图,提示 1q21.1 重复。

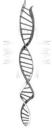

3.诊断

根据患者的临床表现及相关检查结果，可诊断为1q21.1重复综合征。

【参考文献】

［1］Hamosh A. Chromosome 1q21.1 duplication syndrome［EB/OL］.（2013－05－03）［2014－08－25］. http：//omim. org/entry/612475.

［2］Anon. 1q21.1 microduplicatiors［EB/OL］.（2012－06－01）［2014－08－25］. http：//www. rarechromo. org/information/Chromosome%20%201/1q21.1%20microduplications%20FTNW. pdf.

［3］Mefford H，Sharp A，Baker C，et al. Recurrent rearrangements of chromosome 1q21.1 and variable pediatric phenotypes［J］. N Engl J Med，2008，359（16）：1685－1699.

［4］Autism Genome Project Consortium，Szatmari P，Paterson A D，et al. Mapping autism risk loci using genetic linkage and chromosomal rearrangements［J］. Nat Genet，2007，39（3）：319－328.

［5］Brunetti-Pierri N，Berg J S，Scaglia F，et al. Recurrent reciprocal 1q21.1 deletions and duplications associated with microcephaly or macrocephaly and developmental and behavioral abnormalities［J］. Nat Genet，2008，40（12）：1466－1471.

［6］Rosenfeld J A，Traylor R N，Schaefer G B，et al. Proximal microdeletions and microduplications of 1q21.1 contribute to variable abnormal phenotypes［J］. Eur J Hum Genet，2012，20（7）：754－761.

5.4 血小板减少伴桡骨缺失综合征

【疾病概述】

血小板减少伴桡骨缺失综合征（1q21.1 susceptibility locus for thrombocytopenia-absent radius syndrome，TAR syndrome）是一种双侧桡骨缺损和血小板计数减少的罕见遗传疾病，本病是由包含 *RBM8A* 基因的1q21.1区域无效变异（200kb

缺失、移码突变和无义突变)及 *RBM8A* 另一等位基因低频非编码 SNPs 共同导致。通常患儿认知正常,仅 7% 的患者出现智力发育迟缓[1]。

【疾病特征】

(1)其他名称(别名)　TAR 综合征。

(2)疾病 OMIM 编号　♯274000。

(3)致病基因/染色体区域　1q21.1,chr1:145.4~145.6Mb,*RBM8A*。

(4)关键基因　*RBM8A*(＊605313),此基因编码 Y14,为外显子拼接复合物(exon junction complex,EJC)重要组成部分。EJC 参与基本细胞功能,如特异性转录的核输出和亚细胞定位、无义介导的 RNA 降解等[2]。

(5)变异类型　大部分患者存在 1q21.1 区域 200kb 缺失,偶见 *RBM8A* 基因的移码突变和无义突变。所有患者 *RBM8A* 另一等位基因均存在低频非编码 SNPs,即 c.−21G＞A 或 c.67＋32G＞C 其中之一[3-4]。

(6)检测方法　包括 FISH、MLPA、实时定量 PCR、array CGH、SNP array 和测序等方法。除少数患者因染色体非平衡易位致病外,大部分患者的染色体核型分析结果均正常。

(7)发病率(出生患病率或群体患病率)　新生儿发病率小于 1/100000[5]。

【疾病的临床表现与诊断要点】[1-10]

血小板减少伴桡骨缺失综合征的临床表现与诊断要点见表 5−5。

表 5−5　血小板减少伴桡骨缺失综合征的临床表现与诊断要点

项目	临床表现	
血液系统	血小板减少症	2 岁以内发病,表现为紫癜、瘀斑、鼻出血、黑便、血尿、咯血等
		症状复发率随年龄增长而下降
	巨核细胞发育不全或缺失	
	类白血病症状	
	贫血	

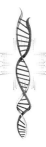

续表 5 - 5

项目	临床表现
骨骼系统	双侧桡骨缺失
	拇指一般正常,偶见拇指宽而平或发育不全
	膝关节半脱位
	尺骨和/或肱骨异常
	髋关节和/或髌骨脱位
	腕骨发育不全或融合
	趾骨发育不全
	脊柱裂
颅面部	短头
	小下颌
	斜视
	小鼻
心脏	室间隔缺损
泌尿生殖系统	子宫、宫颈及阴道上部发育不全

【典型病例】[11]

先证者,女,足月新生儿,系第二胎第一产。出生情况可,因"双侧上肢畸形、唇腭裂及呼吸困难"就诊。父母为堂表兄妹,无疾病家族史,但不能排除家族中的死胎及流产胎儿。先证者母亲 31 岁,前一年有过不明原因的流产,有甲状腺功能低下史,予以左旋甲状腺素治疗。未行产前诊断。患儿出生体重 2.28kg,头围 34cm。体查示:双侧上肢畸形并唇腭裂。入院时患儿有轻度呼吸困难,入院 12h 后情况改善。入院 3～4 天后可通过胃管喂食。双上肢 X 光片示双侧桡骨缺如,并经骨科会诊确诊。脑部及腹部超声波未见异常,超声心动图示轻度动脉导管未闭(patent ductus arteriosus,PDA)。全血细胞计数示患儿血小板减少,母亲正常。患儿血小板初始计数超过 50000/L,而后缓慢降至低于 25000/L。其他实验室检查结果均显示正常,包括生化、动脉血气、血清乳酸和丙酮酸,TORCH 分析及甲状腺功能检查。骨髓穿刺检查示巨核细胞明显减少,骨髓细胞分化比例髓系：红系＝3：1。

开始喂食后,患儿有腹泻腹胀。怀疑乳糖不耐受,改变牛奶饮食后并无改善。而后因严重血小板减少发生胃肠道出血,行血小板灌输。胃肠道出血可能由感染导致。患儿白细胞减少,中性粒细胞减少,C反应蛋白水平升高,并发感染性休克。

1.体格检查

(1)一般情况　出生体重2.28kg,头围34cm。

(2)头颈部　唇腭裂,小朝天鼻,眼间距过宽,低耳位,前额有鲜红斑痣并易发瘀伤,小下颌。

(3)胸部　轻度呼吸困难,入院12h后改善。

(4)脊柱与四肢　双侧上肢畸形。

2.辅助检查

(1)双上肢X射线　双侧桡骨缺如。

(2)超声心动图　轻度动脉导管未闭。

(3)全血细胞计数　血小板数量减少。

(4)鉴别诊断　细胞遗传学检查结果显示,无着丝粒过早分裂(premature centromere division,PCD),可与爱德华兹综合征(Edward's syndrome)及罗伯茨综合征(Robert's syndrome)等进行鉴别诊断。

3.诊断

根据患者的临床表现及与其他综合征的鉴别诊断,可初步诊断为TAR综合征。

【参考文献】

[1] Hamosh A. Thrombocytopenia-absent radius syndrome[EB/OL]. (2012-10-04)[2013-08-25]. http://omim.org/entry/274000.

[2] Toriello H V. Thrombocytopenia absent radius syndrome[EB/OL]. (2012-01-28)[2013-08-25]. http://www.ncbi.nlm.nih.gov/books/NBK23758.

[3] Ahmad R, Pope S. Association of Mayer-Rokitansky-Küster-Hauser syndrome with Thrombocytopenia Absent Radii syndrome: a rare presentation[J]. Eur J Obstet Gynecol Reprod Biol, 2008, 139(2):257-258,

[4] Albers C A, Paul D S, Schulze H, et al. Compound inheritance of a low-frequency

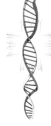

regulatory SNP and a rare null mutation in exon-junction complex subunit RBM8A causes TAR syndrome[J]. Nat Genet,2012,44(4):435－439.

［5］ Anon. Thrombocytopenia-absent radius syndrome[EB/OL].（2013－09－09）［2014－07－21］. http：∥ghr. nlm. nih. gov/condition/thrombocytopenia-absent-radius-syndrome♯.

［6］ Goldfarb C A，Wustrack R，Pratt J A，et al. Thumb function and appearance in thrombocytopenia：absent radius syndrome[J]. J Hand Surg Am,2007,32(2):157－161.

［7］ Klopocki E，Schulze H，Strauss G，et al. Complex inheritance pattern resembling autosomal recessive inheritance involving a microdeletion in thrombocytopenia-absent radius syndrome[J]. Am J Hum Genet,2007,80(2):232－240.

［8］ Greenhalgh K L，Howell R T，Bottani A，et al. Thrombocytopenia-absent radius syndrome：a clinical genetic study[J]. J Med Genet,2002,39(12):876－881.

［9］ Toriello H V. Thrombocytopenia-absent radius syndrome[J]. Semin Thromb Hemost,2011,37(6):707－712.

［10］ Rosenfeld J A，Traylor R N，Schaefer G B，et al. Proximal microdeletions and microduplications of 1q21. 1 contribute to variable abnormal phenotypes [J]. Eur J Hum Genet，2012，20(7):754－761.

［11］ Naseh A，Hazifi A，Malek F，et al. TAR syndrome，a rare case report with cleft lip/palate[J]. Internet Journal of Pediatrics & Neonatology,2012，14(1):1.

5.5 1q41－q42 缺失综合征

【疾病概述】

1q41－q42 缺失综合征（1q41－q42 deletion syndrome）是指由染色体 1q41－q42 区域杂合性缺失而引起的一种临床综合征。患者主要表现为特殊面容、发育迟缓和不同程度的智力低下[1]。

【疾病特征】

(1)疾病 OMIM 编号 ♯612530。

(2)致病基因/染色体区域 1q41-q42。

(3)关键基因 DISP1(＊607502),此基因单倍剂量不足与发育缺陷相关。

(4)变异类型 1q41-q42 相关区域杂合性缺失,未见单个基因变异导致本综合征的报道。

(5)检测方法 包括 FISH、MLPA、实时定量 PCR、array CGH、SNP array 和测序等方法。除少数患者因染色体非平衡易位致病外,大部分患者的染色体核型分析结果均正常。

(6)发病率(出生患病率或群体患病率) 暂未见报道。

【疾病的临床表现与诊断要点】[1-5]

1q41-q42 缺失综合征的临床表现(图 5-9)与诊断要点见表 5-6。

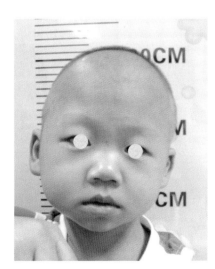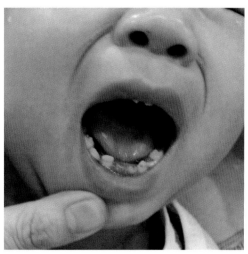

图 5-9 1q41-q42 缺失综合征患者照片

图中可见患者前额凸出、鼻梁塌陷、鼻尖斜、后软腭腭裂。

表 5 - 6　1q41 - q42 缺失综合征的临床表现与诊断要点

项目	临床表现		
颅面部	头部	小头	
		前额凸出	
	眼	深眼窝	
		眼间距过窄	
		睑裂上斜	
	鼻	宽鼻尖	
		鼻梁塌陷	
		鼻孔前倾	
	口	唇腭裂	
胸部	先天性膈疝		
	肺发育不全		
脑部	前脑无裂畸形		
	胼胝体发育不良		
骨骼	马蹄足		
泌尿生殖器	隐睾症		
生长发育	喂养困难		
	发育迟缓		
	身材矮小		
神经系统	语言障碍,无或仅能说少量词汇		
	智力低下		
	癫痫		

说明:患者临床表现存在个体差异,表现出轻度至重度的疾病表型。

【典型病例】[6]

先证者,女,第三胎第三产。胎龄 39^{+6} 周,出生体重 2.89kg,身长 48cm,腭裂,Apgar 评分为 8 分、9 分、10 分。其母孕 33 周常规 B 超示胎儿脑室扩大及胼胝体发育不全。生后喂养困难,3 个月时发现精神发育迟滞及轻度视觉发育障碍。10 个月时可眼神交流,不能独坐,可说单个音节。肾盂肾炎引起发烧时伴有癫痫发作,予以苯巴比妥治疗。

1.体格检查

(1)头颈部　发际线高,前额突出,双颞侧狭窄;鼻梁低平,鼻孔扩大;短人中,腭裂;小下颌;吐舌头,下唇外翻。

(2)四肢　发育不全。

2.辅助检查

(1)心脏彩超　动脉导管未闭。

(2)头颅超声　胼胝体发育不全。

(3)染色体核型分析　46,XX。

(4)全基因组拷贝数变异分析　采用 NimbleGen CGH array 对先证者外周血 DNA 进行检测,结果提示 1 号染色体长臂(nt:221885603 - 227340413)杂合缺失约 5.45Mb。

3.诊断

根据患者的临床表现及相关检查结果,可诊断为 1q41 - q42 缺失综合征。

【参考文献】

[1] Kniffin C L. Chromosome 1q41 - q42 deletion syndrome[EB/OL].(2011 - 06 - 13)[2012 - 07 - 05]. http://omim.org/entry/612530.

[2] Shaffer L G, Theisen A, Bejjani B A, et al. The discovery of microdeletion syndromes in the post-genomic era:review of the methodology and characterization of a new 1q41q42 microdeletion syndrome[J]. Genet,2007,9 (9):607 - 616.

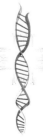

[3] Kantarci S，Ackerman K G，Russell M K，et al. Characterization of the chromosome 1q41q42.12 region，and the candidate gene *DISP1*，in patients with CDH[J]. Am J Med Genet，2010，152A(10)：2493 – 2504.

[4] Wat M J，Veenma D，Hogue J，et al. Genomic alterations that contribute to the development of isolated and non-isolated congenital diaphragmatic hernia [J]. J Med Genet，2011，48(5)：299 – 307.

[5] Roessler E，Ma Y，Ouspenskaia M V，et al. Truncating loss-of-function mutations of *DISP1* contribute to holoprosencephaly-like microform features in humans[J]. Hum Genet，2009，125(4)：393 – 400.

[6] Filges I，Röthlisberger B，Boesch N，et al. Interstitial deletion 1q42 in a patient with agenesis of corpus callosum：phenotype-genotype comparison to the 1q41q42 microdeletion suggests a contiguous 1q4 syndrome[J]. Am J Med Genet，2010，152A(4)：987 – 993.

5.6　1q43 – q44 缺失综合征

【疾病概述】

1q43 – q44 缺失综合征(1q43 – q44 deletion syndrome)是指由染色体 1q43 – q44 区域杂合性缺失而引起的一种临床综合征。1q43 – q44 缺失综合征主要表现为中度至重度精神发育迟滞、特殊面容和语言障碍等[1]。

【疾病特征】

(1)其他名称(别名)　1qter 缺失综合征。

(2)疾病 OMIM 编号　♯612337。

(3)致病基因/染色体区域　1q43 – q44。

(4)关键基因　*AKT3*(＊611223)剂量不足可以导致小头畸形，*CEP170*(＊613023)和 *ZNF238*(＊608433)与胼胝体的异常相关。

（5）变异类型　1q43-q44 区域大小为 120kb～6.0Mb 的杂合性缺失。

（6）检测方法　包括 FISH、MLPA、实时定量 PCR、array CGH、SNP array 和测序等方法。除少数患者因染色体非平衡易位致病外，大部分患者的染色体核型分析结果均正常。

（7）发病率（出生患病率或群体患病率）　暂未见报道。

【疾病的临床表现与诊断要点】[1-5]

1q43-q44 缺失综合征的临床表现（图 5-10）与诊断要点见表 5-7。

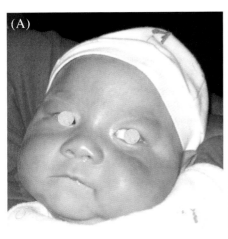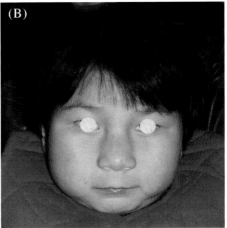

图 5-10　1q43-q44 缺失综合征患者照片

表 5-7　1q43-q44 缺失综合征的临床表现与诊断要点

项目	临床表现
主要特征	出生时体重轻、轻度发育不良,出生后生长迟缓
	小头
	中度至重度精神发育迟滞

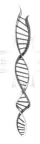

项目	临床表现	
主要特征	特殊面容	稀疏细发
		圆脸
		前额凸出
		内眦赘皮
		短鼻
		鼻梁塌陷
		低耳位
		口角下斜
		小下颌
	脑部异常	胼胝体缺失或发育不全
		肌张力低下
		癫痫
其他特征	非致命性心脏缺损	喂养困难或自主神经功能障碍
	听力障碍	
	虹膜缺损	
	腭裂或悬雍垂裂	
	小手、尖细手指或小拇指短而弯曲、多趾	
	脊柱侧弯	
	髋关节脱位	
	枕部脑膨出	
	甲状腺发育不全	
	肾脏异常	
	尿道下裂	

说明:患者脑部异常是本综合征最具特征性表型,故患者 MRI 检查结果是重要的诊断依据。

【典型病例】

先证者,男,第一胎,第一产,足月剖宫产,出生体重 2.5kg。孕早期有阴道流血,予以"黄体酮"等保胎治疗。先证者出生 12 天时发生黄疸,予以蓝光治疗。现先证者 2$^+$ 月大小,对外界刺激反应尚可,逗之能笑,眼可随手动。

1.体格检查

(1)头颈部 囟门 1.0cm×1.0cm,睑裂上斜,眼间距稍宽,双侧低耳位,外耳廓形态异常,右耳廓前有耳前耳赘,高腭,宽鼻梁(图 5-11)。

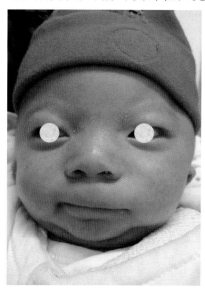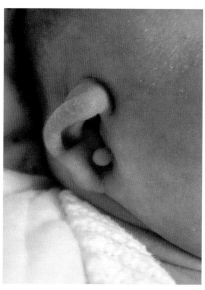

图 5-11 1q43-q44 缺失综合征患者面部及耳部照片

(2)四肢 双手通贯掌纹。

2.辅助检查

(1)心脏彩超 房间隔缺损、室间隔缺损,有左向右分流情况。

(2)四维 B 超 胎儿双肾集合系统分离,双肾积水。

(3)染色体核型分析 46,XY,t(1;15)(q42;q26),父母染色体正常。

(4)全基因组拷贝数变异分析 采用 Illumina HumanCytoSNP-12 对先证者外周血 DNA 进行检测,结果提示患儿 1 号染色体长臂末端(nt:240390054-249202755)杂合缺失约 8.8Mb(图 5-12)。

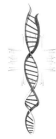

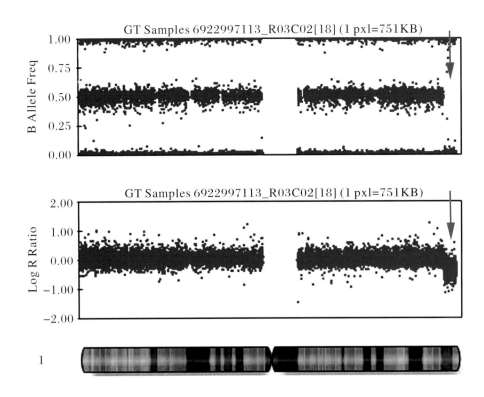

图 5 - 12　1q43 - q44 缺失综合征先证者基因芯片检测结果

图示为 1 号染色体 BAF 和 Log R 参数图,提示患者 1 号染色体长臂末端杂合性缺失。

3. 诊断

根据患者的临床表现及相关检查结果,可诊断为 1q43 - q44 缺失综合征。

【参考文献】

[1] Kniffin C L. Chromosome 1q43 - q44 deletion syndrome[EB/OL]. (2012 - 04 - 17)[2014 - 08 - 25]. http://omim.org/entry/612337.

[2] Ballif B C, Rosenfeld J A, Traylor R, et al. High-resolution array CGH defines critical regions and candidate genes for microcephaly, abnormalities of

the corpus callosu，and seizure phenotypes in patients with microdeletions of 1q43q44[J]. Hum Genet，2012，131(1)：145 – 156.

[3] van Bon B W M，Koolen D A，Borgatti R，et al. Clinical and molecular characteristics of 1qter microdeletion syndrome：delineating a critical region for corpus callosum agenesis/hypogenesis[J]. J Med Genet，2008，45（6）：346 – 354.

[4] Shimojima K，Okamoto N，Suzuki Y，et al. Subtelomeric deletions of 1q43q44 and severe brain impairment associated with delayed myelination[J]. J Hum Genet，2012，57(9)：593 – 600.

[5] Nagamani S C，Erez A，Bay C，Pettigrew A，et al. Delineation of a deletion region critical for corpus callosal abnormalities in chromosome 1q43 – q44[J]. Eur J Hum Genet，2012，20(2)：176 – 179.

5.7　2p16.1 – p15 缺失综合征

【疾病概述】

2p16.1 – p15 缺失综合征（2p16.1 – p15 deletion syndrome）是指由染色体 2p16.1 – p15 区域杂合性缺失而引起的一种临床综合征。2p16.1 – p15 缺失综合征主要表现为中度至重度智力障碍和特殊面容[1]。

【疾病特征】

(1)疾病 OMIM 编号　♯612513。

(2)致病基因/染色体区域　2p16.1 – p15。

(3)变异类型　目前已报道的为 2p16.1 – p15 区域大小为 3.9Mb 片段的杂合性缺失，区域内至少包括 15 个编码蛋白的基因[2]。

(4)检测方法　包括 FISH、MLPA、实时定量 PCR、array CGH、SNP array 和测序等方法。除少数患者因染色体非平衡易位致病外，大部分患者的染色体核型分析结果均正常。

(5)发病率(出生患病率或群体患病率)　暂未见报道。

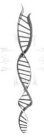

【疾病的临床表现与诊断要点】[3-5]

2p16.1－p15 缺失综合征的临床表现与诊断要点见表 5－8。

表 5－8　2p16.1－p15 缺失综合征的临床表现与诊断要点

项目		临床表现
颜面部	头部	小头
		扁平枕
	面部	双颞窄
		长人中
		下颌后移
	眼	内眦间距过宽
		睑裂狭小
		上睑下垂
		睑裂下斜
		长睫毛
	鼻	鼻根宽而高
		鼻尖宽而突出
	嘴	高腭
		下唇红外翻
	耳	大耳
		低耳位
胸部		乳头间距宽
		漏斗胸
骨骼		屈曲指
		内收足
		四肢细长
		轻度脊柱侧弯

项目	临床表现	
神经系统	精神运动发育迟滞	
	视神经发育不良	
	皮质发育不良	
	巨脑回	
	肌张力低下	
	热性惊厥	
	下肢痉挛	
	孤独谱系障碍特征	
	注意力缺陷多动障碍	
	智力低下	
泌尿生殖系统	肾脏	肾积水
		多囊肾
	小睾丸	
心血管	心脏瓣膜缺损	
生长发育	喂养困难	
	身材矮小	
	发育迟缓	

【典型病例】[6]

先证者,女,4 岁。其母孕 28 周时超声检查发现胎儿宫内发育迟缓。胎龄 34 周,剖宫产,出生体重 1.52kg,身长 39cm,头围 28.5cm。发育迟缓,喂养困难。6 个月时发现其有乳糖不耐受症和胃食管反流。18 个月和 28 个月时分别发生一次癫痫。1 岁时可独坐,3 岁时仍不可行走,4 岁时只能说少量词语。接受理疗和特殊教育后有一定的改善。无孤独谱系障碍特征。

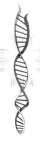

1.体格检查

(1)头颈部　小头,下颌畸形,鼻梁高,上睑下垂,长睫毛,人中光滑,高腭(图5-13)。

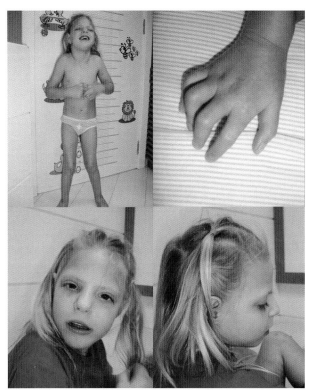

图5-13　2p16.1-p15缺失综合征先证者面部及手照片

(2)脊柱与四肢　肩关节及肘关节有凹陷,双手2～5屈曲指。

2.辅助检查

(1)脑部 MRI　正常。

(2)心电图　正常。

(3)腹部B超　正常。

(4)脑电图　背景活动异常。

(5)染色体核型分析　46,XX。

(6)全基因组拷贝数变异分析　采用 Affymetrix Genome-Wide Human SNP

Array 6.0 对先证者外周血 DNA 进行检测,结果提示 2 号染色体短臂 2p16.1 – p15(nt:59139200 – 62488871)杂合缺失约 3.35Mb(图 5 – 14)。

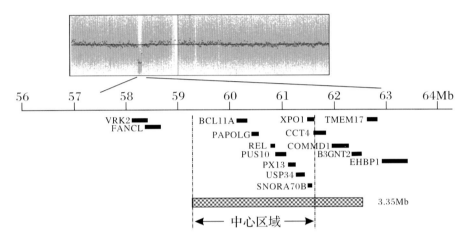

图 5 – 14　2p16.1 – p15 缺失综合征先证者基因检测结果

3.诊断

根据患者的临床表现及相关检查结果,可诊断为 2p16.1 – p15 缺失综合征。

【参考文献】

[1] Rajcan-Separovic E,Harvard C,Liu X,et al. Clinical and molecular cytogenetic characterisation of a newly recognised microdeletion syndrome involving 2p15 – 16.1[J]. J Med Genet,2007,44(4):269 – 276.

[2] de Leeuw N,Pfundt R,Koolen D A,et al. A newly recognised microdeletions yndrome involving 2p15p16.1:narrowing down the critical region by adding another patient detected by genome wide tiling path array comparative genomic hybridisation analysis[J]. J Med Genet,2008,45:122 – 124.

[3] Chabchoub E,Vermeesch J R,de Ravel T,et al. The facial dysmorphy in the newly recognised microdeletion 2p15 – p16.1 refined to a 570kb region in 2p15 [J]. J Med Genet,2008,45:189 – 192.

[4] Liang J S,Shimojima K,Ohno K,et al. A newly recognised microdeletion syndrome of 2p15 – 16.1 manifesting moderate developmental delay,autistic

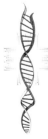

behaviour，short stature，microcephaly， and dysmorphic features：a new patient with 3.2Mb deletion[J]. J Med Genet，2009，46：645-647.

[5] Piccione M，Piro E，Serraino F， et al. Interstitial deletion of chromosome 2p15-16.1：report of two patients and critical review of current genotype-phenotype correlation[J]. Eur J Med Genet，2012，55(4)：238-244.

[6] Félix T M，Petrin A L. Sanseverino M T，et al. Further characterization of microdeletion syndrome involving 2p15-p16.1[J]. Am J Med Genet A，2010，152A(10)：2604-2608.

5.8　2p21缺失综合征

【疾病概述】

2p21缺失综合征(2p21 deletion syndrome)是较严重的肌张力低下-胱氨酸尿综合征(hypotonia-cystinuria syndrome，HCS)的一种。肌张力低下-胱氨酸尿综合征为2p21处23.8～75.5kb纯合缺失所导致的疾病，缺失区域内包含 SLC3A1 基因和 PREPL 基因。2p21缺失综合征缺失范围更广，包含 SLC3A1、PREPL、PPM1B 和 C2ORF34 等基因。两种综合征都表现出胱氨酸尿症、发育迟缓、肌张力低下等临床症状，2p21缺失综合征还存在新生儿癫痫、严重智力低下、各种畸形和线粒体功能障碍等严重表型[1]。

【疾病特征】

(1)疾病 OMIM 编号　♯606407。

(2)致病基因/染色体区域　2p21。

(3)关键基因　SLC3A1(＊104614)、PREPL(＊609557)、PPM1B(＊603770)和 C2ORF34(＊609559)。SLC3A1 基因缺失可导致胱氨酸尿症，PREPL 基因可导致肌张力低下-胱氨酸尿综合征其他临床症状，PPM1B 和 C2ORF34 基因与2p21微缺失综合征独有的严重表型有关。

(4)变异类型　2p21区域77.4～179kb的纯合缺失。

(5)检测方法　包括 FISH、MLPA、实时定量 PCR、array CGH、SNP array 和测序等方法。除少数患者因染色体非平衡易位致病外，大部分患者的染色体核型分析结果均正常。

（6）发病率（出生患病率或群体患病率）　暂未见报道。

【疾病的临床表现与诊断要点】[1-6]

2p21缺失综合征的临床表现与诊断要点见表5-9。

表5-9　2p21缺失综合征的临床表现与诊断要点

项目	临床表现
颅面部	前额凸出
	鼻梁塌陷
	杏仁眼
	长睫毛
	大耳
	后旋耳
神经系统	新生儿癫痫
	肌张力低下
	中度至重度智力障碍
泌尿生殖系统	肾结石
	膀胱胱氨酸结石
肌肉组织	蓬毛样红纤维
生长发育	宫内胎动减少
	喂养困难
	严重发育迟缓
实验室检查	胱氨酸尿症Ⅰ型
	乳酸血症
	短暂性新生儿低钙血症
	短暂性新生儿低血糖症
	尿液中胱氨酸、精氨酸、赖氨酸和鸟氨酸含量升高
	线粒体呼吸链酶复合物含量降低

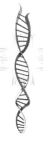

【典型病例】[5]

先证者,男,17 岁,系第五胎,第五产。足月顺产,出生体重 3.2kg,头围35.5cm。出生后即发现肌张力低下,喂养困难。无抓握反射。13 个月时可独坐,肌张力持续减退,无吸吮反射,仍需鼻胃管喂养。2 岁时行膀胱结石清除术。3 岁半可独立行走。中度精神发育迟滞,发育迟缓,学习障碍,易疲劳。

先证者的两个哥哥均死于不明原因的肌张力低下,一个姐姐与先证者有相似症状。

1.体格检查

(1)头颈部　长脸,前额凸出,轻度上睑下垂,轻度内眦赘皮,下颌后移。

(2)腹部　腹部轻度突出。

(3)神经系统　肌张力低下。

2.辅助检查

(1)尿液有机酸检查　胱氨酸、赖氨酸、精氨酸和鸟氨酸显著升高。

(2)脑部 CT、MRI、脑电图　正常。

(3)肌电图　5 个月时检查正常。

(4)肌活检　6 个月时检查示纤维大小不均,纤维发育不良,强直性肌营养不良。

(5)纤维组织化学染色　细胞色素氧化酶呈阴性。

(6)qPCR 检测　对 2p21 相关区域进行 qPCR,结果提示:先证者 SLC3A1 外显子 5 至外显子 9、PREPL 及 C2ORF34 外显子 1 纯合缺失。分别将正向引物设计于 SLC3A1 外显子 4 内,反向引物设计于 C2ORF34 内含子 1 内,可得到跨断裂点扩增产物。将该产物与标准序列进行比对,结果提示:断裂点分别位于 SLC3A1 外显子 4 及 C2ORF34 内含子 1 上(图 5-15)。

3.诊断

根据患者的临床表现及相关检查(胱氨酸尿症、膀胱结石、发育迟缓、肌张力低下、肌纤维发育不良)结果,可诊断为 2p21 缺失综合征。

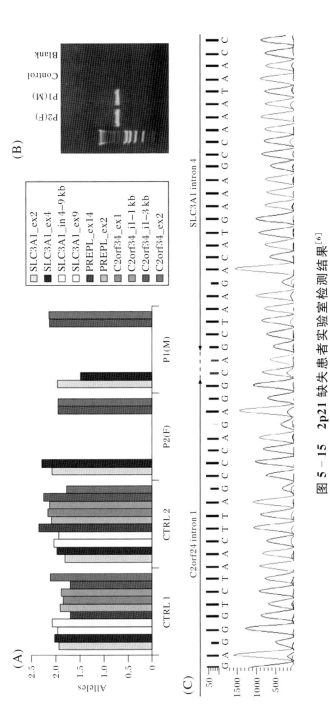

图 5-15　2p21 缺失患者实验室检测结果[6]

（A）qPCR 分析结果，P1 为患者，P2 为患者相似表型的姐姐；（B）跨断裂点 PCR 产物电泳图；（C）跨断裂点 PCR 产物序列图，断裂点分别位于 SLC3A1 外显子 4 及 C2ORF34 内含子 1 上，虚线处碱基"CA"在两断裂点处均存在。

【参考文献】

[1] Kniffin C L. Hypotonia-cystinuria syndrome[EB/OL]. (2008 – 06 – 05)[2014 – 06 – 05]. http://omim.org/entry/606407.

[2] Parvari R，Brodyansky I，Elpeleg O，et al. A recessive contiguous gene deletion of chromosome 2p16 associated with cystinuria and a mitochondrial disease[J]. Am J Hum Genet，2001，69(4):869 – 875.

[3] Parvari R，Gonen Y，Alshafee I，et al. The 2p21 deletion syndrome:characterization of the transcription content[J]. Genomics，2005，86(2):195 – 211.

[4] Jaeken J，Martens K，Francois I，et al. Deletion of *PREPL*，a gene encoding a putative serine oligopeptidase，in patients with hypotonia-cystinuria syndrome[J]. Am J Hum Genet，2006，78(1):38 – 51.

[5] Chabrol B，Martens K，Meulemans S，et al. Deletion of *C2orf34*，*PREPL* and *SLC3A1* causes atypical hypotonia-cystinuria syndrome[J]. BMJ Case Rep，2009:3027732. doi:10.1136/bcr.08.2008.0719.

[6] Eggermann T，Spengler S，Venghaus A，et al. 2p21 deletions in hypotonia-cystinuria syndrome[J]. Eur J Med Genet，2012，55(10):561 – 563.

5.9　2q31.1微缺失综合征

【疾病概述】

2q31.1微缺失综合征(2q31.1 microdeletion syndrome)是染色体2q31.1区域发生杂合性缺失导致的一种基因组病,患者缺失片段大小不一致,是一种非复发性基因组病。临床表现包括中度至重度智力发育迟缓、身材矮小、面部畸形,以及各种肢体缺陷,如单指缺指畸形、短指并指、手足裂,通常下肢的畸形比上肢的畸形更严重,患者还可出现其他系统(如心血管、眼、生殖器)的畸形等。

【疾病特征】

(1)致病基因/染色体区域　2q31.1。

(2)关键基因　*HOXD13*(﹡142989)和*EVX2*(﹡142991)基因是主要的关键基因,单倍体剂量不足与骨骼发育异常有关。近期文献报道,*DLX1* 和 *DLX2* 基因的单倍体剂量不足,也与足裂畸形有关。

(3)变异类型　2q31.1区域缺失。缺失片段大小多变,文献报道的患者缺失片段长度为 1.24～19.7Mb[1]。

(4)检测方法　包括 FISH、MLPA、实时定量 PCR、array CGH、SNP array 等方法。除少数患者因染色体非平衡易位致病外,大部分患者的染色体核型分析结果均正常。

(5)发病率(出生患病率或群体患病率)　罕见,尚未见发病率报道。全球已有约 20 例报道。

【疾病的临床表现与诊断要点】[1-3]

2q31.1 微缺失综合征的临床表现(图 5 - 16)与诊断要点见表 5 - 10。

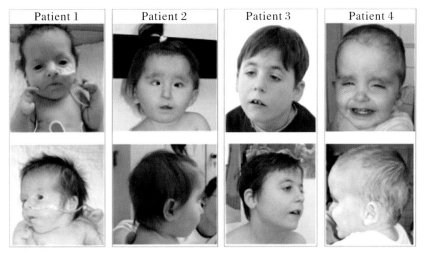

图 5 - 16　2q31.1 微缺失综合征患者面部照片[1]

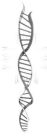

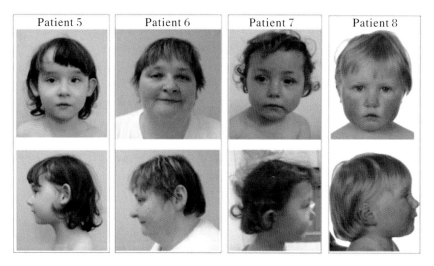

图 5 - 16(续)　2q31.1 微缺失综合征患者面部照片[1]

表 5 - 10　2q31.1 微缺失综合征的临床表现与诊断要点

项目	临床表现		
主要特征	中重度智力障碍		
	面部异常	小头	
		宽眉毛	
		短睑裂	
		睑裂下斜	
		鼻头尖	
		长人中	
		小下颌	
		低耳位	
		耳轮及耳垂增厚	
	肢体畸形	缺指/趾	
		并指/趾	
		短指/趾	
		手足裂	
		屈曲指,指关节粘连	
其他特征	心脏畸形		
	外生殖器发育不良		
	抽搐		
	喂养困难		

【典型病例】

先证者,女,10 个月。足月剖宫产,出生体重 1.98kg(-2.6SD),身长 43cm(-2.4SD),头围 32.5cm(-1.2SD)。出生后肌张力增高,轻度喂养困难,发育迟缓,10 个月能独坐。

1.体格检查

(1)一般情况　身高 64cm(-3.6SD),体重 5.83kg(-4.6SD),头围 53cm(-0.5SD)。

(2)头颈部　睑裂短且下斜,斜视,眉毛宽短,鼻头尖,高腭,不完全左侧唇裂(已手术修补)(图 5-17)。

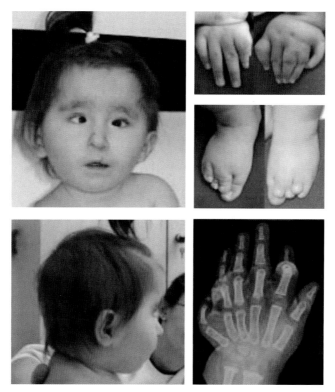

图 5-17　患者面部、手足照片及手部 X 线片[1]

(3)脊柱与四肢　皮性并指/趾,屈曲指/趾,指骨发育不良,交叠趾。

(4)生殖系统　小阴唇。

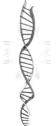

2.辅助检查

(1)头颅 MRI　大脑外侧裂轻度不对称(4.5 个月时)。

(2)超声心动图　房间隔缺损型Ⅱ度、动脉导管未闭。

(3)染色体核型分析　46,XX。

(4)全基因组拷贝数变异分析　采用 Oligoarray CGH Agilent platform 244K 芯片对先证者外周血 DNA 进行检测,结果提示 2q31.1 杂合缺失约 5.22Mb(nt: 171526334 – 176745648)。

3.诊断

根据患者的临床表现及相关检查结果,可诊断为 2q31.1 微缺失综合征。

【参考文献】

[1] Mitter D,Chiaie B D,Lüdecke H J,et al. Genotype-phenotype correlation in eight new patients with a deletion encompassing 2q31.1[J]. Am J Med Genet A,2010,152(5):1213 – 1224.

[2] Dimitrov B,Balikova I, de Ravel T, et al. 2q31.1 microdeletion syndrome: redefining the associated clinical phenotype[J]. J Med Genet,2011,48 (2):98 – 104.

[3] Puvabanditsin S, February M, Shaik T, et al. 2q31.1 microdeletion syndrome: case report and literature review[J]. Clin Case Rep,2015,3(6):357 – 360.

5.10　2q33.1 微缺失综合征

【疾病概述】

2q33.1 微缺失综合征(2q33.1 microdeletion syndrome)是指由染色体 2q33.1 区域杂合性缺失或关键基因突变而引起的一种临床综合征。G. van Buggenhout 等[1]报道的 13 例患者均有严重的智力低下(小头)和身材矮小,大多数的 2q33.1 微缺失综合征患者有腭裂或高腭。其他常见的表型还包括头发稀疏,各种耳部畸形和脂肪代谢障碍。

【疾病特征】

(1)致病基因/染色体区域　2q33.1、*SATB2*。

(2)关键基因　*SATB2*(＊608148),2q33.1 微缺失综合征与该区域的 *SATB2* 基因

密切相关,此基因参与上腭的形成,因此部分2q33.1微缺失综合征患者存在上腭畸形,其与外显率相关。*SATB2*基因具有高度保守性,其缺失可导致多系统畸形。

(3)变异类型 2q33.1区域缺失。缺失片段大小多变,文献报道的患者缺失片段长度为35kb~14Mb[2-3];*SATB2*基因点突变。

(4)检测方法 包括FISH、MLPA、实时定量PCR、array CGH、SNP array和测序等方法。除少数患者因染色体非平衡易位致病外,大部分患者的染色体核型分析结果均正常。

(5)发病率(出生患病率或群体患病率) 尚未见报道。

【疾病的临床表现与诊断要点】[1-4]

2q33.1微缺失综合征的临床表现与诊断要点见表5-11。

表5-11 2q33.1微缺失综合征的临床表现与诊断要点

项目		临床表现
主要特征	面部	前额凸出
		低耳位
		头发稀疏
		睑裂下斜
		朝天鼻
		高鼻梁
		人中过长或过短
		口角下斜
		小下颌
		腭裂
		高腭
	牙齿异常	
	出生早期喂养困难	
	身材矮小	
	智力障碍	
	精神运动发育迟滞	
	语言障碍,不能或仅能说少量词语	
	不同程度的行为异常	

项目	临床表现
其他特征	癫痫
	关节松弛
	腹股沟疝
	肌张力增高
	小生殖器

【典型病例】

先证者,女,20岁,因"智力障碍"就诊。足月顺产,出生体重 3.4kg,无窒息,生长发育尚可。1 岁多时走路不稳,1 岁半时会走路,从未讲话,听力正常。5 岁前生活不能自理,5 岁后大小便及穿衣、吃饭均可自理,能帮家人做简单家务。母亲怀孕时住新装修房屋,暖气片含铅。家族中无类似病史,父母非近亲结婚。

1. 体格检查

(1)一般情况　身高 159cm,体重 35kg,头围 53cm,胸围 63cm。

(2)头颈部　眼距 3.5cm,上眼睑浮肿,鼻梁稍低,短鼻头,长人中,牙列不齐,下颌稍后缩,颈部正常。

(3)其他　胸部正常,乳房稍有发育,腹部、外生殖器正常,四肢无异常。

2. 辅助检查

(1)CT 结果　未见异常(4 岁时)。

(2)智力测试　残疾Ⅲ级。

(3)染色体核型分析　46,XX,t(6;12)(q21;q12),其父母核型正常。

(4)全基因组拷贝数变异分析　采用 Illumina HumanCytoSNP－12 芯片对先证者外周血 DNA 进行检测,结果提示 2q33.1 杂合缺失约 1.6Mb(nt:198628387－200188462)(图 5－18)。

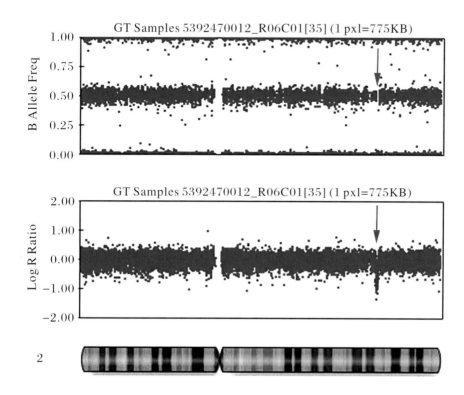

图 5 - 18　2q33.1 微缺失综合征患者基因芯片检测结果

图示为 Illumina HumanCytoSNP - 12 芯片分析得出的 2 号染色体模式图,图中红色箭头处标示 BAF 值为 0、1,Log R 值下降,提示该处为杂合性缺失。

3. 诊断

根据患者的临床表现及相关检查结果,可诊断为 2q33.1 微缺失综合征。

【参考文献】

[1] van Buggenhout G,van Ravenswaaij-Arts C,Maas N M C,et al. The del(2)(q32. 2q33)deletion syndrome defined by clinical and molecular characterization of four patients[J]. Eur J Med Genet,2005,48(3):276 - 289.

[2] Balasubramanian M,Smith K,Basel-Vanagaite L,et al. Case series:2q33. 1 microdeletion syndrome-further delineation of the phenotype[J]. J Med Genet,2011,48(5):290 - 298.

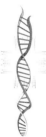

[3] de Ravel T J，Balikova I，Thiry P，et al. Another patient with a de novo dele-
tion further delineates the 2q33. 1 microdeletion syndrome[J]. Eur J Med
Genet，2009,52(2－3):120－122.

[4] Rosenfeld J A，Ballif B C，Lucas A，et al. Small deletions of *SATB2* cause
some of the clinical features of the 2q33. 1 microdeletion syndrome[J]. PLoS
One，2009,4(8):e6568.

5.11　2q37 缺失综合征

【疾病概述】

2q37 缺失综合征(2q37 deletion syndrome)是由染色体 2q37 区域杂合性缺失
所导致的综合征。患者常有轻度至重度的发育迟缓,手指短小(通常发生在第 4 掌
骨/跖骨),肥胖,多器官异常及行为异常等表型。因手指短小、肥胖、发育迟缓等表
型,也常发生在其他先天异常疾病患者中,如 McCune Albright 氏综合征(纤维性
骨失养症)、假性甲状旁腺功能低下症(pseudohypoparathyroidism，PHP)等,因此,
在临床上发现有相关表型的患者时,通常需进行相关检查以进行鉴别诊断。

【疾病特征】

(1)其他名称(别名)　奥尔布赖特遗传性骨营养不良(Albright's hereditary
osteodystrophy，AHO)样表型;短指智力障碍综合征(brachydactyly-mental retar-
dation syndrome，BDMR)[1]。

(2)疾病 OMIM 编号　♯600430。

(3)致病基因/染色体区域　2q37、*HDAC4*。

(4)关键基因　*HDAC4*(＊605314)。

(5)变异类型　2q37 区域缺失,文献报道的患者缺失片段长度为 2.6～8.8Mb[2];
HDAC4 基因点突变[3]。

(6)检测方法　包括 FISH、MLPA、实时定量 PCR、array CGH、SNP array 和
测序等方法。除少数患者因染色体非平衡易位致病外,大部分患者的染色体核型
分析结果均正常。

(7)发病率(出生患病率或群体患病率)　尚未见报道。全世界已有近 100 例
案例被报道。

【疾病的临床表现与诊断要点】[1-3]

2q37 缺失综合征的临床表现与诊断要点见表 5 - 12。

表 5 - 12　2q37 缺失综合征的临床表现与诊断要点

项目	临床表现
神经系统	中度至重度发育迟缓
	1/3 患者可能发生孤独谱系障碍
	20%～35%患者可能发生轻度至重度癫痫
生长发育	婴幼儿时期发育不良
	肌张力过低及喂食困难
	儿童期后可能随年龄增加发生肥胖
头面部	眉毛稀疏,弓形眉
	眼窝深陷
	鼻子外观异常(鼻孔发育不全、鼻柱突出)
	薄唇红
	圆脸
	小耳,低耳位
	颚裂
骨骼系统	第 3～5(通常只有第 4 掌骨/跖骨较短)掌骨/跖骨较短
	部分患者常发生骨质疏松
	关节活动度过大或脱臼
	脊柱侧弯
	膝关节内翻或反曲
	扁平足
消化系统	中度至重度胃食管反流
	横膈膜疝气
	幽门狭窄
	肠道易位异常
	肛门闭锁
	食道闭锁

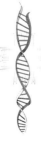

续表 5－12

项目	临床表现
其他	先天性听力丧失
	先天性心脏病
	马蹄肾
	中度至重度湿疹
	皮肤过度松弛

说明:当表型同时出现时,发育迟缓/智力低下、3～5 指短指、身材矮小、肥胖这四个特征表型通常被认为是 AHO 样表型[1]。

【典型病例】

先证者,女,9 岁,因"多动,智力差"就诊。第三胎第一产,足月剖宫产,出生时体重 4.2kg,出生时有吸入性肺炎。4～5 个月时抬头,1 岁时独站,20 个月时走路,2 岁时发现"鸡胸",4 岁才开始正规治疗。4 岁之前有直肠脱垂,已自愈。明显多动,记忆力尚可,上小学三年级,上课时不听讲,学习差,考试 0 分,有危险意识,控制力差,喜欢与人交流,可以正常交谈。无抽搐史。智力测试提示智力低下。患儿父母非近亲结婚,孕期无特殊病史。

1.体格检查

(1)一般情况　身高 123cm,体重 25kg。

(2)头颈部　前发际线低,眼间距过宽,短鼻,短颈。

(3)脊柱与四肢　手指不对称,左手中指最长,右手中指与示指一样长。拇趾大而圆,第 4 趾排列拥挤(图 5－19)。

2.辅助检查

(1)染色体核型分析　46,XX。

(2)全基因组拷贝数变异分析　采用 Illumina HumanCytoSNP－12 芯片对先证者外周血 DNA 进行检测,结果见图 5－20:2q37.3 杂合缺失约 4.5Mb(nt:238508459－243029573)。

3.诊断

根据患者的临床表现及相关检查结果,可诊断为 2q37 缺失综合征。

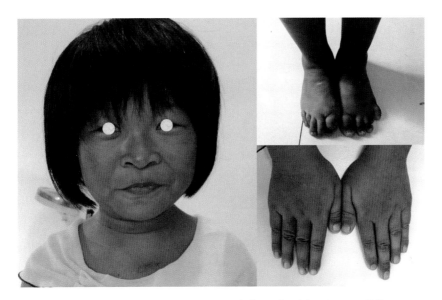

图 5 - 19   2q37 缺失综合征患者颜面部特征及手足照片

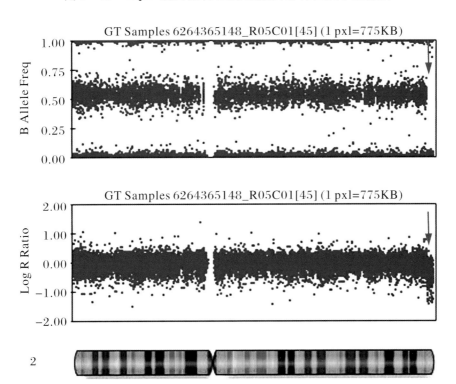

图 5 - 20   2q37 缺失综合征患者基因芯片检测结果

图示为 Illumina HumanCytoSNP - 12 芯片分析得出的 2 号染色体模式图。图中红色箭头处标识 BAF 值为 0、1，Log R 值下降，提示该处为杂合性缺失。

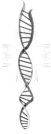

【参考文献】

[1] Doherty E S，Lacbawan F L. 2q37 microdeletion syndrome[M/OL]∥Pagon R A，Adam M P，Ardinger H H，et al. Gene Reviews，Seattle(WA)：Unversity of Washington，1993—2016[2016－05－01]. http:∥www.ncbi.nlm.nih.gov/books/NBK1158/.

[2] Leroy C，Landais E，Briault S，et al. The 2q37-deletion syndrome：an update of the clinical spectrum including overweight，brachydactyly and behavioural features in 14 new patients[J]. Eur J Hum Genet，2013，21(6)：602－612.

[3] Williams S R，Aldred M A，Der Kaloustian V M，et al. Haploinsufficiency of *HDAC4* causes brachydactyly mental retardation syndrome，with brachydactyly type E，developmental delays，and behavioral problems[J]. Am J Hum Genet，2010，87(2)：219－228.

5.12 3p25 微缺失综合征

【疾病概述】

3p25 微缺失综合征(3p25 microdeletion syndrome)是由于 3p25.3 区域中的关键基因 *SETD5* 的杂合性缺失或突变导致的综合征。临床表现为中度至重度智力障碍、肌张力低、特殊面容、多指/趾、脊柱侧弯、癫痫、孤独谱系障碍，以及听力障碍等。

【疾病特征】

(1)致病基因/染色体区域　3p25.3、*SETD5*。

(2)关键基因　*SETD5*(＊615743)编码一种甲基转移酶。此基因的缺失或突变与常染色体显性遗传的智力障碍有关。

(3)变异类型　3p25.3 区域缺失，或 *SETD5* 基因单倍体剂量不足、缺失突变。

(4)检测方法　包括 FISH、MLPA、实时定量 PCR、array CGH、SNP array 和测序等方法。除少数患者因染色体非平衡易位致病外，大部分患者的染色体核型分析结果均正常。

(5)发病率(出生患病率或群体患病率)　尚未见报道。全球已有约 50 例病例报道。

【疾病的临床表现与诊断要点】[1-3]

3p25 微缺失综合征的临床表现与诊断要点见表 5－13。

表 5－13   3p25 微缺失综合征的临床表现与诊断要点

项目	临床表现	
主要特征	中度至重度智力障碍	
	匀称的身材矮小	
	运动发育迟缓,肌张力低下	
	特殊面容	短头、小头
		发际线低
		鼻根高
		睑裂上斜,眼睑下垂
		小下颌
		上唇薄
		长人中
		牙齿排列异常
	孤独谱系障碍	
其他特征	心血管系统畸形,房室间隔缺损	
	腭裂	
	脊柱弯曲	
	生殖器异常	尿道下裂
		隐睾
	甲状腺功能减退	
	癫痫	
	听力障碍,暂时性听力障碍多见	
	肾脏畸形,如马蹄肾	
	胃肠道异常,如肠旋转不良、十二指肠闭锁	
	语言发育迟缓	
	行为异常,如强迫行为	

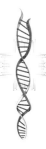

【典型病例】

先证者，女，11岁，第二胎第二产。足月顺产，出生体重3.35kg（第50百分位数），身长53.3cm（第90百分位数），母亲怀孕期间无特殊情况。家中有一健康的哥哥。新生儿期诊断为斜视，2岁时进行手术矫正。6个月时诊断为发育迟缓。5岁8个月时进行智力测定，结果提示智商在临界范围。10岁时诊断为强迫症，表现为强迫嗅不同气味。

1. 体格检查

（1）一般情况　身高143.9cm（第50百分位数），体重28.6kg（第10百分位数），头围52cm（第50百分位数）。

（2）头颈部　鼻梁塌陷，长人中，鼻孔前倾，耳朵突出（图5-21）。

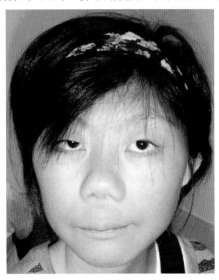

图5-21　3p25微缺失综合征患者11岁时面部照片[3]

（3）神经系统　上肢肌张力偏低。

2. 辅助检查

（1）头颅MRI　正常（2岁）。

（2）智力测定　采用Stanford-Binet Ⅳ测试，行为分析能力74，记忆能力54（总的智力评估未能进行）。自闭症评估量表（autism diagnostic observation schedule，ADOS）分数提示为孤独谱系障碍。综合能力水平相当于3岁。

（3）代谢检查　氨基酸、长链脂肪酸测定以及尿液有机酸测定，未见异常。

（4）染色体核型分析　46，XX。

（5）全基因组拷贝数变异分析　采用 array CGH、CMDX Oligo AT Scan 对患儿外周血 DNA 进行检测，结果提示 3p25.3 杂合缺失约 684kb（nt：8980098 − 9664733）。

3.诊断

根据患者的临床表现及检查结果，可诊断为 3p25 微缺失综合征。

【参考文献】

［1］Grozeva D，Carss K，Spasic-Boskovic O，De novo loss-of-function mutations in *SETD5*，encoding a methyltransferase in a 3p25 microdeletion syndrome critical region，cause intellectual disability［J］. Am J Hum Genet，2014，94（4）：618 − 624.

［2］Kuechler A，Zink A M，Wieland T，et al. Loss-of-function variants of *SETD5* cause intellectual disability and the core phenotype of microdeletion 3p25.3 syndrome［J］. Eur J Hum Genet，2015，23（6）：753 − 760.

［3］Kellogg G，Sum J，Wallerstein R. Deletion of 3p25.3 in a patient with intellectual disability and dysmorphic features with further definition of a critical region［J］. Am J Med Genet A，2013，161A（6）：1405 − 1408.

5.13　3q29 微缺失综合征

【疾病概述】

3q29 微缺失综合征（3q29 microdeletion syndrome）是由 3 号染色体长臂亚端粒区域杂合性缺失而导致的一种临床综合征[1-2]。尽管本综合征患者缺失片段的大小几乎相同，但临床表现多变，包括轻度至中度的智力障碍伴轻微的颜面部畸形（狭长脸、短人中、高鼻梁），孤独谱系障碍和共济失调也偶见报道。在一些罕见病例可见马蹄肾、尿道下裂和先天性心脏病（动脉导管未闭）。

【疾病特征】

（1）疾病 OMIM 编号　♯609425。

（2）致病基因/染色体区域　3q29。

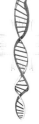

(3)变异类型 3q29 区域缺失片段大小一般为 1.5Mb,包括 5 个已知基因和 17 种功能尚不确定的转录本。

(4)检测方法 包括 FISH、MLPA、实时定量 PCR、array CGH、SNP array 和测序等方法。除少数患者因染色体非平衡易位致病外,大部分患者的染色体核型分析结果均正常。

(5)发病率(出生患病率或群体患病率) 尚未见报道。

【疾病的临床表现与诊断要点】[1-3]

3q29 微缺失综合征的临床表现与诊断要点见表 5-14。

表 5-14 3q29 微缺失综合征的临床表现与诊断要点

项目	临床表现	
常见表型	认知和精神发育异常	轻度/中度智力障碍
		语言学习障碍
	颜面部畸形	长脸
		短人中
		高鼻梁
罕见表型	孤独谱系障碍	
	注意力缺陷多动障碍	
	步态共济失调	
	胸壁畸形	
	长锥状指	
	小头	
	唇腭裂	
	马蹄肾	
	尿道下裂	
	韧带松弛	
	周期性的中耳感染	
	色素沉着异常	

【典型病例】

以 M. J. Dasouki 等[3]报道的 3 例不相关 3q29 微缺失综合征患者中的患者 2 为例进行阐述。

先证者,女,8 岁,白种人。母孕期患 1 型糖尿病,妊娠期高血压,严重的子痫前期,羊水过多。胎儿羊水细胞核型分析正常(46,XX)。孕 36 周顺产,Apgar 评分 6～8 分,出生后第 2 天动脉导管才关闭。儿童早期诊断发现发育不良、胃食管反流、排尿功能障碍、注意缺陷多动障碍和语言迟滞。

1.体格检查

(1)一般情况　体重 21.2kg,身高 118cm,头围 51cm。

(2)头颈部　内眦赘皮,双眼斜视,门牙突出(图 5-22)。

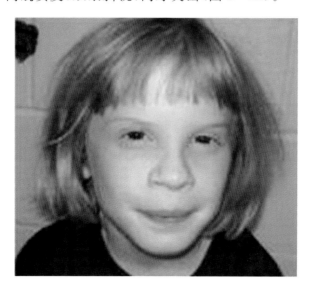

图 5-22　3q29 微缺失综合征患者面部照片

(3)其他　左手通贯掌纹,骨龄正常。

2.辅助检查

(1)生化检查　血钙、磷离子浓度正常,甲状旁腺激素、25-羟基维生素 D 水平正常。

(2)染色体核型分析　46,XX。

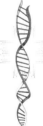

（3）全基因组拷贝数变异分析　采用 Oligo - aCGH（Agilent Technologies，SantaClara，CA）对先证者外周血 DNA 进行检测，结果提示 3q29 杂合缺失约 1.66Mb（nt：197174369 - 198842531）。

3.诊断

根据患者的临床表现及相关检查结果，可诊断为 3q29 微缺失综合征。

【参考文献】

［1］Willatt L，Cox J，Barber J，et al. 3q29 microdeletion syndrome：clinical and molecular characterization of a new syndrome［J］. Am J Hum Genet，2005，77（1）：154 - 160.

［2］Koochek M. Clinical and molecular characterization of a new syndrome：the case of 3q29 microdeletion syndrome［J］. Clin Genet，2006，69（2）：121 - 123.

［3］Dasouki M J，Lushington G H，Hovanes K，et al. The 3q29 microdeletion syndrome：report of three new unrelated patients and in silico "RNA Binding" analysis of the 3q29 region［J］. Am J Med Genet A，2011，155A（7）：1654 - 1660.

5.14　3q29 微重复综合征

【疾病概述】

3q29 微重复综合征（3q29 microduplication syndrome）是由染色体第 3 号染色体长臂亚端粒区域发生片段重复而导致的一种临床综合征。本综合征的体征和症状在不同患者中有所差异，E. C. Lisi 等[1]描述的一个三代的家系中，5 个受累患者均表现为轻度或中度智力障碍和小头畸形。

【疾病特征】

（1）疾病 OMIM 编号　♯611936。

（2）致病基因/染色体区域　3q29。

（3）变异类型　3q29 区域重复，重复片段大小不一。

（4）检测方法　包括 FISH、MLPA、实时定量 PCR、array CGH、SNP array 和测序等方法。除少数患者因染色体非平衡易位致病外，大部分患者的染色体核型分析结果均正常。

（5）发病率（出生患病率或群体患病率）　尚未见报道。目前全世界已报道的病例不超过 30 例。

【疾病的临床表现与诊断要点】[1-2]

3q29 微重复综合征的临床表现与诊断要点见表 5 – 15。

表 5 – 15　3q29 微重复综合征的临床表现与诊断要点

项目	临床表现
精神发育	轻度/中度智力障碍
	发育迟缓
	小头
	语言障碍
颜面部	圆脸
	球形鼻
	睑裂下斜
四肢	手掌纹理过多
其他	心脏异常
	肌张力低下
	颅缝早闭
	高腭
	牙齿畸形
	传导性耳聋
	肌肉、骨骼畸形
	癫痫

【典型病例】

以 S. Goobie 等[2] 报道的 4 个 3q29 微重复综合征家系中的患者 3 为例进行说明。

先证者，女，16 岁。出生体重正常，运动发育轻微迟滞。2 岁时开始走路，语言能力重度迟滞，10 岁时只能说 40 余个词。16 岁时患者仍不会自主上厕所。走路不稳易绊倒，重度智力障碍。先证者的两个哥哥因为学习困难在特殊学校上学。

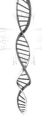

其父亲也不能读书、写字，颜面部特征与患儿一致。

1.体格检查

(1)一般情况　肥胖。

(2)头颈部　窄前额，直眉毛，小睑裂，眼间距过窄，牙列不齐，后发际线低。

2.辅助检查

(1)MRI　患者脑部未见异常。

(2)智力测试　患儿父亲 IQ：64。

(3)全基因组拷贝数变异分析　采用 GeneChip Human Mapping Nsp I and Sty I Arrays（Affymetrix，Inc，Santa Clara，CA）对患者及其家庭成员外周血 DNA 进行检测，结果提示先证者及其他受累家庭成员 3q29 区域均存在大小约为 1.9Mb 的重复。

3.诊断

根据患者的临床表现及相关检查结果，可诊断为 3q29 微重复综合征。

【参考文献】

[1] Lisi E C，Hamosh A，Doheny K F，et al. 3q29 interstitial microduplication：a new syndrome in a three-generation family[J]. Am J Med Genet，2008，146A (5)：601－609.

[2] Goobie S，Knijnenburg J，FitzPatrick D，et al. Molecular and clinical characterization of de novo and familial cases with microduplication 3q29：guidelines for copy number variation case reporting[J]. Cytogenet Genome Res，2008，123(1－4)：65－78.

5.15　4q21 缺失综合征

【疾病概述】

4q21 缺失综合征（4q21 deletion syndrome）是指由染色体 4q21 区域中的关键基因 *PRKG2* 和 *RASGEF1B* 杂合性缺失而导致的综合征。其主要临床表现包括严重智力发育落后、语言发育落后、肌张力低下、生长受限以及特殊的面部特征，部分患者合并听力障碍。

【疾病特征】

（1）疾病 OMIM 编号　♯613509。

（2）致病基因/染色体区域　4q21、PRKG2 和 RASGEF1B。

（3）关键基因　PRKG2(＊601591)基因编码 cGMP 依赖的蛋白激酶Ⅱ,此酶主要在大脑和软骨中表达。对动物模型进行研究,结果表明此基因与本综合征临床表现相关。RASGEF1B(＊614532)是 RAS 蛋白家族的鸟嘌呤核苷酸交换因子,RAS 蛋白家族是神经突触、脊柱结构的肌动蛋白及微管动力蛋白的关键调节因子。

（4）变异类型　4q21 区域缺失,文献报道的患者缺失片段长度为 2〜15.1Mb[1];或 PRKG2 和 RASGEF1B 基因单倍体剂量不足。

（5）检测方法　包括 FISH、MLPA、实时定量 PCR、array CGH、SNP array 等方法。

（6）发病率(出生患病率或群体患病率)　尚未见报道。

【疾病的临床表现与诊断要点】[1-4]

4q21 缺失综合征的临床表现与诊断要点见表 5−16。

表 5−16　4q21 缺失综合征的临床表现与诊断要点

项目	临床表现	
主要表现	精神运动发育迟缓	
	智力障碍,学习障碍	
	严重语言发育迟缓	
	匀称的身材矮小,头围不成比例的增大	
	肌张力低下(新生儿期明显)	
	面部异常	宽前额、前额凸出
		眼间距过宽
		鼻梁塌陷
		球形鼻
		长人中
		嘴唇薄,嘴角下斜
		门牙突出
		脸颊饱满

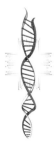

项目	临床表现
其他表现	手掌小，手指短，第五小指弯曲
	心血管系统异常，如房间隔、室间隔缺损
	听力障碍（暂时性或永久性）
	脊柱弯曲
	肾脏畸形，如肾脏囊肿、单肾缺如
	癫痫
	生殖器异常，如小阴茎

【典型病例】

先证者，女，18岁，第三胎第三产。足月过期产，出生体重3.89kg（第75百分位数），Apgar评分3次为8、9、10分。婴儿期喂养困难，活动少，生长发育落后，10个月时会翻身，3岁时会坐，13岁时会迈步，动作不协调，不会说话，14岁开始出现烦躁、自残行为。20岁开始出现吞咽功能障碍，逐渐不能进食，死于脱水导致的急性肾功能衰竭。

1.体格检查

（1）一般情况　18.5岁时身高136cm（－6SD），体重47.5kg（第5～10百分位数），头围53cm（第25百分位数）。

（2）头颈部　前额凸出、宽前额，睑裂狭小，鼻头圆，鼻翼发育不全，嘴唇薄（图5－23）。

（3）脊柱与四肢　轻度脊柱侧弯，手足短小，扁平足。

2.辅助检查

（1）头部CT　未见异常（4个月、7岁）。

（2）超声检查　右肾多发囊肿（15岁），双肾囊肿（17岁）。

（3）染色体核型分析　46，XY。

（4）亚端粒FISH，Prader-Willi syndrome甲基化检测　未见异常。

（5）全基因组拷贝数变异分析　采用染色体微阵列（Affymetrix GeneChip Mapping 100K）对先证者外周血DNA进行检测，结果提示4q21.21－q22.1区域缺失约11Mb（nt：82008593－93076278）。

（6）qPCR检测　*PRKG2*基因缺失。

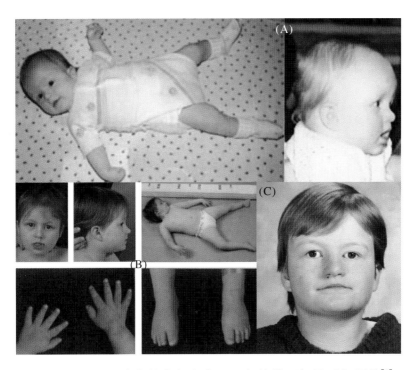

图 5-23　4q21 缺失综合征患者不同年龄的面部及手部照片[4]

（A）患者 6 月龄照片；（B）患者 7.5 岁龄照片，患者表现为特殊容貌，身材矮小，手足小；（C）患者 16 岁照片。

（7）FISH 验证　　FISH 探针 RP11-110P12 检测验证患者为缺失，父母正常。

3.诊断

根据患者的临床表现及相关检查结果，可诊断为 4q21 缺失综合征。

【参考文献】

[1] Komlósi K，Duga B，Hadzsiev K，et al. Phenotypic variability in a Hungarian patient with the 4q21 microdeletion syndrome[J]. Mol Cytogent，2015，8：16.

[2] Bonnet C，Andrieux J，Béri-Dexheimer M，et al. Microdeletion at chromosome 4q21 defines a new emerging syndrome with marked growth restriction，mental retardation and absent or severely delayed speech[J]. J Med Genet，2010，47(6)：377-384.

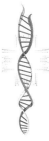

［3］ Bhoj E，Halbach S，McDonald-McGinn D，et al. Expanding the spectrum of microdeletion 4q21 syndrome：a partial phenotype with incomplete deletion of the minimal critical region and a new association with cleft palate and pierre robin sequence[J]. Am J Med Genet A，2013，161A（9）：2327 – 2333.

［4］ Tsang E，Rupps R，McGillivray B，et al. Life-history chronicle for a patient with the recently described chromosome 4q21 microdeletion syndrome[J]. Am J Med Genet A，2012，158A（10）：2606 – 2609.

5.16 4q 末端微缺失综合征

【疾病概述】

4q 末端微缺失综合征（terminal 4q microdeletion syndrome）是指由 4 号染色体长臂末端杂合性缺失导致的一种综合征，4q 末端微缺失患者虽然临床表现具有高度异质性，但其常见的临床特征可有智力落后、颅面部畸形、低耳位、腭裂、小颌畸形、先天性心脏病和骨骼系统发育异常等，部分患者可有孤独谱系障碍、发育行为落后等表现[1]。

【疾病特征】

（1）致病基因/染色体区域　4q31 – 4q 末端（chr4：180.0～190.0Mb），其中 4q32.2 – q34.3 为心血管发育的关键区域，4q35.1 缺失可有本综合征大部分的临床表型[2-3]。

（2）关键基因　TLL1（＊606742）在室间隔的形成过程中发挥多重作用，HAND2（＊602407）在血管间质表达，对右心室的形成起重要作用[2]。其他关键基因包括 BMP3、SEC31A、MAPK10、SPARCL1、DMP1、IBSP、PKD2、GRID2、PITX2、NEUROG2、ANK2、FGF2 和 DUX4 等[2-3]。

（3）变异类型　4q31 – 4q 末端区域约 10Mb 缺失。

（4）检测方法　包括染色体核型分析、FISH、MLPA、array CGH、SNP array 均能检测 4 号染色体长臂末端缺失。

（5）发病率（出生患病率或群体患病率）　据报道为 1/100000[1-2]。

【疾病的临床表现与诊断要点】[1-3]

4q 末端微缺失综合征的临床表现与诊断要点见表 5 – 17。

表 5-17 4q 末端微缺失综合征的临床表现与诊断要点

项目	临床表现	
主要特征	发育迟缓	
	智力障碍	
	颅面异常	眼间距过宽
		宽鼻梁
		小下颌
		腭裂
		旋转耳或低耳位
	先天性心脏缺损	室间隔缺损
		动脉导管未闭
		外周肺动脉狭窄
		主动脉瓣狭窄
		房间隔缺损
		主动脉缩窄
		三尖瓣闭锁
	手指及脚趾畸形	
	精神行为异常	孤独谱系障碍
		行为障碍
其他特征	骨骼畸形	
	胃肠道系统异常	

说明:缺失片段大小不同的患者临床表现存在差异,缺失片段大小相同或同一家系不同成员患病可能表现出不同表型。

【典型病例】

先证者,男,3 天,第一胎第一产。足月顺产,出生体重 3.09kg,出生时无窒息史,母孕期无患病及治疗史,生后喂养母乳。患儿出生后第 1 天就出现频繁呕吐,伴纳差,第 2 天出现黄疸。患儿精神欠佳、大小便正常。

1.体格检查

(1)一般情况 身长 49cm,体重 2.96kg,头围 33.5cm,胸围 33cm,体温 36.5℃,脉搏 138 次/分,血压 68/38mmHg,SpO_2 93%(未吸氧)。

(2)头颈部 如图 5-24 所示,患儿下颌偏小。

头颅:外形正常,前囟大小 2cm×2cm,平软,后囟大小 0.5cm×0.5cm,右侧头

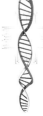

皮可及 3cm×4cm 血肿,未触及骨缝,毛发分布均匀。

眼:瞳孔直径右侧 3cm,左侧 3cm;结膜无充血;巩膜明显黄染;对光反射灵敏。

耳:耳位较低。

鼻、口腔及咽部:无明显异常。

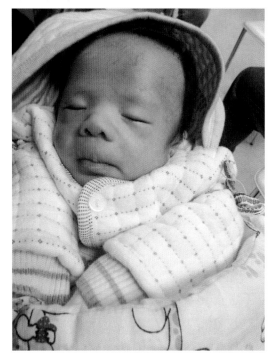

图 5-24　4q 末端微缺失患者照片

（3）神经系统　神志尚清,精神反应欠佳,肌张力偏高。

（4）生殖系统　双侧隐睾。

2.辅助检查

（1）腹部平片　部分肠管明显积气扩张,见宽大气液平面,盆腔内气体少。

（2）心脏彩超　动脉导管未闭,降主动脉流速稍增快,房间隔缺损（Ⅱ）,卵圆孔未闭,肺动脉高压,左肺动脉开口位置靠前方。

（3）染色体核型分析　46,XY。

（4）全基因组拷贝数变异分析　采用 Affymetrix CytoScan® HD 对先证者外周血 DNA 进行检测,结果提示 4q34.2-q35.2 杂合缺失约 14.5Mb（图 5-25）。

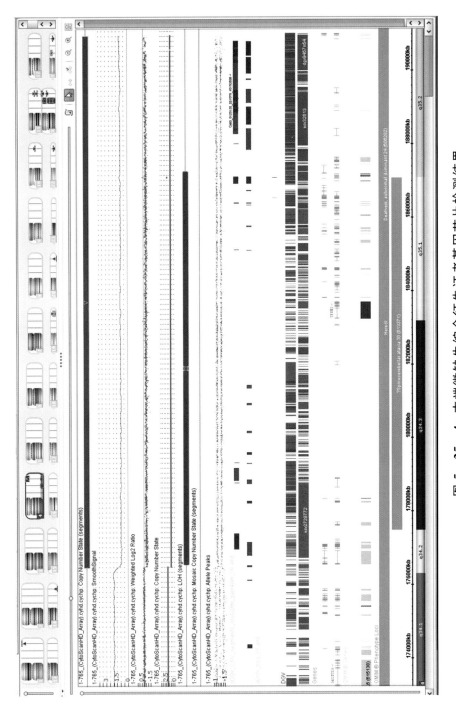

图 5 - 25　4q 末端微缺失综合征先证者基因芯片检测结果

图示为 4 号染色体长臂 BAF 和 Log R 参数图，提示 4q34.2 - q35.2 缺失。

3.诊断

根据患者的临床表现及相关检查结果,可诊断为 4q 末端微缺失综合征。

【参考文献】

[1] Vona B，Nanda I，Neuner C，et al. Terminal chromosome 4q deletion syndrome in an infant with hearing impairment and moderate syndromic features：review of literature[J]. BMC Med Genet，2014，15：72.

[2] Xu W，Ahmad A，Dagenais S，et al. Chromosome 4q deletion syndrome：narrowing the cardiovascular critical region to 4q32.2 – q34.3[J]. Am J Med Genet A，2012，158A(3)：635 – 640.

[3] Strehle E M，Yu L，Rosenfeld J A，et al. Genotype-phenotype analysis of 4q deletion syndrome：proposal of a critical region[J]. Am J Med Genet A，2012，158A(9)：2139 – 2151.

5.17 7q11.23 重复综合征

【疾病概述】

7q11.23 重复综合征(7q11.23 duplication syndrome)是由包含约 25 个基因的 7 号染色体长臂近着丝粒区域重复引起的一种临床综合征,通常也被称为 Williams-Beuren region duplication syndrome 或 WBS duplication syndrome。

7q11.23 重复综合征是一种表型多样的多系统发育障碍疾病,大部分患者的常见表型包括语言发育迟滞、特殊面容和先天性畸形(如心脏缺损、横膈疝、隐睾等)。很多患者除了先天性畸形外,还伴有智力低下或孤独谱系障碍,部分患者仍具有正常的认知能力。

【疾病特征】

(1)其他名称(别名) Williams-Beuren region duplication syndrome；Somerville-Vander AA syndrome。

(2)疾病 OMIM 编号 ♯609757。

(3)致病基因/染色体区域 7q11.23。

(4)变异类型 7q11.23 为威廉姆斯综合征的缺失区域,通常重复片段大小为

1.5~1.8Mb,未见单个基因突变引起本综合征的报道[1]。

(5)检测方法 包括 FISH、MLPA、实时定量 PCR、array CGH、SNP array 和测序等方法。除少数患者因染色体非平衡易位致病外,大部分患者的染色体核型分析结果均正常。

(6)发病率(出生患病率或群体患病率) 据报道为 1/20000～1/7500[2-3]。

【疾病的临床表现与诊断要点】[1-4]

7q11.23 重复综合征的临床表现与诊断要点见表 5-18。

表 5-18 7q11.23 重复综合征的临床表现与诊断要点

项目	临床表现
面部特征	宽前额
	宽鼻梁
	短人中
	薄唇红
生长及内分泌	生长正常
	血钙正常
心血管	先天性心脏病
结缔组织	关节松弛
神经系统	肌张力减退
	头颅 MRI 结果异常
	智力低下
	语言发育迟缓
认知行为	社交障碍/过激行为

【典型病例】

以 C. Torniero 等[4]2007 年报道的 7q11.23 重复综合征患者为例进行说明。

先证者,女,13 岁。足月顺产,出生体重 3.35kg,身高 46cm,头围 34cm。Apgar 评分 9～10 分。出生时即发现足部畸形和髋关节发育不全。否认围产期缺氧史,母乳喂养 6 个月,有定期的睡眠-觉醒节律。4 岁时出现重度语言发育迟缓,听力测定、脑电图和染色体核型分析结果正常。12 岁时第一次发生局部癫痫。

1.体格检查

(1)一般情况 身高 153cm,体重 53kg,头围 56cm。

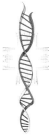

（2）面颈部　圆脸，脖子粗短，短人中，薄唇红，微笑时嘴唇不对称地张开，舌头横向折痕，未见内陷（图 5-26）。

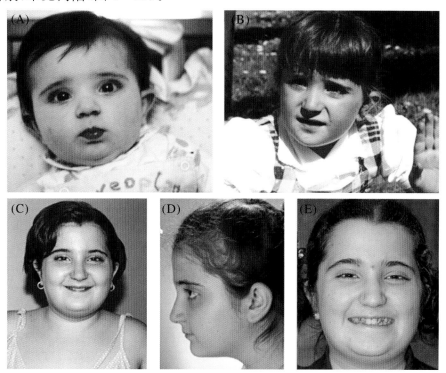

图 5-26　7q11.23 重复综合征患者不同时期的照片

（A）患者 6 个月时的照片；（B）患者 4 岁时的照片；（C）患者 12 岁时的照片；（D）、（E）患者 13 岁时的照片。

（3）其他　耸肩，驼背，腹部肥胖，弥漫多毛，肘外翻，手指粗短，双足畸形。

2. 辅助检查

（1）头颅 MRI　左侧颞叶大脑皮质发育异常（13 岁）。

（2）染色体核型分析　46，XX。

（3）全基因组拷贝数变异分析　采用 Oligo - aCGH（Agilent Technologies，SantaClara，CA）对先证者外周血 DNA 进行检测，结果提示 7q11.23 重复约 1.4Mb（图 5-27）。

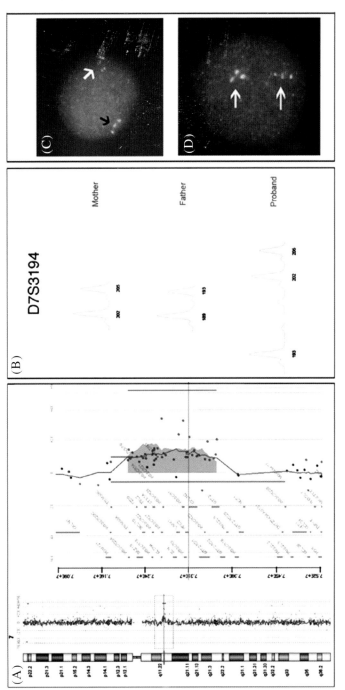

图 5 - 27 7q11.23 重复综合征患者基因 array CGH、STR 及 FISH 检测结果

（A）array CGH 分析结果，示 7 号染色体，示 7q11.23 区域部分重复；（B）微卫星 D7S3194 扫描图，示先证者存在三个峰值，其中两个遗传自母亲，一个遗传自父亲，为异源母源重复；（C）、（D）中期核 FISH 验证，（C）中白色箭头指示正常 7 号染色体的两个信号，黑色箭头指示先证者的异常 7 号染色体其明显有三个目的信号，提示重复。

135

3. 诊断

根据患者的临床表现及相关检查结果,可诊断为 7q11.23 重复综合征。

【参考文献】

[1] Mervis C B, Morris C A, Klein-Tasman B P, et al. 7q11.23 duplication syn-drome[M/OL]//Pagon R A, Adam M P, Ardinger H H, et al. Gene Reviews Seattle (WA): University of Washington, 1993—2016[2016 - 05 - 01]. http://www.ncbi.nlm.nih.gov/pubmed/26610320/.

[2] Van der Aa N, Rooms L, Vandeweyer G, et al. Fourteen new cases contri-bute to the characterization of the 7q11.23 microduplication syndrome[J]. Eur J Med Genet, 2009, 52(2 - 3): 94 - 100.

[3] Velleman S L, Mervis C B. Children with 7q11.23 duplication syndrome: speech, language, cognitive, and behavioral characteristics and their implications for intervention[J]. Perspect Lang Learn Educ, 2011, 18(3): 108 - 116.

[4] Torniero C, dalla Bernardina B, Novara F, et al. Cortical dysplasia of the left temporal lobe might explain severe expressive-language delay in patients with duplication of the Williams-Beuren locus[J]. Eur J Hum Genet, 2007, 15: 62 - 67.

5.18 8p23.1 缺失综合征

【疾病概述】

8p23.1 缺失综合征(8p23.1 deletion syndrome)是由染色体 8p23.1 区域杂合性缺失引起的一种综合征。它是一类以低出生体重、出生后体重增长缓慢、轻度智力低下、多动症、颅面部畸形和先天性心脏病为特征的罕见疾病。迄今为止已有超过 50 例的病例报道,本综合征发病无显著性别差异。

本综合征临床表现多变且不取决于缺失片段的大小。大部分常见的临床表现包括出生前、后生长发育迟滞,低出生体重,轻度至中度智力低下,精神运动发育迟滞,语言能力差,癫痫,行为异常(多动和冲动)。一些男性患者合并隐睾和尿道下裂,也有部分患者智力正常的报道。

【疾病特征】

（1）致病基因/染色体区域　8p23.1。

（2）变异类型　8p23.1缺失，缺失的片段大小相近，约为3.4Mb，部分缺失片段长于3.4Mb，有的甚至延伸到8p末端。

（3）检测方法　包括FISH、MLPA、实时定量PCR、array CGH、SNP array和测序等方法。除少数患者因染色体非平衡易位致病外，大部分患者的染色体核型分析结果均正常。

（4）发病率（出生患病率或群体患病率）　尚未见报道。

【疾病的临床表现与诊断要点】[1-2]

8p23.1缺失综合征的临床表现与诊断要点见表5－19。

表5－19　8p23.1缺失综合征的临床表现与诊断要点

项目	临床表现
生长发育	低出生体重
	出生后体重增长缓慢
行为异常	多动
	易冲动
颅面部畸形	小头
	窄前额、前额凸出
	宽鼻梁
	内眦赘皮
	高腭
	短颈
	低耳位伴耳外形异常
先天性心脏病	心房与心室缺陷
	室间隔缺损
	肺动脉瓣狭窄
其他异常	先天性横膈疝
	隐睾，尿道下裂（男性患者）

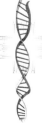

第5章　常见染色体微缺失/微重复综合征的临床表现与诊断标准

【典型病例】

以 L.Ballarati 等[1]报道的一例 8p23.1 缺失综合征患者为例进行说明。

先证者,男,6 岁,白种人,父母体健。产前超声检查示胎儿宫内发育正常,疑合并室间隔缺损。胎儿羊水细胞核型分析结果正常。其母亲足月顺产,出生体重 3.07kg,身长 50cm。Apgar 评分 5 分钟为 9 分。1 岁时,其体重和身高均达到同龄儿童标准值上限,头围为-2DS/-1DS。心脏 B 超提示房间隔缺损和中度肺动脉瓣狭窄。6 岁时诊断为注意力缺陷多动障碍。

1.体格检查

(1)一般情况 体重 23kg,身高 123cm,头围 48.5cm。

(2)头颈部 前额倾斜,眼窝深陷,耳垂发育不全,高鼻梁。

(3)脊柱与四肢 宽拇趾/拇指。

2.辅助检查

(1)头部 MRI 未见异常。

(2)智力测试 轻度精神发育迟滞(智能 63 分,语言能 77 分,操作能 53 分)。

(3)脑电图 正常。

(4)染色体核型分析 46,XY。

(5)全基因组拷贝数变异分析 采用 Oligo - aCGH(Agilent Technologies,SantaClara,CA)对先证者外周血 DNA 进行检测,结果提示 8p23.1 区域杂合缺失约 5Mb(nt:7256288 - 12285523)。

(6)FMR1 基因突变分析和针对 22q11.2 缺失综合征的 FISH 检测 结果均正常。

3.诊断

根据患者的临床表现及相关检查结果,可诊断为 8p23.1 缺失综合征。

【参考文献】

[1] Ballarati L,Cereda A,Caselli R,et al. Genotype-phenotype correlations in a new case of 8p23.1 deletion and review of the literature[J]. Eur J Med Genet,2011,54(1):55 - 59.

[2] Burnside R D,Pappas J G,Sacharow,et al. Three cases of isolated terminal deletion of chromosome 8p without heart defects presenting with a mild phe-

notype[J]. Am J Med Genet A,2013,161A(4):822-828.

5.19 8p23.1重复综合征

【疾病概述】

8p23.1重复综合征(8p23.1 duplication syndrome)是由8p23.1重复引起的一种临床综合征,常见临床表现包括轻度至中度的生长发育迟滞和(或)学习障碍,先天性心脏病(congenital heart disease,CHD),胎儿期即可表现出程度不一的先天畸形(可能仅仅表现出一个凸出的前额或弓形眉)。部分患者合并其他表型,包括行为异常、唇和/或腭裂、大头畸形、癫痫、注意力缺陷多动障碍、眼部异常、平衡障碍、肌张力减退和鞘膜积液[1]。

8p23.1缺失综合征与8p23.1重复综合征的许多临床表现相似[2]。

【疾病特征】

(1)致病基因/染色体区域　8p23.1。

(2)变异类型　8p23.1约有3.68Mb的重复,重复区域位于嗅觉受体/防御素重复区域(olfactory receptor/defensin repeats,ORDRs)远端和近端之间。

(3)检测方法　包括FISH、MLPA、实时定量PCR、array CGH、SNP array和测序等方法。除少数患者因染色体非平衡易位致病外,大部分患者的染色体核型分析结果均正常。

(4)发病率(出生患病率或群体患病率)　约为1/58000[1]。

【疾病的临床表现与诊断要点】

8p23.1重复综合征的临床表现与诊断要点见表5-20。

表5-20　8p23.1重复综合征的临床表现与诊断要点

项目	临床表现
精神运动及行为异常	轻度至重度生长发育迟滞
	注意力缺陷多动障碍
	学习障碍
	癫痫

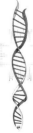

项目	临床表现
特殊面容	巨头
	前额凸出
	弓形眉
先天性畸形	房/室间隔缺损
	唇/腭裂
	第二、三趾并趾
	六指畸形
其他	肌张力降低
	阴囊积液
	肾上腺功能不全
	新生儿呼吸窘迫

【典型病例】

以 J. C. Barber 等[1]报道的 5 个 8p23.1 重复综合征患者中的家系 2 为例进行说明。

先证者，男，1 岁 10 个月。足月顺产，出生体重 3.39kg，头围 35cm。18 个月时开始行走，22 个月时有轻微的发育迟滞和意向性震颤。先证者有两个同母异父的兄妹：男孩 7 个月时在家猝死，未行遗传学检测，但尸检报告提示其与先证者及母亲有相似的面部特征，伴腭裂，合并持续动脉导管未闭、直肠旋转不良和腹股沟疝；女孩表型正常。先证者母亲出生时患有腭裂，行手术矫正，与先证者有相似的面部特征，如前额凸出，眼窝深陷，小睑裂，眉毛整齐弯曲，球形鼻，低位招风耳，第二、三趾并趾，见图 5－28。

1. 体格检查

（1）一般情况　身高 79.5cm，体重 12.1kg，头围 49cm。

（2）头颈部　前额凸出，眼窝深陷，小睑裂，眉毛整齐弯曲，球形鼻，低位招风耳。

2. 辅助检查

（1）染色体核型分析和 FISH 验证　46，XY，dup(8)(p23.1p23.1)del(8)(q22.

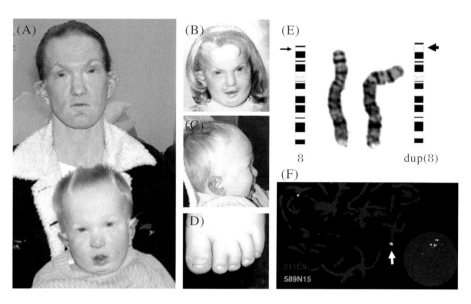

图 5 - 28　先证者及其家系成员的照片及实验室检查结果

（A）、（C）先证者面部照片；（B）先证者母亲面部照片；（D）先证者足部照片；（E）先证者母亲 8 号染色体核型分析结果，右边粗箭头指示 8p 重复区域；（F）FISH 验证图，间期核中有三个明显的红色（211C9）目的信号，提示重复。

1q22.1)mat. ish dup(8) del(8)(991023＋,2629116＋,122N11＋,211C9＋＋,112G9＋＋,589N15＋＋ ,433L7＋ ,100L22 -,10N23 -)(图 5 - 28)。

（2）全基因组拷贝数变异分析　采用 Oligo - aCGH,4×44K(NGRL WESSEX CONSTITUTIONAL ARRAY CGH V1,design ♯015543,Agilent)对先证者外周血 DNA 进行检测,结果提示先证者及其母亲 8p23. 1 区域重复约 3. 7Mb(nt: 8168040 - 11897580)。

3.诊断

根据患者的临床表现及相关检查结果,可诊断为 8p23. 1 重复综合征。

【参考文献】

[1] Barber J C，Maloncy V K，Huang S，et al. 8p23. 1 duplication syndrome：a novel genomic condition with unexpected complexity revealed by array CGH

　　　[J]. Eur J Hum Genet,2008,16(1):18－27.

[2] Ballarati L，Cereda A，Caselli R，et al. Genotype-phenotype correlations in a
　　new case of 8p23.1 deletion and review of the literature[J]. Eur J Med Genet，
　　2011,54(1):55－59.

5.20　8q21.11缺失综合征

【疾病概述】

8q21.11缺失综合征是(8q21.11 deletion syndrome)指染色体8q21.11杂合缺失引起的一种综合征,临床表现包括智力低下和特殊面容。特殊面容包括圆脸,上睑下垂,短人中,帐篷形上唇红,低耳位,说话时鼻音重。所有的患者都合并轻度至中度智力低下,手指和脚趾异常(如屈曲指,第三、四指并指),大部分患者伴有肌张力降低。

【疾病特征】

(1)疾病OMIM编号　♯614230。

(2)致病基因/染色体区域　8q21.11。

(3)变异类型　8q21.11缺失,缺失片段大小各异。

(4)检测方法　包括FISH、MLPA、实时定量PCR、array CGH、SNP array和测序等方法。除少数患者因染色体非平衡易位致病外,大部分患者的染色体核型分析结果均正常。

(5)发病率(出生患病率或群体患病率)　尚未见报道。

【疾病的临床表现与诊断要点】[1-2]

8q21.11缺失综合征的临床表现与诊断要点见表5－21。

表5－21　8q21.11缺失综合征的临床表现与诊断要点

项目	临床表现
精神运动及行为异常	智力低下
	生长发育迟缓
	孤独谱系障碍
	肌张力减退

项目	临床表现
特殊面容	圆脸
	前额凸出
	眼间距过宽、小眼畸形、上睑下垂、内眦赘皮
	低耳位
	宽鼻梁、短人中
	帐篷形上唇红、高腭
	小下颌
其他	听力减退
	角膜混浊、白内障、斜视
	鼻音重
	通贯掌纹
	屈曲指/趾、并指/趾

说明:①目前,8q21.11缺失综合征仅有13例患者的报道;②2011年,M. Palomares 等[2]报道了8例该综合征患者,均伴有智力低下和特殊面容,大部分有轻度的指/趾畸形和肌张力减退,8例患者中有2例伴平衡性受损,3例有感觉神经性耳聋,3例胼胝体发育不良,2例有行为异常。

【典型病例】

以 M. Palomares[2] 报道的病例2为例进行说明。

先证者,女,6岁,因"智力低下"就诊。患者生长发育迟缓,肌张力减退,行为异常,听力减退。

1.体格检查

(1)一般情况　身高、体重、头围不详。

(2)头颈部　圆脸,前额凸出,视网膜色素变性,斜视,眼间距过宽,睑裂下斜,上睑下垂,宽鼻梁,鼻翼发育不良,短人中,帐篷形上唇红,嘴角下斜,高腭,小下颌,牙列异常,低耳位,短颈(图5－29)。

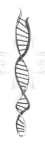

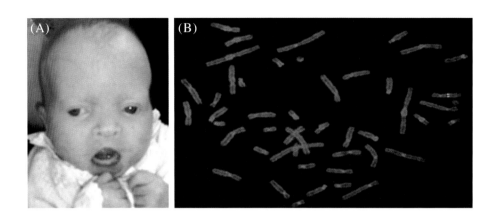

图 5 - 29　8q21.11 缺失患儿面部照片及 FISH 检测结果[1]

（A）患儿面部照片；（B）FISH 结果，8 号染色体上的目的探针
RP11 - 48D4 只有一个红色信号，提示有缺失。

2.辅助检查

（1）头颅 MRI　脱髓鞘改变。

（2）染色体核型分析和 FISH 验证　46,XX,t(8;15)(q13;q15)dn. ish del(8)
(q21.1)(RP11-48D4-)。

（3）全基因组拷贝数变异分析　采用 Oligo - aCGH（Agilent Technologies,
SantaClara,CA）对先证者外周血 DNA 进行检测，结果提示 8q21.11 - q21.2 缺失
约 9.8Mb(nt:74362438 - 84172022)。

3.诊断

根据患者的临床表现及相关检查结果，可诊断为 8q21.11 缺失综合征。

【参考文献】

[1] Quintela I，Barros F，Castro-Gago M，et al. Clinical characterization of a
male patient with the recently described 8q21.11 microdeletion syndrome[J].
Am J Med Genet A,2015,167(6):1369 - 1373.

[2] Palomares M，Delicado A，Mansilla E，et al. Characterization of a 8q21.11
microdeletion syndrome associated with intellectual disability and a recognizable
phenotype[J]. Am J Hum Genet,2011,89(2):295 - 301.

5.21 9q 亚端粒缺失综合征

【疾病概述】

9q 亚端粒缺失综合征(9q subtelomeric deletion syndrome)是指染色体 9q34.3 杂合缺失引起的一类综合征。本综合征患者的共同特征包括严重的智力低下、肌张力低下、癫痫、特殊面容及心脏畸形。

【疾病特征】

(1)其他名称(别名)　Kleefstra 综合征。

(2)疾病 OMIM 编号　♯610253。

(3)致病基因/染色体区域　9q34.3、*EHMT1*。

(4)关键基因　*EHMT1*(＊607001)单倍剂量不足是造成 9q 亚端粒缺失综合征的主要原因。

(5)变异类型　9q34.3 缺失(约 75％),缺失片段大小与疾病严重程度正相关;*EHMT1* 基因点突变(约 25％)。

(6)检测方法　包括 FISH、MLPA、实时定量 PCR、array CGH、SNP array 和测序等方法。除少数患者因染色体非平衡易位致病外,大部分患者的染色体核型分析结果均正常。

(7)发病率(出生患病率或群体患病率)　尚未见报道。

【疾病的临床表现与诊断要点】[1-2]

9q 亚端粒缺失综合征的临床表现与诊断要点见表 5-22。

表 5-22　9q 亚端粒缺失综合征的临床表现与诊断要点

项目	临床表现
精神运动及行为异常	中度到重度智力低下,伴严重的语言发育迟滞
	肌张力低下
	癫痫
	睡眠障碍
	强迫症
	刻板动作
	攻击行为

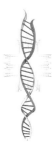

项目	临床表现
特殊面容	小头
	短头
	面中部发育不良
	耳廓畸形
	听力损伤
	睑裂上斜
	一字眉
	眼间距过宽
	鼻孔前倾
	上颌发育不全
	下颌前突
	唇外翻
其他畸形	先天性心脏病（圆锥动脉干畸形）
	肾脏异常（见于 10％～30％的患者）
	尿道下裂，隐睾症，小阴茎（见于 30％的男性患者）

【典型病例】

先证者，女，2 个月。第二胎第一产，足月剖宫产（胎儿偏小 1 个月），出生体重 2.0kg，孕 32 周 B 超显示羊水多，羊水指数 29cm，出生后混合喂养，食纳差，吸奶乏力，体重增加不明显，听力筛查未通过，易感冒，无抽搐，出生时即发现患儿颜面部及心脏多发畸形。

1. 体格检查

（1）一般情况　身高 54cm，体重 2.85kg，头围 45cm（2 个月时）。

（2）头颈部　小头，前发际线高，眼间距过宽，内眦赘皮，睑裂上斜，左眼斜视，鼻梁塌陷，短鼻，鼻孔前倾，人中低平光滑，高腭，小下颌等（图 5－30）。

（3）胸部　气管中下段狭窄，漏斗胸，呼吸急促。

（4）腹部　脐上中线疝。

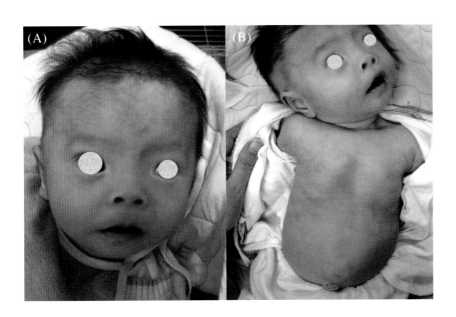

图 5 - 30　9q 亚端粒缺失综合征患儿照片

（A）患者头面部照片；（B）患者漏斗胸,脐上中线疝。

（5）脊柱与四肢　杵状指/趾,左手通贯掌纹,四肢肌力稍差。

2.辅助检查

（1）心脏彩超　主动脉瓣膜畸形,主动脉弓发育不良,主动脉骑跨。

（2）听力筛查　未通过（2 次）。

（3）血液和尿液遗传代谢筛查　未见异常。

（4）染色体核型分析　46,XX。

（5）全基因组拷贝数变异分析　采用 Illumina HumanCytoSNP - 12 芯片对先证者外周血 DNA 进行检测,结果提示 9q34.3（nt:137559556 - 141044489）缺失约 3.5Mb的片段。

3.诊断

根据患者的临床表现及相关检查结果,可诊断为 9q 亚端粒缺失综合征。

【参考文献】

[1] Kelly A. Kleefstra syndrome [EB/OL]. （2007 - 02 - 01）[2009 - 05 - 02].

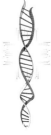

http：//omim．org/entry/610253．

［2］Hadzsiev K，Komlosi K，Czako M，et al．Kleefstra syndrome in Hungarian patients：additional syndrome besides the classic phenotype［J］．Mol Cytogenet，2016，9：22．

5.22　11q 缺失综合征

【疾病概述】

11q 缺失综合征(11q deletion syndrome)是一种罕见的连续多基因缺失综合征，最早由丹麦的研究人员 P．Jacobsen 等[1]于 1973 年报道，并由此得名。11q 缺失综合征由 11 号染色体长臂部分缺失导致，缺失通常包含端粒区，大小为 7～20Mb。患者主要表型包括特殊面容及生长发育迟缓/智力低下，血小板功能异常，血小板减少症或全血细胞减少症在出生早期就会出现。另外，患者的心脏、肾脏、消化道、生殖器、神经系统及骨骼系统均可发生异常。患者的临床表现与缺失片段的大小相关。20％的 11q 缺失综合征患者在出生后的 2 年内夭折，先天性心脏病是其主要的死亡原因。

【疾病特征】

(1)其他名称(别名)　雅各布森综合征(Jacobsen syndrome，JBS)。

(2)疾病 OMIM 编号　♯147791。

(3)致病基因/染色体区域　断裂点通常位于 11q23 或 11q24，并延伸至端粒。

(4)关键基因　*FLI1*，此基因与巨核细胞的分化相关，杂合性功能丢失可以引起巨核细胞再生障碍，并很可能是引起 JBS 患者 Paris-Trousseau 血小板缺乏症的原因。*BARX2*，此基因与神经及颅面结构发育相关，可能是导致 JBS 患者颅缝早闭和颅面畸形的致病基因。*B3GAT1*、*BSX*、*NRGN*、*FEZ1* 及 *RICS* 与神经系统的发育、神经突触的功能等相关，是导致 JBS 患者智力发育迟滞的候选基因。*KCNJ1* 和 *ADAMTS15* 可能是导致患者肾脏畸形的候选基因。*TECTA* 可能是导致神经性耳聋的候选基因。

(5)变异类型　11q 包含端粒区大小为 7～20Mb 的缺失。

(6)检测方法　包括核型分析、FISH、MLPA、实时定量 PCR、array CGH、SNP array 和测序等方法。除少数患者因染色体非平衡易位致病外，大部分患者的染色体核型分析结果均正常。

（7）发病率（出生患病率或群体患病率）　本综合征在新生儿中的发生率约为1/100000[2]，男女比例为1∶2。绝大部分缺失（85%）为新发，其余15%的病例源于父母中的一方（其携带涉及11号染色体的平衡易位）。

【疾病的临床表现与诊断要点】[2-7]

JBS是一种严重的遗传病，伴有多种出生缺陷，包括需要手术治疗的先天性心脏病，以及程度较重的智力发育迟滞等。但患者个体间临床表现差异较大，一般缺失片段越大临床表现越严重，对智力低下尤其如此，但很难通过缺失片段的大小预测患者可能出现的其他症状。根据目前报道的200多例患者临床资料可知，JBS患者最常见的临床表现有宫内发育迟缓、出生后的生长缓慢、特殊面容、先天畸形和凝血功能障碍等，部分患者合并心脏、肾脏、消化道、生殖器、神经及骨骼等异常。另外，还有部分患者的视力、听力、免疫及内分泌系统也可能异常。最近对17例JBS患者进行认知行为学分析发现，几乎一半的患者（8例，47%）符合孤独谱系障碍的诊断标准[7]。行为异常还包括注意缺陷多动障碍。JBS的临床表现具体如下。

1.特殊面容

大部分JBS患者有相似的特殊面容，最常见的包括小下颌、低耳位、眼间距过宽、上睑下垂、内眦赘皮、鼻梁塌陷等。详细的临床表现及发生频率见表5-23。

2.发育迟缓

生长及发育迟缓也是JBS综合征患者的常见症状之一，包括宫内及出生后的发育迟缓。75%的JBS患者身高偏矮（第10百分位数）。97%的患者伴有轻度至中度智力发育落后、学习障碍，其智力落后的程度与缺失片段的大小关系密切。大部分JBS患者的语言发育落后于同龄人，表现在说话晚和语言表达能力差。孤独谱系障碍及注意缺陷多动障碍在JBS患者中也较为多见，大约有一半的本病患者符合孤独谱系障碍的诊断标准[7]。

3.先天畸形

56%的JBS患者有先天性心脏畸形；65%的患者有脑室增宽或大脑萎缩，胼胝体发育不全等；18%的JBS患者伴有消化道畸形，如幽门狭窄、肛门闭锁或狭窄、十二指肠闭锁等。部分患者（13%）出现泌尿系统畸形，包括单侧肾缺如、双输尿管、肾积水、多囊肾等。36%或更多的男性患者有隐睾，15%的患者有腹股沟疝。另

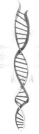

外,14％的患者有除颅缝早闭以外的骨骼问题,如隐性脊柱裂、椎体异常、胸阔畸形、肋骨数目异常、短肢及六指。19％的患者有需矫正的骨骼异常,包括髋关节脱臼,脊柱侧弯、扁平足。

4.凝血功能障碍

90％的JBS患者有凝血功能障碍,表现为凝血时间异常以及皮肤瘀斑,称为Paris-Trousseau综合征,主要是由于血小板减少或功能障碍导致,新生儿期患者的血小板数目通常在正常范围内,但功能障碍多见,并有巨型血小板出现。女性患者可表现为月经量过多。

5.其他常见症状

新生儿期肌张力低下,吞咽功能不协调,导致喂养困难,体重不增;行为异常,冲动、易怒,注意力缺陷;25％的患者有睡眠障碍,表现为入睡困难,早醒,梦游,需要陪伴才能入眠;运动协调能力差;斜视,视网膜后血管迂曲;免疫功能降低,复发性中耳炎,导致暂时或永久性听力受损;22％的患者有皮肤湿疹。

JBS患者形态学临床表现见表5-23。

表5-23 JBS患者形态学临床表现

部位	出现频率＞40％的临床表现	出现频率＜40％的临床表现
头颅	巨头	三角头(曾经认为这是JBS患者中较为常见的特征性表现,但实际上并不是那么普遍)
	前额凸出	
	面部不对称	
眼	眼间距过宽	眼睑缺损
	睑裂下斜	眼睑外翻
	上睑下垂	虹膜缺损
	眉毛稀疏	白内障
	内眦赘皮	视网膜血管迂曲
鼻	鼻梁塌陷(早期)	宽鼻梁
	鼻梁凸出(后期)	
	短鼻	
	朝天鼻	
	鼻小柱下悬	

部位	出现频率＞40％的临床表现	出现频率＜40％的临床表现
耳	小耳	
	低耳位	
	后旋耳	
	外耳畸形	
	耳轮发育不全	
口	长人中	高腭
	浅人中	厚下唇红
	V 形嘴	牙齿异常
	薄上唇红	
	下颌后移	
颈	短颈	颈蹼
手	并指	大鱼际发育不良
	指尖扁平及瘤状突起	
	第一指间大关节	
	细指	
	小鱼际发育不良	
	异常掌纹	
足	宽足、短足、扁平足	
	多趾、短趾	
	巨拇趾	
	1、2 趾并趾	

说明:目前对本综合征的研究主要源自 200 多例来自北美洲及欧洲患者的临床研究报道[2-7]。

【典型病例】

先证者,女,16 岁。第四胎第四产。足月顺产。自幼发育迟缓,运动发育较同龄人落后,4$^+$岁时会独走。语言发育落后,仅能简单发音,听力正常。智力低下,

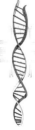

学习成绩差。既往经常鼻衄,其父母正常,2个姐妹及1个哥哥均存在不同程度的智力低下和语言障碍;3个叔叔智力落后,其中1人伴有严重的运动障碍,不能行走。3个叔叔分别于17~20岁时死亡,死因不详。

1.体格检查

(1)一般情况 身高141cm(-3.51SD),体重32kg(-3.75SD),体重指数(body mass index,BMI)16.1kg/cm²,头围52cm。

(2)头颈部 三角脸、脸部不对称、低耳位(图5-31)。

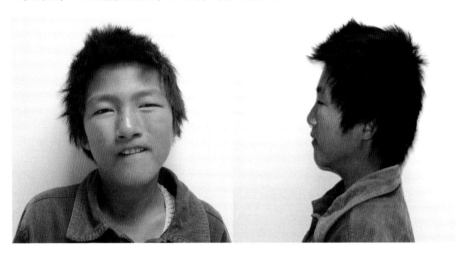

图5-31 11q缺失综合征患者照片

(3)脊柱与四肢 步态异常,肘外翻,通贯掌纹,双侧小指第一指间关节僵硬。

2.辅助检查

全基因组拷贝数变异分析 采用Illumina HumanCytoSNP-12芯片对先证者外周血DNA进行检测,结果提示11q23.3-q25(nt:119842708-134944006)杂合缺失约15Mb的片段,见图5-32。

3.诊断

根据患者的临床表现及相关检查结果,可诊断为11q缺失综合征。

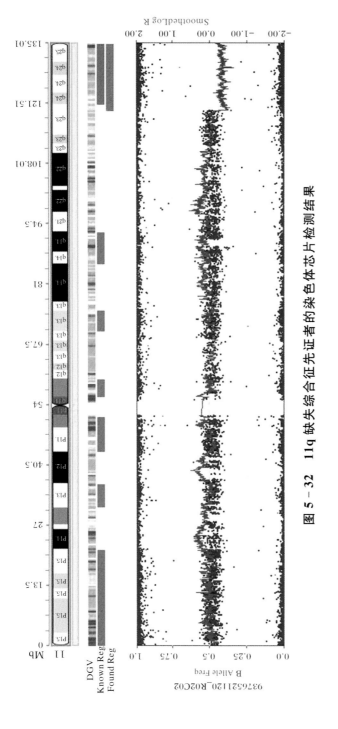

图 5 - 32　11q 缺失综合征先证者的染色体芯片检测结果

【参考文献】

[1] Jacobsen P，Hauge M，Henningsen K，et al. An (11;21) translocation in four generations with chromosome 11 abnormalities in the offspring. a clinical，cytogenetical，and gene marker study[J]. Hum Hered，1973，23(6):568－585.

[2] Grossfeld P D，Mattina T，Lai Z，et al. The 11q terminal deletion disorder：a prospective study of 110 cases[J]. Am J Med Genet，2004，129A(1):51－61.

[3] Pivnick E，Velagaleti G V N，Wilroy R S，et al. Jacobsen syndrome：report of a patient with severe eye anomalies，growth hormone deficiency，and hypot-hyroidism associated with deletion 11(q23q25) and review of 52 cases[J]. J Med Genet，1996，33(9):772－778.

[4] Penny L A，Dell'Aquila M，Jones M C，et al. Clinical and molecular characterization of patients with distal 11q deletion[J]. Am J Hum Genet，1995，56(3):676－683.

[5] Leegte B，Kerstjens-Frederikse W S，Deelstra K，et al. 11q-syndrome：three cases and a review of the literature[J]. Genet Couns，1999，10(3):305－313.

[6] Afifi H H，Zaki M S，El-Gerzawy A M，et al. Distal 11q monosomy syndrome：a report of two Egyptian sibs with normal parental karyotypes confirmed by molecular cytogenetics[J]. Genet Couns，2008，19(1):47－58.

[7] Akshoomoff N，Mattson S N，Grossfeld P D. Evidence for autism spectrum disorder in Jacobsen syndrome：identification of a candidate gene in distal 11q[J]. Genet Med，2015，17(2):143－148.

5.23　12q14 微缺失综合征

【疾病概述】

12q14 微缺失综合征(12q14 microdeletion syndrome)是由 12q14 杂合性缺失或关键基因致病性变异导致的一种非常罕见的综合征。缺失片段内常包含 *LEMD3* 基因，本基因异常可导致脆弱性骨硬化和 Bushke-Ollendorff 综合征

（Bushke-Ollendorff syndrome，BOS）。但也有文献报道 12q14 微缺失综合征患者缺失区域不包含 *LEMD3* 基因，其无脆弱性骨硬化表型[1]。

【疾病特征】

（1）致病基因/染色体区域　12q14、*LEMD3*、*HMGA2*、*GRIP1* 等。

（2）关键基因　① *LEMD3*（＊607844），本基因产物参与拮抗人类细胞中的 BMP 和 TGF-β 信号通路，其突变可导致脆弱性骨硬化等表型。② *HMGA2*（＊600698），本基因产物参与 DNA 包装，并作为转录因子在基因调节中起重要作用，其突变可导致过度生长、脂肪瘤和 12 号染色体新发臂间倒位。③ *GRIP1*（＊604597），在脑和其他组织中高表达，因选择性剪接产生三种不同转录本，包含 7 个高度保守区域。所有 *GRIP1* 产物都包含 PDZ 结构域，在突触传导中起重要作用，其突变可能导致学习障碍等[1]。

（3）变异类型　12q14 区域缺失，缺失片段大小为 3.44～6Mb，常见缺失片段大小为 3.44Mb；*LEMD3* 基因点突变。

（4）检测方法　包括 FISH、MLPA、实时定量 PCR、array CGH、SNP array 和测序等方法。除少数患者因染色体非平衡易位致病外，大部分患者的染色体核型分析结果均正常。

（5）发病率（出生患病率或群体患病率）　本病极为罕见，未见发病率报道。

【疾病的临床表现与诊断要点】

12q14 微缺失综合征的临床表现与诊断要点见表 5－24。

表 5－24　12q14 微缺失综合征的临床表现与诊断要点

项目	临床表现
特殊面容	前额凸出
	三角脸
	鼻梁凸出、宽鼻梁
	高腭、口角下翻
	小下颌
皮肤	皮肤色素沉着明显

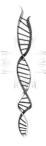

项目	临床表现
骨骼	脊柱侧弯
	多发性骨斑点症
	脆弱性骨硬化
其他畸形	室间隔缺损
	异位肾
	肝脏形状异常
	小肠旋转不良
精神运动及行为异常	学习困难
	乐于交际
	乐于表达和重复
生长发育	胎儿宫内发育迟缓
	低出生体重,出生后生长发育迟缓
	身材矮小
	食欲差、喂养困难

说明:①偶见部分患者的足有肢骨纹状肥厚症[2];②本综合征患者的颜面特征与 Silver-Russell 综合征类似[3]。

【典型病例】[3]

先证者,女,16 岁。足月顺产,出生体重 2.3kg。孕期羊水过少,出生后生长发育迟缓。4 岁时发现脊柱侧弯,Arnold-Chiari 畸形轻型,肾脏小,轻度高血压,糖尿病。14 岁时自感右脚内侧刺痛。目前发育相当于 10 岁孩子的水平,轻度学习障碍。乐于社交,有表达欲望和复述倾向。

1. 体格检查

(1)一般情况　体重 51.3kg,身高 142.3cm(−3.5SD),头围 53.3cm(−0.66SD)。皮肤色素沉着增加。

(2)头颈部　圆脸,眼球内陷,眉毛浓密,薄唇红(图 5 - 33)。

(3)脊柱与四肢　右脚轻度肿胀,步态异常。

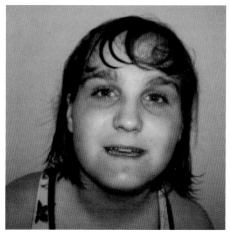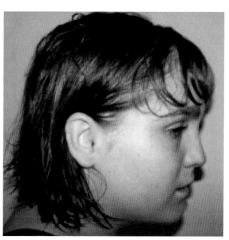

图 5 - 33　12q14 微缺失综合征患者面部照片[3]

2.辅助检查

(1)双下肢 X 线检查　胫骨和腓骨末端及右足发现多处脆弱性骨硬化病变,右侧第二跖骨显示不规则皮质病变。

(2)FISH　针对 12q14 微缺失综合征,选取 12q14 区域内 BAC 克隆 RP11 - 305O6 和 RP11 - 361O1 作为探针,对患儿外周血淋巴细胞中期核染色体进行 FISH 检测,结果显示患者核型为 46,XX,del(12)(q14.1q15).ish del(12)(q14.3)(RP11 - 305O6 -,RP11 - 361O1 -)。

(3)全基因组拷贝数变异分析　采用 Oligo - aCGH(Agilent Techonlogies,SantaClara,CA)对患者外周血 DNA 进行检测,结果提示 12q14.1 - q15 杂合缺失约 6.0Mb(nt:66931728 - 60948010)。

3.诊断

根据患者的临床表现及相关检查结果,可诊断为 12q14 微缺失综合征。

【参考文献】

[1] Mari F，Hermanns P，Giovannucci-Uzielli M L，et al. Refinement of the 12q14 microdeletion syndrome：primordial dwarfism and developmental delay with or without osteopoikilosis[J]. Eur J Hum Genet,2009，17(9)：1141 - 1147.

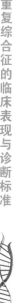
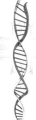

［2］Lynch S A，Foulds N，Thuresson A-C，et al. The 12q14 microdeletion syndrome：six new cases confirming the role of *HMGA2* in growth［J］. Eur J Hum Genet，2011，19(5)：534－539.

［3］Menten B，Buysse K，Zahir F，et al. Osteopoikilosis，short stature and mental retardation as key features of a new microdeletion syndrome on 12q14［J］. J Med Genet，2007，44(4)：264－268.

5.24　15q11.2 缺失综合征

【疾病概述】

15q11.2 缺失综合征(15q11.2 deletion syndrome)，是由 15q11.2 杂合缺失引起的一种临床综合征。15 号染色体长臂近端区域富含低拷贝重复序列(LCRs)，目前已确定了 5 个常见的重组断裂点(BP1－BP5)，15q11.2(BP1－BP2)杂合性缺失可明显增加神经系统疾病的易感性，包括精神运动迟缓、语言发育迟缓、孤独谱系障碍、行为异常以及抽搐[1]。

【疾病特征】

(1)其他名称(别名)　Burnside-Butler 综合征。

(2)疾病 OMIM 编号　♯615656。

(3)致病基因/染色体区域　15q11.2。

(4)关键基因　此区域包含 *CYFIP1*、*NIPA1*、*NIPA2* 和 *TUBGCP5* 基因，均非印记基因，*CYFIP1*、*NIPA1* 和 *NIPA2* 基因在中枢神经中表达，而 *TUBGCP5* 仅在底丘脑核中表达。*NIPA1* 和 *NIPA2* 基因均介导 Mg^{2+} 的转运，与癫痫有关，*NIPA1* 基因点突变的显性负效应(dominant negative effect)可引起痉挛性截瘫，但无证据表明缺失可引起单倍体剂量不足；*CYFIP1* 基因产物与 FMRP 蛋白相互作用，因此 *CYFIP1* 基因缺失会出现类似脆性 X 综合征的症状，与精神分裂症/孤独谱系障碍相关；*TUBGCP5* 基因与患者的行为异常有关[2]。

(5)变异类型　15q11.2 区域约 0.3～0.5Mb 的杂合性缺失。

(6)检测方法　包括 FISH、MLPA、实时定量 PCR、array CGH、SNP array 和测序等方法。除少数患者因染色体非平衡易位致病外，大部分患者的染色体核型分析结果均正常。

（7）发病率（出生患病率或群体患病率）　未见相关报道。

【疾病的临床表现与诊断要点】[3]

15q11.2缺失综合征的临床表现见表5-25。

表5-25　15q11.2缺失综合征的临床表现

项目	临床表现
精神运动及 行为异常	语言发育迟缓（67%）
	书写阅读困难（60%）
	记忆障碍（60%）
	运动落后（42%）
	注意力不集中（35%）
	孤独谱系障碍（27%）
	癫痫（26%）
	精神分裂症，偏执性格（20%）
	脑电图异常（43%）
特殊面容	耳畸形（46%）
	腭异常（46%）
	小头（24%）、大头（8%）
	宽前额（21%）
	眼间距过宽（18%）
	斜头（10%）
	鼻、齿畸形（8%）
其他	生长迟缓（18%）
	身材矮小（10%）
	细指（15%）
	漏斗胸（13%）
	关节弯曲（8%）

说明：①以上数据来自于200例患者，主要临床症状为发育迟缓、语言落后、行为异常和智力低下；②诊断依赖于染色体微阵列分析等分子生物学技术。

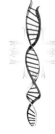

【典型病例】

先证者,男,8岁。系第二胎第二产,父母非近亲结婚。足月顺产,出生时无明显异常,体重2.9kg。患者8个月时开始抽搐,2～3次/月,用抗癫痫药后,抽搐减少(1次/月,<1分钟/次)。1岁时会说话,但语言能力较弱;注意力不集中,书写阅读困难,生长发育迟缓,身材矮小。

1.体格检查

(1)一般情况 身高117cm(−2.5SD),体重26.5kg(−0.5SD),头围49cm(−0.8SD)。

(2)头颈部 窄前额,发际低(图5−34)。

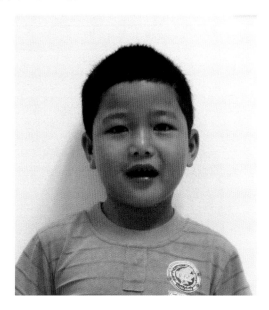

图5−34 15q11.2缺失综合征患者照片

2.辅助检查

(1)染色体核型分析 46,XY。

(2)全基因组拷贝数变异分析 采用Illumina HumanCytoSNP−12 v1对先证者外周血DNA进行检测,结果显示患儿15号染色体长臂(nt:22754322−23071895)杂合缺失约0.31Mb(图5−35)。

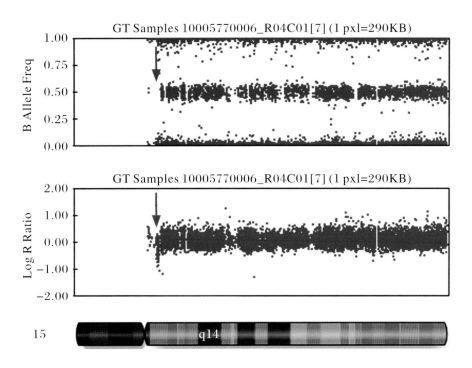

图 5-35　15q11.2 缺失综合征先证者基因芯片检测结果

　　图示为患者 15 号染色体 BAF 和 Log R 参数图。BAF 值分别位于 0、1 处,结合 Log R 值下降,提示 15q11.2(BP1-BP2)杂合性缺失。

3.诊断

根据患者的临床表现及相关检查结果,可诊断为 15q11.2 缺失综合征。

【参考文献】

[1] Cafferkey M,Ahn J W,Flinter F,et al. Phenotypic features in patients with 15q11.2(BP1-BP2) deletion:further delineation of an emerging syndrome [J]. Am J Med Genet A,2014,164A(8):1916-1922.

[2] de Wolf V,Brison N,Devriendt K,et al. Genetic counseling for susceptibility loci and neurodevelopmental disorders:the del15q11.2 as an example[J]. Am J Med Genet A,2013,161A(11):2846-2854.

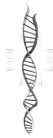

[3] Cox D M，Butler M G. The 15q11. 2 BP1 - BP2 microdeletion syndrome：a review [J]. Int J Mol Sci，2015，16(2)：4068 - 4082.

5.25　15q11-q13 重复综合征

【疾病概述】

15q11-q13 重复综合征(15q11-q13 duplication syndrome)是由染色体 15q11-q13 区段重复引起的一种临床综合征,是一类复发性(recurrent)基因组病。15q11-q13 重复综合征的发生机制有两种,即标记染色体[invdup(15)或 idic(15)]和中间重复(interstitial duplication)。由于涉及两种突变类型且不同断裂点造成的重复片段大小不同(BP1-BP5),15q11-q13 重复综合征的表型有很大的差异,其常见临床表现包括肌张力低、发育迟缓、抽搐、孤独谱系障碍,以及特殊面容等[1]。

【疾病特征】

(1)疾病 OMIM 编号　♯608636。

(2)致病基因/染色体区域　15q11-q13。

(3)关键基因　UBE3A 是在脑组织中特异表达的印记基因,母源性缺失可致天使综合征(Angelman syndrome,AS),因此 UBE3A 基因亦可能是 15q11-q13 重复综合征的关键基因。最近的研究显示,两个位于 BP2-BP3 间父源性表达的印记基因 MAGEL2、NDN 与神经发育迟缓及孤独谱系障碍的发生相关[1]。

(4)变异类型　主要有标记染色体及中间重复两种类型,均以母源性为主,标记染色体比中间重复在患者中更常见,且表型更为严重。中间重复分三类:第一类是 BP1-BP2 区间重复;第二类是经典的 BP2-BP3 区间,包含 PWS/AS 的关键区域重复;第三类是远端的 15q13.3 重复,涉及 BP4-BP5 及关键基因 CHRNA7[1]。

(5)检测方法　核型分析结合 FISH 能确诊 15q 的倒位重复形成的标记染色体,但不能检测中间重复。array CGH、SNP array 均可以用于检测断裂点的位置及中间重复的大小,但不能确认重复片段是否以标记染色体形式存在。核型分析结合 FISH 以及芯片可以更好地阐明变异的性质。

(6)发病率(出生患病率或群体患病率)　在活产儿中的发病率为 1/30000~1/15000[2]。

【疾病的临床表现与诊断要点】[1-2]

15q11-q13重复综合征的临床表现与诊断要点见表5-26。

表5-26　15q11-q13重复综合征的临床表现与诊断要点

项目	临床表现
肌张力低下(80%)	肌肉张力低下
	喂养困难
发育迟缓(80%)	智力障碍
	运动落后
	语言发育落后
行为异常(80%)	挑衅、攻击行为
	易怒
癫痫(60%)	高度节律失调
	儿童期弥漫性慢棘-慢波癫痫性脑病
	肌阵挛
孤独谱系障碍(57%)	喜欢凝视及避免身体接触
	社交能力差
	刻板行为
特殊面容(40%)	扁平鼻
	睑裂下斜
	低耳位
	大头、小头
	内眦赘皮
	眼球内陷
	高腭
其他(8%~13%)	性腺机能减退
	尿道下裂和隐睾
	身材矮小

说明：①肌张力低下、发育迟缓、孤独谱系障碍、癫痫和行为异常是15q11-q13重复综合征的主要临床表现；②由标记染色体导致的表型比由中间重复导致的表型严重,但再发风险很低,中间重复约有50%的再发风险；③BP1-BP2区域的重复最初被认为是无临床意义的CNVs,但近年来的研究表明,其与孤独谱系障碍、智力发育迟缓、癫痫及其他表型相关,但外显率很低。

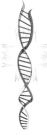

【典型病例】

先证者,男,1岁9个月。足月顺产,出生体重3.1kg,身长51cm,头围34cm。Apgar评分10分。运动发育迟缓,不能独坐,肌张力低下;认知能力低下,语言发育迟缓,没有任何语言交流能力;存在自闭症谱系障碍:无双向交流,具刻板行为;行为异常:包括自残行为,咬手指,挖耳朵、眼睛;偶有攻击性行为,表现为咬人。有癫痫史,联合使用抗癫痫药物效果良好。睡眠差,饮食尚佳,胃肠功能不好,便秘,对疼痛不敏感,容易发生呼吸道感染。

1.体格检查

(1)一般情况　头围47cm,身长85cm,体重10.5kg。

(2)头颈部　平前额(图5-36)。

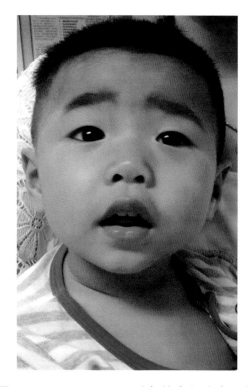

图5-36　15q11-q13重复综合征患者照片

2. 辅助检测

(1)染色体核型分析及 FISH 检查　47,XY,＋mar.ish add(15)(15q11.2q11.2)(UBE3A＋)(图 5-37、图 5-38)。

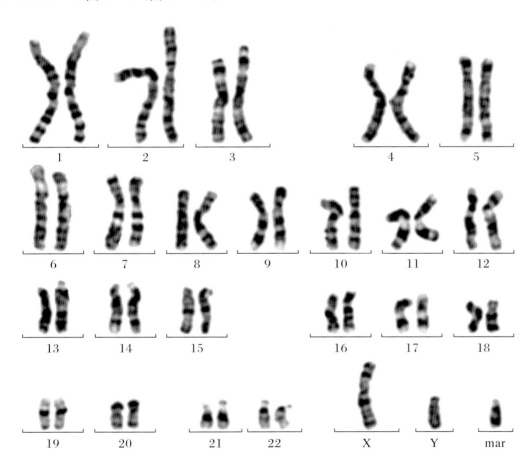

图 5-37　15q11-q13 重复综合征患者核型分析结果

显示标记染色体(mar)。

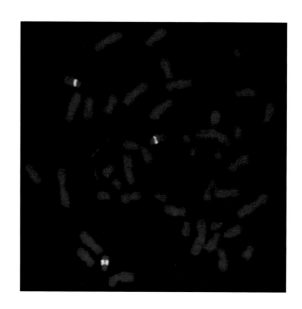

图 5 - 38　15q11 - q13 重复综合征患者 FISH 检测结果

显示标记染色体(mar)上的双信号。红色荧光标记 UBE3A
探针,绿色荧光标记 Chr15CEP 探针。

(2)全基因组拷贝数变异分析　采用 CytoScan HD 对先证者外周血 DNA 进行检测,结果提示 15q11.2 - q13.1 重复约 5.8Mb(nt:22770421 - 28644518)(拷贝数为 4,见图 5 - 39)。

3.诊断

根据患者的临床表现及相关检查结果,可诊断为 15q11 - q13 重复综合征。

【参考文献】

[1] Al Ageeli E,Drunat S,Delanoë C,et al. Duplication of the 15q11 - q13 region:clinical and genetic study of 30 new cases[J]. Eur J Med Genet,2014,57(1):5 - 14.

[2] Kalsner L,Chamberlain S J. Prader-Willi,Angelman,and 15q11 - q13 Duplication Syndromes[J]. Pediatr Clin North Am,2015,62(3):587 - 606.

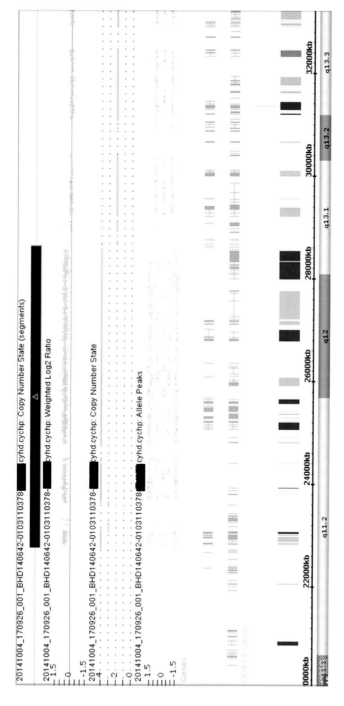

图 5 – 39　15q11 – q13 重复综合征先证者基因芯片的检测结果

5.26　15q13.3 缺失综合征

【疾病概述】

15q13.3 缺失综合征(15q13.3 deletion syndrome)是一组由染色体 15q13.3 缺失导致的疾病。患者表型具有高度异质性,即使是同一家系中缺失相同片段的不同患者,其表型也有很大的差异。患者可伴有轻度至中度智力低下或学习困难,部分患者有癫痫发作史。

15q13.3 区域纯合缺失的患者常常合并严重的神经系统疾病,如癫痫性脑病、肌张力低下和生长发育迟缓等[1]。

【疾病特征】

(1)疾病 OMIM 编号　♯612001。

(2)致病基因/染色体区域　15q13.3。

(3)关键基因　在该区域存在至少 6 个候选基因——*MRMR15*、*MTMR10*、*TRPM1*、*KLF13*、*OTUD7A* 和 *CHRNA7*,但目前尚没有任意一个基因突变可单独致病的报道[1]。

(4)变异类型　15q13.3 区域 2.0Mb 的缺失。

(5)检测方法　包括 FISH、MLPA、实时定量 PCR、array CGH、SNP array 和测序等方法。除少数患者因染色体非平衡易位致病外,大部分患者的染色体核型分析结果均正常。

(6)发病率(出生患病率或群体患病率)　尚未见报道。

【疾病临床表现与诊断要点】[1-2]

15q13.3 缺失综合征的临床表现(图 5-40)与诊断要点见表 5-27。

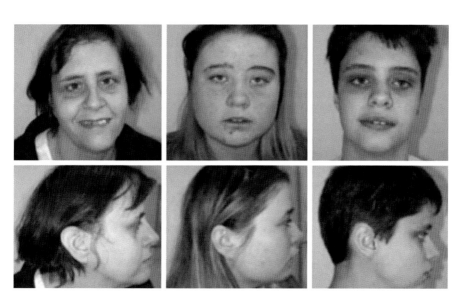

图 5-40　15q13.3 缺失综合征患者照片

表 5-27　15q13.3 缺失综合征的临床表现与诊断要点

项目	临床表现	
生长发育	宫内发育迟缓,胎动减少	
	低出生体重、身材矮小	
神经系统	中枢神经系统	轻度至中度学习障碍,智力低下
		语言能力迟滞
		肌张力低下
		协调能力、精细运动差
		惊厥或脑电图异常
		癫痫(较少见)
	行为异常	孤独谱系障碍
		注意力缺陷多动障碍
		情绪调节困难、易冲动
		躁狂症、抑郁症、精神分裂症
		自残行为、攻击行为

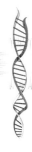

项目	临床表现
特殊面容	内眦赘皮、鼻孔前倾、球形鼻、大耳、薄上唇红、色素痣、齿咬合不正
其他	法洛四联症
	心脏缺陷(偶见)
	斜视、散光、眼球震颤
	拇指关节松弛
	第四掌骨短

说明:①有 1 例胎儿在宫内 20 周时发现肾脏扩大;②有 2 例在出生时体重在正常范围内;③出生后生长速度一般正常,但有 3 例生长发育缓慢的报道;④有 1 例患者心脏瓣膜漏导致呼吸急促和高血压。

【典型病例】[3]

先证者,女,16 岁。发育迟滞,语言发育迟缓。伴有癫痫和强直性痉挛发作。患者同时伴肥胖和 2 型糖尿病等。

1.体格检查

(1)头颈部　脸圆且扁平,内眦赘皮,上唇外翻。

(2)脊柱与四肢　第五指先天性侧弯,拇指关节宽松,单手掌折痕。

2.辅助检查

(1)脑电图　左侧额叶区域棘慢波异常活跃。

(2)头颅 MRI　左脑脑白质斑片状病变。

(3)全基因组拷贝数变异分析　采用 Oligo-aCGH(Agilent Techonlogies,SantaClara,CA)对先证者外周血 DNA 进行检测,结果提示 15q12-q13.3 杂合缺失 5.7Mb(nt:25700000-31400000)(图 5-41)。

3.诊断

根据患者的临床表现及相关检查结果,可诊断为 15q13.3 缺失综合征。

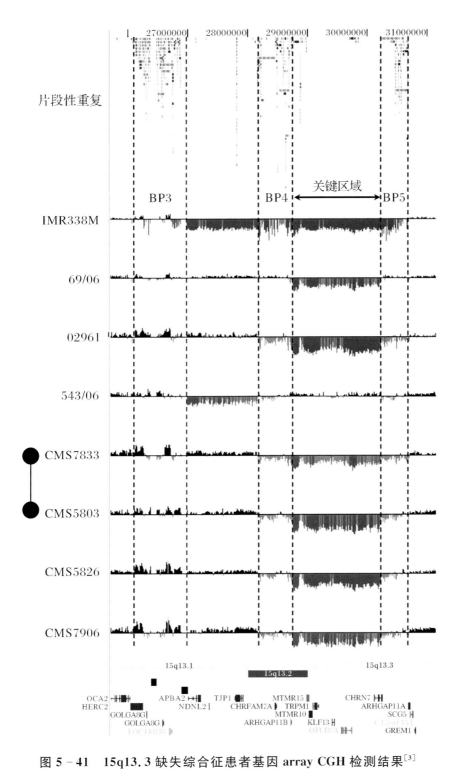

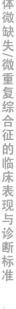

图 5 – 41　15q13.3 缺失综合征患者基因 array CGH 检测结果[3]

检测结果高分辨率寡核苷酸阵列映射 15q12 – q13.3（nt：25700000 – 31400000）重排（红色区域为缺失区域）。

【参考文献】

[1] van Bon B W M，Mefford H C，de Vries B B A. 15q13. 3 microdeletion［EB/OL］. (2011－06－13)［2014－11－25］. http：// www. ncbi. nlm. nih. gov/books/NBK50780/.

[2] Hassfurther A，Komini E，Fischer J，et al. Clinical and genetic heterogeneity of the 15q13. 3 microdeletion syndrome[J]. Mol Syndromol,2016,6(5):222－228.

[3] Sharp A J，Mefford H C，Li K，et al. A recurrent 15q13. 3 microdeletion syndrome associated with mental retardation and seizures[J]. Nat Genet，2008，40(3)：322－328.

5.27　15q24 缺失综合征

【疾病概述】

15q24 缺失综合征(15q24 deletion syndrome)是一种罕见的微缺失综合征,目前仅见 19 例病例报道。本综合征患者常见的特点是生长发育迟缓、智力低下、特殊面容(包括前发际线高且增宽、内眦赘皮、睑裂下斜、眉毛稀疏、宽鼻梁、口过窄、浅人中)。

【疾病特征】

(1)疾病 OMIM 编号　♯613406。

(2)致病基因/染色体区域　15q24。

(3)变异类型　15q24 区域大小为 1.1Mb 的缺失。

(4)检测方法　包括 FISH、MLPA、实时定量 PCR、array CGH、SNP array 和测序等方法。除少数患者因染色体非平衡易位致病外,大部分患者的染色体核型分析结果均正常。

(5)发病率(出生患病率或群体患病率)　尚未见报道。

【疾病的临床表现与诊断要点】[1-2]

15q24 缺失综合征的临床表现与诊断要点见表 5-28。

表 5 - 28　15q24 缺失综合征的临床表现与诊断要点

频率	临床表现		
>75%的个体	特殊面容	高额头,小头	
		长脸,人中长且平滑,脸部不对称,小下颌	
		大耳朵,杯状耳	
		眼间距过宽,睑裂下斜,轻度眼球斜视,内眦赘皮,虹膜色素减退,眉毛宽	
		鼻梁高、宽,短鼻,鼻翼宽	
		下唇饱满,高腭,口微张	
	生长发育迟缓、智力障碍		
	语言发育迟缓		
	儿童期肌张力低下		
50%～75%的个体	眼部异常,最常见的为斜视		
	屈光不正		
	耳廓发育不良		
25%～50%的个体	关节松弛		
	听力丧失		
	头部 MRI 异常	大脑结构易位	
		胼胝体囊肿	
		脑室扩大	
		大脑萎缩	
		嗅泡发育不全	
	尿道下裂或小阴茎		
10%～25%的个体	癫痫		
	感音性耳聋		
	传导性耳聋		

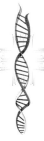

频率	临床表现
<10%的个体	心脏缺陷
	膈疝
	肠道闭锁
	小颌舌下垂综合征

说明:①患者表型变异度宽;②连续基因缺失导致综合征。

【典型病例】

先证者,男,第一胎,第一产。足月顺产,出生体重 2.8kg,否认窒息、抢救史,孕期无异常。出生时诊断为"先天性肛门闭锁、腭裂、多发畸形等",出生后 3 天行直肠造瘘。多发畸形包括肛门闭锁、腭裂、耳声发射双耳未通过等。前来就诊时患儿抬头不稳,图 5-42 是其面部特征。

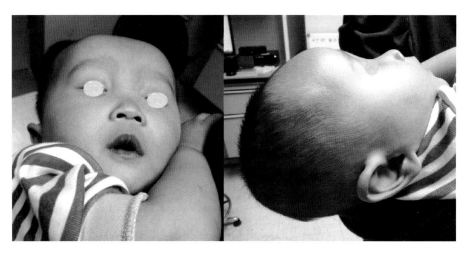

图 5-42 15q24 缺失综合征患者照片

长脸,人中长且平滑,高腭,小嘴,低耳位,下颌后缩,发际线高,前额凸出等。

1.体格检查

(1)一般情况 心律齐,120 次/分,神情、反应可。

（2）头颈部　面绀，咽不红，腭裂，双耳外展。

（3）脊柱与四肢　四肢肌张力偏低，双足外翻，无通贯掌纹及杵状指/趾。

（4）其他　肛门造瘘口红肿。

2. 辅助检查

（1）头颅 MRI　右枕部头皮下小囊性灶，未见明显异常。

（2）心脏彩超　法洛四联症，动脉导管未闭，房间隔缺损。

（3）B 超　腹腔积气较多，胆囊显示欠清。

（4）耳声发射　未通过（双耳）。

（5）染色体核型分析　46，XY。

（6）全基因组拷贝数变异分析　采用 Affymetrix CytoScan HD 芯片对先证者外周血 DNA 进行检测，结果提示 15q24.1 - q24.2 区域杂合缺失约 3.1Mb（nt：72943184 - 76081362）。

3. 诊断

根据患者的临床表现及相关检查结果，可确诊为 15q24 缺失综合征。

【参考文献】

[1] Mefford H，Shur N，Rosenfeld J. 15q24 microdeletion syndrome［EB/OL］.（2012 - 02 - 23）［2014 - 11 - 25］. http：// www. ncbi. nlm. nih. gov/books/ NBK84258/.

[2] Kniffin C L. 15q24 microdeletion syndrome［EB/OL］.（2011 - 08 - 11）［2013 - 08 - 25］. http：// omim. org/entry/613406.

5.28　15q26 过度生长综合征

【疾病概述】

15q26 过度生长综合征（15q26 overgrowth syndrome）是一种由于 15 号染色体远端三体或四体导致包括 15q26.3 在内的 15q26.1 -末端区域重复或三体，引起 *IGF1R* 基因剂量改变，患者表现为过度生长的一种综合征。本综合征的临床特点表现为过度生长，学习困难，脸细长、下巴和鼻子突出，肾发育不全、马蹄肾、肾积水和肾功能异常[1-2]。

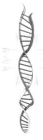

【疾病特征】

(1)致病基因/染色体区域　15q26、*IGF1R*。

(2)关键基因　*IGF1R*(＊147370)，*IGF1R* 是胰岛素样生长因子 1 受体基因，位于 15q26.3，与机体生长、胰岛素相关表型和寿命有关。*IGF1R* 是胎儿及其出生后生长所必需的。*IGF1R* 基因剂量增加会导致生长过度。相反，*IGF1R* 基因剂量减少会导致生长迟缓。

(3)变异类型　15q26 区域三倍体或四倍体。

(4)检测方法　包括染色体核型分析、FISH、MLPA、实时定量 PCR、array CGH、SNP array 和测序等方法。

(5)发病率(出生患病率或群体患病率)　尚未见报道。

【疾病的临床表现与诊断要点】[1-3]

15q26 过度生长综合征的临床表现与诊断要点见表 5-29。

表 5-29　15q26 过度生长综合征的临床表现与诊断要点

项目	临床表现
颅面部	前额凸出、头围大
	发际线高
	脸颊浮肿
	三角脸
	下颌畸形
	下巴突出
	低耳位
	大耳
	耳廓可能向后旋转
	小眼
	眼睑下垂
	鼻梁宽
	球形鼻

项目	临床表现
骨骼系统	第五手指单一折痕,小手,手掌肿胀,手指尖细,大拇指位置异常,手呈特殊握拳状
	小脚,脚趾重叠,偶见马蹄状内翻足,部分患者平足,部分患者高弓足
生长发育	部分婴儿喂养困难
	体重和身高高于正常同龄人平均水平
	语言和运动能力发育迟缓
神经系统	学习困难
	社会交往障碍

【典型病例】[3]

先证者,男,6岁半,第三胎第三产。母亲妊娠期间未见异常,产前超声扫描表现为双侧肾积水。足月剖宫产,大头畸形,出生体重 4.75kg,体长 60cm,头围 41.7cm。临床诊断为过度生长,精神运动发育迟滞和语言发育迟缓。6 岁半时骨龄为 9 岁。

1.体格检查

(1)一般情况 身高 140cm,体重 22kg,头围 55cm。

(2)头颈部 脸长且消瘦,尖下巴,睑裂下斜,鼻梁低平(图 5-43)。

2.辅助检查

(1)染色体核型分析 47,XY,+mar[5]/46,XY[5]。

(2)全基因组拷贝数变异分析 采用 array CGH 技术对先证者外周血 DNA 进行检测,结果提示 15q25.3-q26.3 区域重复约 11.6Mb。

(3)FISH 47,XY,+mar[5].ish inv dup(15)(qter→q25.3→neo→q25.3→qter)/46,XY[5](图 5-43)。

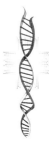

第 5 章 常见染色体微缺失/微重复综合征的临床表现与诊断标准

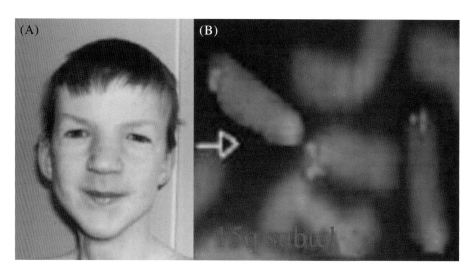

图 5 - 43　15q26 过度生长综合征患者面部特征照片及 FISH 检测结果[3]

（A）患者正面照片；（B）FISH 检测结果，可见中期核染色体 3 个红色目的信号。

3.诊断

根据患者的临床表现及相关检查结果，可诊断为 15q26 过度生长综合征。

【参考文献】

[1] Faivre L，Gosset P，Cormier-Daire V，et al. Overgrowth and trisomy 15q26. 1 - qter including the *IGF1* receptor gene；report of two families and review of the literature[J]. Eur J Hum Genet，2002，10(11)：699 - 706.

[2] Chen C P，Lin Y H，Au H K，et al. Chromosome 15q overgrowth syndrome：prenatal diagnosis，molecular cytogenetic characterization，and perinatal findings in a fetus with dup(15)(q26. 2q26. 3)[J]. Taiwan J Obstet Gynecol，2011，50(3)：359 - 365.

[3] Tatton-Brown K，Pilz D T，Orstavik K H，et al. 15q overgrowth syndrome：a newly recognized phenotype associated with overgrowth，learning difficulties，characteristic facial appearance，renal anomalies and increased dosage of distal chromosome 15q[J]. Am J Med Genet A，2009，149A(2)：147 - 154.

5.29　16p11.2 重复综合征

【疾病概述】

16p11.2 重复综合征(16p11.2 duplication syndrome)是一组 16 号染色体 p11.2 区域约 555kb 片段微重复而导致的与儿童期发育障碍相关的综合征。约 1%的孤独谱系障碍患者是由 16p11.2 区域的缺失或重复引发的。16p11.2 区域微重复与精神分裂症、情感障碍、孤独谱系障碍等有很强的关联性[1-2]。

【疾病特征】

(1)疾病 OMIM 编号　♯614671。

(2)致病基因/染色体区域　16p11.2。

(3)变异类型　16p11.2 区域约 555kb 片段微重复[1]。

(4)检测方法　包括 FISH、MLPA、实时定量 PCR、array CGH、SNP array 和测序等方法。除少数患者因染色体非平衡易位致病外,大部分患者的染色体核型分析结果均正常。

(5)发病率(出生患病率或群体患病率)　尚未见报道。

【疾病的临床表现与诊断要点】[3]

16p11.2 重复综合征的临床表现与诊断要点见表 5-30。

表 5-30　16p11.2 重复综合征的临床表现与诊断要点

项目	临床表现
骨骼系统	小头
	手指和脚趾细长
颜面部	前额凸出
	脸扁平
	前发际线高
颜面部	眉毛和睫毛稀疏
	眼眶深陷
	浅人中

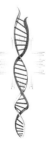

项目	临床表现
颜面部	上唇薄
	小耳
神经系统	智力低下
	语言发育落后
	认知功能障碍
	注意力缺陷多动障碍发病率增高
	孤独谱系障碍的易感性增加

【典型病例】

先证者,男,15 岁,第一胎第一产。顺产,出生体重约 3.0kg,无出生窒息史,母孕期无特殊病史。平素易发热(39~40℃),5 岁因发热出现"昏迷",双手紧握,脸色发绀,持续 2~3min。此后间隔数月,便有一次类似的发作,均伴有发热和脸色发绀。服用中药进行治疗,近 5~6 年无发作。先证者 15 岁时再次发生发热、昏迷,双手紧握,双腿抖动,脸色发绀,双眼紧闭,持续约 30min。

先证者就诊时 15 岁,走路欠稳,说话欠清楚,可以与父母有简单的语言交流,饮食及大小便可自理,不能上学,不会加减法,可数 1~100。

1.体格检查

(1)一般情况　身高 148cm(<第 3 百分位数),体重 30kg(<第 3 百分位数),头围 48.5cm(<第 3 百分位数)。

(2)头颈部　双眼眶凹陷(似其父),人中平滑,唇薄(图 5 - 44)。

(3)脊柱与四肢　手指细长,左环指短,双小指近节指骨近端尺侧有多指(有指甲,无骨),4 岁时行手术切除(图 5 - 44)。

2.辅助检查

(1)染色体核型分析　46,XY。

(2)全基因组拷贝数变异分析　采用 SNP array 技术对先证者外周血 DNA 进行检测,结果提示 16p11.1 - p11.2 区域重复大小约为 6.5Mb(nt:28415948 -

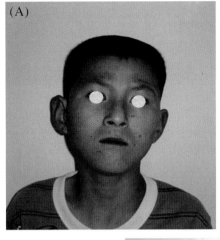

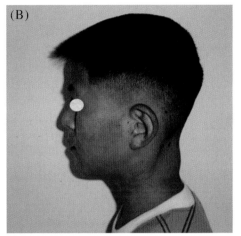

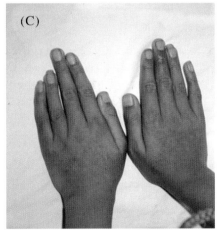

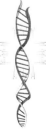

图 5 - 44　16p11.2 重复综合征患者面部及手部照片

（A）（B）分别为患者的正面及侧面照片;(C)患者双手特征:手指细长。

34927027)(图 5 - 45)。

3.诊断

根据患者的临床表现及相关检查结果,可诊断为 16p11.2 重复综合征。

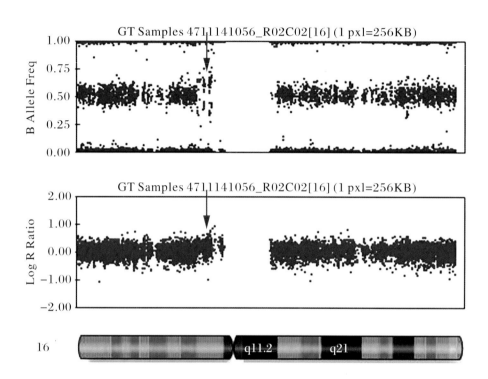

图 5 - 45　16p11.2 重复综合征患者基因芯片检测结果

红色箭头所示 BAF 值为 0.33、0.67 处，LogR 值上升，提示该区域的重复。

【参考文献】

[1] Fernandez B A，Roberts W，Chung B，et al. Phenotypic spectrum associated with de novo and inherited deletions and duplications at 16p11.2 in individuals ascertained for diagnosis of autism spectrum disorder[J]. J Med Genet，2010，47(3):195 - 203.

[2] McCarthy S E，Makarov V，Kirov G，et al. Microduplications of 16p11.2 are associated with schizophrenia[J]. Nat Genet，2009，41(11):1223 - 1227.

[3] Hamosh A. Chromosome 16p11.2 duplication syndrome [EB/OL]. (2012 - 01 - 11) [2014 - 08 - 25]. http://omim. org/entry/614671.

5.30 16p12.2 – p11.2 缺失综合征

【疾病概述】

16p12.2 – p11.2 缺失综合征（16p12.2 – p11.2 deletion syndrome）是指由染色体 16p12.2 – p11.2 区域杂合性缺失或关键基因突变而引起的一类临床综合征。临床上表现为颜面畸形，喂养困难，复发性耳部感染，发育迟缓，认知障碍等。此外，患者常伴有身材矮小、心脏缺陷等。

【疾病特征】

（1）疾病 OMIM 编号　♯613604。

（2）致病基因/染色体区域　16p12.2 – p11.2。

（3）变异类型　16p12.2 – p11.2 区域大小为 7.1～8.7Mb 的缺失[1-2]。

（4）检测方法　包括 FISH、MLPA、实时定量 PCR、array CGH、SNP array 和测序等方法。除少数患者因染色体非平衡易位致病外，大部分患者的染色体核型分析结果均正常。

（5）发病率（出生患病率或群体患病率）　尚未见报道。

【疾病的临床表现与诊断要点】[3-4]

16p12.2 – p11.2 缺失综合征的临床表现与诊断要点见表 5 – 31。

表 5 – 31　16p12.2 – p11.2 缺失综合征的临床表现与诊断要点

项目	临床表现	
生长发育异常	身材矮小（见于部分患者）	
	胎儿宫内发育迟缓（见于部分患者）	
	喂养困难	
特殊面容	脸	脸扁平
		长脸
		高额头
		前额凸出
		下颌畸形

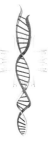

项目	临床表现	
特殊面容	耳	低耳位
		复发性耳部感染
		耳廓向后旋转
		听力受损(不常见)
	眼	眼眶深陷
		内眦赘皮
		睑裂下斜
		小眼
	鼻	短鼻
		球形鼻
	嘴	嘴小
		嘴微张呈流涎状
		高腭
		上唇薄
心血管系统异常	先天性心脏缺陷(较少见)	
骨骼异常	屈曲指	
	手指弯斜	
	短指	
神经系统异常	精神运动发育迟缓	
	语言障碍严重	
	肌张力低下	

【典型病例】[2]

先证者,男,13 岁。足月顺产,出生体重 2.21kg,身长 49cm,无家族疾病史。出生后不久见尿道下裂伴鞘膜积液,吸吮差,肌张力低下。18 个月时能爬行,23 个月时能行走,精细运动技能差。患者语言能力发育迟缓最为明显,14 个月时仍未能发声,至 3 岁时未能讲话,能模仿发声,但没有语言表达能力。耳部经常性发生感染,喂养困难,吸吮能力随时间发展无显著改善。13 岁时发现精细运动能力差,中度精神发育迟滞,可执行 3～4 个连续性动作,语言能力差,仅能说几句话,可用自己的非语言性动作与父母交流。先证者性格内向,但无刻板重复动作,可区别于孤独谱系障碍患者。

1.体格检查

(1)头颈部　患者面部表情匮乏,口张开(图 5-46)呈流涎外观。

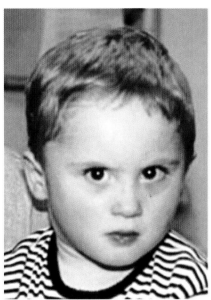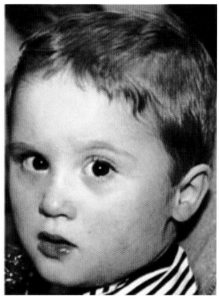

图 5-46　16p12.2-p11.2 缺失综合征患者 3 岁时照片[2]

患者表现为脸圆而扁平,高额头,深眼窝,口小,双眉内侧稀疏,耳廓褶皱异常。

(2)脊柱与四肢　患者五指异常弯曲(3 岁时)。

(3)其他　患者 13 岁再次就诊,身高、体重和头围在正常范围内,面部特征见图 5-47。

2.辅助检查

(1)听力检测　混合型耳聋。

(2)染色体核型分析　46,XY,? del(16)(p)。

(3)全基因组拷贝数变异分析　采用 SNP array 技术对先证者外周血 DNA 进

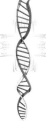

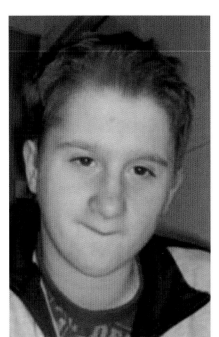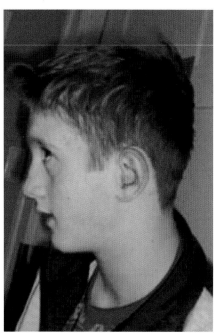

图 5 - 47　16p12. 2 - p11. 2 缺失综合征患者 13 岁时照片[2]

患者面部畸形主要表现为脸长且平,头发向上弯曲,眼睛深陷,球形鼻,人中短平,小嘴。

行检测,结果提示 16 号染色体短臂近着丝粒区域杂合缺失约 7.7Mb(nt:21512681 - 29223380)。

3.诊断

根据患者的临床表现及相关检查结果,可诊断为 16p12. 2 - p11. 2 缺失综合征。

【参考文献】

[1] Ballif B C，Hornor S A，Jenkins E，et al. Discovery of a previously unrecognized microdeletion syndrome of 16p11. 2 - p12. 2[J]. Nat Genet，2007,39 (9)：1071 - 1073.

[2] Hempel M，Rivera Brugués N，Wagenstaller J，et al. Microdeletion syndrome 16p11. 2 - p12. 2:clinical and molecular characterization[J]. Am J Med Genet

A，2009，149A(10)：2106-2112.

[3] Cassandra L. Chromosome 16p12.2-p11.2 deletion syndrome［EB/OL］. (2012-12-30)［2014-11-30］. http：//omim. org/entry/613604.

[4] Miller D T，Nasir F R，Sobeih M M，et al. 16p11.2 microdeletion［EB/OL］. (2011-11-27)［2014-08-25］. http：//www. ncbi. nlm. nih. gov/books/ NBK11167/.

5.31　16p11.2 缺失综合征(593kb)

【疾病概述】

16p11.2 缺失综合征(593kb)(16p11.2 deletion syndrome,593kb)是由于基因组第 16 号染色体 p11.2(Chr16:29.5~30.1Mb)(GRCh37/hg19)区间存在的一个共同的约 593kb 的缺失而引起的一类综合征。这一复发性综合征的发生是由 16p11.2 区域的低拷贝重复序列(LCRs)缺失导致的。患者的主要特征性表现包括发育迟缓、智力低下和/或孤独症谱系症状。患者的 IQ 分数通常在轻度智力低下到正常之间,但 IQ 正常的患儿也存在其他智力发育异常的问题,例如,语言发育障碍或孤独谱系障碍。语言表达能力比语言理解能力受损更明显。16p11.2 缺失患者还有发生超重和肥胖的风险;惊厥和/或 EEG(脑电图)异常的发生率也高于正常人;脊椎发育异常等其他出生缺陷问题的发生风险较正常人群稍有增加[1]。

【疾病特征】

(1)其他名称(别名)　16p11.2 近端微缺失综合征(以区别 16p11.2 远端缺失综合征);16p11.2 BP4-BP5 微缺失综合征。

(2)疾病 OMIM 编号　♯611913。

(3)致病基因/染色体区域　16p11.2,chr16:29.5~30.1Mb。

(4)关键基因　16p11.2 微缺失内部包含 25 个注释基因或转录子。同时在低拷贝重复序列中还包含 4 个额外的基因[2-4]。这些基因缺失导致 16p11.2 缺失综合征的机制尚不清楚。但是最近的一些研究进展揭示了一些关键基因的作用和它们引起表型特征的功能通路。PRRT2（＊614386)基因可能是引起癫痫或婴儿惊厥的关键基因之一。在 16p11.2 中一个较小的缺失(约 118kb)已经确定和孤独谱系障碍及其他神经智力发育异常有共分离的现象[5]。在这个小片段所包含的 5 个

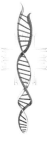

基因中,*KCTD13*(＊608947)被认为是 16p11.2 神经系统表型的主要驱动因子[6]。这个基因与纤毛功能相关,16p11.2 缺失或重复的患者,纤毛功能有明显异常[7]。*TBX6*(＊602427)以一种特殊的作用形式(缺失合并一个低效等位基因)与脊椎异常和脊柱侧弯有关[8]。

(5)变异类型　16p11.2 区域大小约为 593kb 的缺失。

(6)检测方法　包括 FISH、MLPA、实时定量 PCR、array CGH、SNP array 和测序等方法。由于缺失片段较小,患者的染色体核型分析结果均表现正常。

(7)发病率(出生患病率或群体患病率)　新生儿发病率 5/10000[9]。

【疾病的临床表现与诊断要点】

16p11.2 缺失综合征(593kb)的临床表现与诊断要点见表 5－32。

表 5－32　16p11.2 缺失综合征(593kb)的临床表现与诊断要点

项目	临床表现(频率)
生长发育	发育落后(大运动落后占 37.6%,语言落后占 71%～83%)
	肥胖(7 岁时占 50%,成人时占 75%)
颅面部	面部畸形(占 58%,但无特征性表现)
	大头(占 17%,符合 SD≥＋2,其他都偏大)
神经系统	大脑核磁成像异常(46%,但没有一致性的变异)
	癫痫(24%)
	精神疾病(80%)
	孤独谱系障碍(15%～26%)
	精神分裂症
	发育协调障碍(58%)
	语音加工障碍(56%)
	注意力缺陷多动障碍(19%)
	焦虑(6%)
	学习障碍(13%)
	情绪障碍
	智力障碍[20%,其中 FSIQ 55～70(轻度)占 65%;40～55(中度)占 35%]

项目	临床表现（频率）
骨骼	脊柱侧弯或半椎体畸形（20％）
心血管系统	先天性心脏病（6％）
其他	遗尿（21％）
	破坏性行为

说明：上述性状的发生比例依据两个研究报告，以儿童病患为主[1,10]。

【典型病例】

先证者，男，8 岁 10 个月，第一胎第一产。足月剖宫产，出生体重 3.15kg，出生时无窒息史，生后母乳喂养。母亲幼时有抽搐史，20 岁后出现进行性肥胖，目前母亲 36 岁，身高 154cm，体重 84kg，BMI 为 35，肥胖，智力落后，自述学习成绩 50～60 分，初中辍学，从事简单体力劳动，性格开朗，无孤独谱系障碍，无特殊面容。外祖母，肥胖，智力正常。患儿 1 岁 2 个月时出现不明原因晕厥，呼之不应，四肢无力，持续时间为数分钟，无发热、口吐白沫、僵直症状，未到医院就诊，之后出现类似症状 4 次，均未处理，自行缓解。自幼运动、语言发育落后，2 岁始会走路，2 岁多叫"妈妈"，在幼儿园学习成绩较差，30～40 分。自 7 岁 8 个月起体重进行性增加，易饥饿，无多饮多尿症状，就诊时 8 岁 10 个月，肥胖，多动，注意力不集中，学习成绩差，阴茎短小。

1.体格检查

（1）一般情况　身高 121.1cm（－2.3SD），体重 35.5kg（＋3SD），BMI 为 24.24，头围 51.5cm，腰围 77cm，臀围 83cm。

（2）头颈部　低耳位（图 5－48）。

（3）神经系统　智力障碍。

（4）生殖系统　阴茎 2cm×0.9cm，睾丸 2cm³。

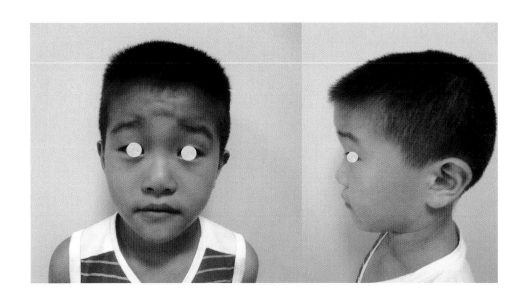

图 5 - 48　16p11.2 缺失综合征(593kb)患者头面部特征

2.辅助检查

(1)头颅磁共振　正常。

(2)韦氏智测　言语、操作和全量表智商分别为 71、86、75,其百分位分别为 2.70、17.90、5.30。

(3)生化检查　肝肾功能、甲状腺功能正常,总胆固醇 6.22mmol/L(参考值 <5.2mmol/L),甘油三酯 3.39mmol/L(参考值<1.7mmol/L)。

(4)PWS 基因检测　未见异常。

(5)全基因组拷贝数变异分析　采用自定义 Agilent CGH 芯片(4×180K)对先证者外周血 DNA 进行检测,结果提示 16 号染色体短臂(nt:29634212 - 30172627)缺失大小约 0.54Mb 的片段;其母亲也携带同样的 16p11.2 缺失 (图5-49)。

3.诊断

根据患者的临床表现及相关检查结果,可诊断为 16p11.2 缺失综合征 (593kb)。

190

基因组拷贝数变异与基因组病

中华民族基因组多态现象研究

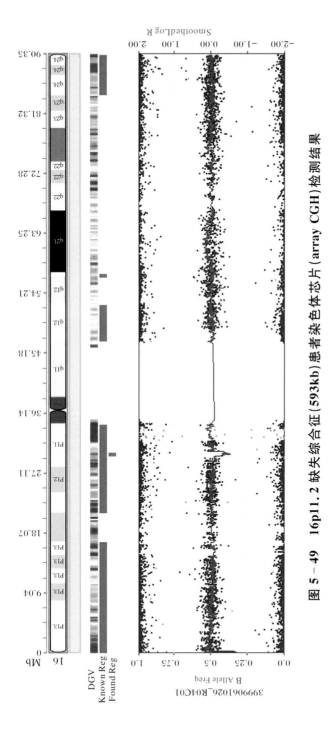

图 5 – 49 16p11.2 缺失综合征 (593kb) 患者染色体芯片 (array CGH) 检测结果

【参考文献】

［1］ Zufferey F，Sherr E H，Beckmann N D，et al. A 600kb deletion syndrome at 16p11.2 leads to energy imbalance and neuropsychiatric disorders［J］. J Med Genet，2012，49(10)：660－668.

［2］ Kumar R A，KaraMohamed S，Sudi J，et al. Recurrent 16p11.2 microdeletions in autism［J］. Hum Mol Genet，2008，17(4)：628－638.

［3］ Marshall C R，Noor A，Vincent J B，et al. Structural variation of chromosomes in autism spectrum disorder［J］. Am J Hum Genet，2008，82(2)：477－488.

［4］ Weiss L A，Shen Y，Korn J M，et al. Association between microdeletion and microduplication at 16p11.2 and autism［J］. N Engl J Med，2008，358(7)：667－675.

［5］ Crepel A，Steyaert J，de la Marche W，et al. Narrowing the critical deletion region for autism spectrum disorders on 16p11.2［J］. Am J Med Genet B Neuropsychiatr Genet，2011，156(2)：243－245.

［6］ Golzio C，Willer J，Talkowski M E，et al. *KCTD13* is a major driver of mirrored neuroanatomical phenotypes of the 16p11.2 copy number variant［J］. Nature，2012，485(7398)：363－367.

［7］ Migliavacca E，Golzio C，Männik K，et al. A potential contributory role for ciliary dysfunction in the 16p11.2 600kb BP4－BP5 pathology［J］. Am J Hum Genet，2015，96(5)：784－796.

［8］ Wu N，Ming X，Xiao J，et al. *TBX6* null variants and a common hypomorphic allele in congenital scoliosis［J］. N Engl J Med，2015，372(4)：341－350.

［9］ Jacquemont S，Reymond A，Zufferey F，et al. Mirror extreme BMI phenotypes associated with gene dosage at the chromosome 16p11.2 locus［J］. Nature，2011，478(7367)：97－102.

［10］ Hanson E，Bernier R，Porche K，et al. The cognitive and behavioral phenotype of the 16p11.2 deletion in a clinically ascertained population［J］. Biol

Psychiatry. 2015,77(9):785-793.

5.32 16p11.2 缺失综合征(220kb)

【疾病概述】

16p11.2 缺失综合征(220kb)(16p11.2 deletion syndrome,220kb),是一种逐渐被认识但比较少见的微缺失综合征。为与典型的 16p11.2 缺失综合征(593kb)区别,近来把这一"非典型"16p11.2 缺失(220kb)定义为 16p11.2 缺失综合征(220kb)。与典型的近端 16p11.2 缺失一样,16p11.2 缺失综合征(220kb)也是复发性基因组病。患者临床表现出发育迟缓、早发性肥胖、行为异常以及不常见的特殊面容(如前额凸出、睑裂狭小歪斜)等症状[1]。

【疾病特征】

(1)疾病 OMIM 编号 ♯613444。

(2)致病基因/染色体区域 16p11.2。

(3)关键基因 此区域包含 9 个基因,关键基因为 *SH2B1*(＊608937),它编码一种接头蛋白,该蛋白与瘦素、胰岛素相互作用。携带 *SH2B1* 基因杂合缺失的患者,表现出摄食过量以及严重的胰岛素抵抗,因此该基因被认为与早发性肥胖相关[1]。

(4)变异类型 16p11.2 区域大小约为 220kb(28.73~28.95Mb)的杂合缺失。

(5)检测方法 包括 FISH、MLPA、实时定量 PCR、array CGH、SNP array 和测序等方法。除少数患者因染色体非平衡易位致病外,大部分患者的染色体核型分析结果均正常。

(6)发病率(出生患病率或群体患病率) 据报道为 0.01%[1]。

【疾病的临床表现与诊断要点】[2]

16p11.2 缺失综合征(220kb)的临床表现与诊断要点见表 5-33。

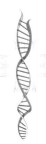

表 5-33　16p11.2 缺失综合征(220kb)的临床表现与诊断要点

项目	临床表现
特殊面容(23%)	前额凸出
	睑裂异常
	大头
	眼间距过宽
	短耳
肥胖(18%)	肥胖
发育迟缓(30%)	运动发育迟缓
癫痫(9%)	精神运动性癫痫
行为异常(16%)	注意力缺陷多动障碍
	攻击性行为
	注意力不集中
偶见特征	轻度学习障碍
	肌张力低下

说明:①早发性肥胖和发育迟缓是 16p11.2 缺失综合征(220kb)患者最主要的症状;②临床症状不特异,目前诊断需依赖于分子诊断技术。

【典型病例】

先证者,男,21 岁,第三胎第二产,父母非近亲结婚。足月顺产,出生时无明显异常,体重 3.0kg,头围和身长无纪录。自小运动发育落后,2 岁时进行智测,结果显示中枢性肌张力低下,伴有先天性运动发育落后,3.5 岁开始独立走路,10 岁时被评估为行为异常,如多动症以及挑衅行为。21 岁时对患者进行重新评估,结果提示乳房发育异常、肥胖以及部分轻微异常症状。

1.体格检查

(1)一般情况　身高 180cm,体重 112kg,BMI 34.6kg/m²,头围 58cm。

(2)头颈部　头发向上弯曲,眼间距过窄,睑裂狭小,上眼睑侧部与细眉毛相连,鼻梁直,颈部短,右眼内侧斜视。

(3)脊柱与四肢　右上肢、右脚有异常血管点,四肢比正常人稍短。

（4）胸部　乳房发育异常。

2.辅助检查

（1）CT 扫描　脑室轻微扩增。

（2）EEG　正常。

（3）生化检测　有机酸代谢、氨基酸代谢、溶酶体贮存症检测均正常。

（4）染色体核型检测　正常

（5）脆性 X 综合征检测　正常。

（6）Prader‐Willi 综合征检测　正常。

（7）全基因组拷贝数变异分析　用 Agilent 2‐105K Oxford 芯片对先证者外周血 DNA 进行检测，结果提示 16p11.2 区域缺失大小约为 0.2Mb 的片段（nt：28732294‐28952277），区域内包括 *ATXN2L*、*SH2B1*、*ATP2A1*、*CD192* 和 *LAT* 等基因。

3.诊断

根据患者的临床表现及相关检查结果，可诊断为 16p11.2 缺失综合征（220kb）。

【参考文献】

［1］ Bachmann-Gagescu R，Mefford H C，Cowan C，et al. Recurrent 200-kb deletions of 16p11.2 that include the *SH2B1* gene are associated with developmental delay and obesity[J]. Genet Med,2010,12(10):641‐647.

［2］ Barge-Schaapveld D Q，Maas S M，Polstra A，et al. The atypical 16p11.2 deletion：a not so atypical microdeletion syndrome？［J］. Am J Med Genet A,2011,155A(5)：1066‐1072.

5.33　16p13.11 微缺失/微重复

【疾病概述】

16p13.11 微缺失/微重复（16p13.11 microdeletion/microduplication）由 R. Ullmann 等[1]于 2007 年首次报道。他们在三个不相关的精神发育迟缓患者中均发现了此

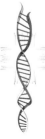

区域 1.5Mb 片段的缺失,同时在另外一个孤独症样症候群患者基因组上发现了此区域的重复。随后 2008 年 F. D. Hannes 等[2]利用 array CGH 技术对 1027 个精神发育迟缓及多发畸形个体进行了大规模的筛查,同样发现有 8 例患者存在此区域的可重复性缺失/重复,而正常对照中并未检测到该区域的拷贝数变化。

【疾病特征】

(1)致病基因/染色体区域　16p13.11。

(2)变异类型　16p13.11 区域大小为 1.5Mb 片段的缺失,或大小为 1.65~3.4Mb 片段的重复。

(3)检测方法　包括 FISH、MLPA、实时定量 PCR、array CGH、SNP array 和测序等方法。

(4)发病率(出生患病率或群体患病率)　暂未见报道。

【疾病的临床表现及诊断要点】

16p13.11 微缺失/微重复的临床表现及诊断要点见表 5-34 和表 5-35。

表 5-34　16p13.11 微缺失的临床表现与诊断要点

项目	临床表现
头部	小头
认知功能障碍	学习障碍,儿童需要加强训练
神经系统	癫痫
行为异常	攻击性行为
	自杀倾向
	社会交往障碍
发育迟缓	身材矮小
	运动和语言功能发育迟缓

说明:①1 名确诊小头患者发现有多小脑回;②无颜面异常特征;③通常不出现其他器官系统受累现象,仅 1 例患者有肾母细胞瘤。

表 5 - 35　16p13.11 微重复的临床表现与诊断要点

项目	临床表现
骨骼	颅缝早闭
	多指(趾)畸形
	蜘蛛足样指(趾)
心血管系统	心脏和主动脉畸形
	法洛四联症
	大血管转位
	主动脉狭窄
认知功能障碍	学习障碍
行为异常	注意力缺陷多动障碍
	攻击性和破坏性行为
	社会交往障碍
	孤独谱系障碍
发育迟缓	运动和语言功能发育迟缓

说明:部分患者无认知功能障碍,但多数需要在特殊教育学校进行学习。

【典型病例】

病例 1　16p13.11 微缺失综合征

先证者,女,存在严重的智力障碍,顽固性癫痫(治疗无效)及行为异常等表现。语言表达能力差,共济失调。

1.体格检查

(1)一般情况　身高 143cm(<第 3 百分位数),头围 51cm(<第 3 百分位数)。

(2)头颈部　短鼻头,浅人中,大嘴。

2.辅助检查

全基因组拷贝数变异分析:采用 array CGH 对先证者外周血 DNA 进行检测,结果提示存在 16p13.11 区域的缺失;实时定量 PCR 提示 pp2 及 pp4 存在杂合性缺失。

3.诊断

根据患者的临床表现及相关检查结果,可诊断为 16p13.11 微缺失综合征。

病例 2　16p13.11 微重复综合征

先证者,男,第二胎第二产,顺产,中度的智力障碍。出生起即有便秘的情况,6月龄时诊断为"先天性巨结肠",并行外科手术治疗(切除＋断端吻合术)。5 岁开始有行为异常,接受特殊教育。

1.体格检查

头颈部:眉毛浓密,下颌覆咬合。

2.辅助检查

全基因组拷贝数变异分析:采用 array CGH 对先证者外周血 DNA 进行检测,结果提示存在 16p13.11 区域的重复;实时定量 PCR 提示 pp2 及 pp4 重复。

3.诊断

根据患者的临床表现及相关检查结果,可诊断为 16p13.11 微重复综合征。

【参考文献】

[1] Ullmann R,Turner G,Kirchhoff M,et al. Array CGH identifies reciprocal 16p13.1 duplications and deletions that predispose to autism and/or mental retardation[J]. Hum Mutat,2007,28(7):674 - 682.

[2] Hannes F D,Sharp A J,Mefford H C,et al. Recurrent reciprocal deletions and duplications of 16p13.11:the deletion is a risk factor for MR/MCA while the duplication may be a rare benign variant[J]. J Med Genet,2009,46(4): 223 - 232.

5.34　16p13.3 重复综合征

【疾病概述】

16p13.3 重复综合征(16p13.3 duplication syndrome)是指由染色体 16p13.3 区域微重复而引起的一类临床综合征。

【疾病特征】

(1)其他名称(别名)　Rubinstein-Taybi region duplication syndrome。

(2)疾病 OMIM 编号　♯613458。

(3)致病基因/染色体区域　16p13.3,*CREBBP*。

（4）关键基因　*CREBBP*（＊600140）编码 CREB 结合蛋白。*CREBBP* 是一种广泛表达的基因，涉及许多不同转录因子的转录共激活。目前已知其在胚胎发育、生长控制等方面发挥关键作用。该基因编码的蛋白质具有内在的组蛋白乙酰转移酶活性，并且充当支架，以稳定的转录复合体形式与其他蛋白质相互作用。最新报道其与智力障碍、面部及四肢轻度异常相关，以及与偶发症状，如心脏、外生殖器、上腭或眼睛的发育缺陷相关[1]。

（5）变异类型　重复片段大小不等。

（6）检测方法　包括 FISH、MLPA、实时定量 PCR、array CGH、SNP array 和测序等方法。

（7）发病率（出生患病率或群体患病率）　活产婴儿发病率约为 1/146000～1/97000[2]。

【疾病的临床表现与诊断要点】[3]

16p13.3 重复综合征的临床表现与诊断要点见表 5－36。

表 5－36　16p13.3 重复综合征的临床表现与诊断要点

项目	临床表现	
颜面部	头面部	面中部发育不全
		长脸
	耳	低耳位
		招风耳
	眼	睑裂狭小
		上睑下垂
	鼻	短鼻
		球形鼻
心血管系统	先天性心脏缺陷	
	房间隔缺损	
	室间隔缺损	
胸部	漏斗胸	

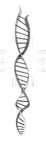

续表 5－36

项目	临床表现	
骨骼	髋关节脱位	
	锥状指	
	高弓足	
神经系统	中枢神经系统	轻度至中度发育迟缓
		轻度精神发育迟滞
		智力较低或正常
		语言表达缺陷
	行为精神病学表现	孤独谱系障碍
		行为异常

说明：①患者表型变异度宽；②上睑下垂与微重复序列拷贝数的增加无特异相关性。

【典型病例】

先证者，男，5岁，第二胎第二产，因"语言能力落后"就诊。足月顺产，出生时体重2.9kg，无缺氧窒息史。8月龄时因"肺炎"在某医院检查发现"先心病"。1岁左右走路，2岁时会喊"爸爸""妈妈"，理解能力尚可，表情呆滞。有一个哥哥，出生后不久即夭折，病因未明。

1.体格检查

（1）一般情况　身高98cm（＜第3百分位数），体重14kg（＜第3百分位数），头围46cm（＜第3百分位数）。

（2）头颈部　眼间距过宽，睑裂狭小，鼻梁塌陷，厚下唇，张口呼吸，短鼻头［图5－50（A）］。

（3）脊柱与四肢　右手小指2指节，双手3～5指屈曲，拇指发育不良，"草鞋"足，2～5趾屈曲（图5－50）。

2.辅助检查

（1）血液、尿液筛查　阴性。

（2）头部MRI　桥小脑角池、桥前池及枕大池扩大，第4脑室下部扩大通过小脑蚓部与枕大池相通，小脑蚓部及小脑半球未见明显异常（图5－50）。

（3）染色体核型分析　46，XY，Yqh－。

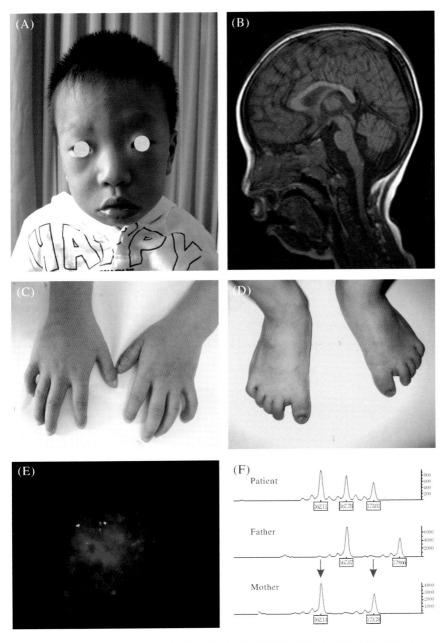

图 5 - 50　16p13.3 重复综合征患者照片及 FISH、STR 检测结果

（A）患者颜面部特征（弓形眉，眼间距过宽，睑裂狭小，鼻梁塌陷，短鼻头，厚下唇）；（B）头部 MRI 结果；（C）右手小指 2 指节，双手 3～5 指屈曲，拇指发育不良；（D）"草鞋"足，2～5 趾屈曲；（E）患者间期核 FISH 结果，目的探针 RP11 - 292B10 位于 16p13.3 标记为红色，对照探针 RP11 - 113E3 位于 16q 标记为绿色，间期核中可见到白色箭头标示的 3 个红色信号，绿色信号仅为 2 个；（F）位点 D16S475 的 STR 扫描结果图，红色箭头所示的两个等位基因遗传自母亲。

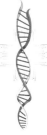

(4)全基因组拷贝数变异分析 采用 Illumina HumanCyto - 12 技术对先证者外周血 DNA 进行检测,结果提示 16p13.3 区域重复大小约为 1.5Mb 的片段(nt:2751179 - 4315057)(图 5 - 51)。

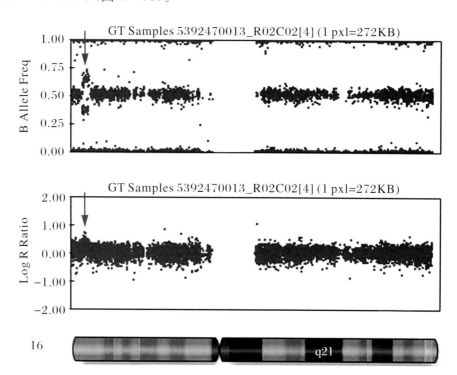

图 5 - 51　16p13.3 重复综合征患者基因芯片检测结果

图中红色箭头处所示的 BAF 值为 0.33、0.67,Log R 值上升,提示该区域的重复。

(5)FISH 检测 在重复片段内选取目的探针 RP11 - 292B10 位于 16p13.3 标记为红色,对照探针 RP11 - 113E3 位于 16q 标记为绿色,结果显示患者间期核内可见 3 个红色目的信号(图 5 - 50)。

(6)单体型分析 选取域内及侧翼的 STR 位点对患者及父母进行单体型分析,位点 D16S475 上的扫描结果显示患者存在三个等位基因,其中两个遗传自母亲,提示该区域的重复为母源起源(图 5 - 50)。

3.诊断

根据患者的临床表现及相关检查结果,可诊断为16p13.3重复综合征。

【参考文献】

[1] Demeer B,Andrieux J,Receveur A,et al. Duplication 16p13.3 and the *CREBBP* gene:confirmation of the phenotype[J]. Eur J Med Genet,2012,56 (1):26 - 31.

[2] Thienpont B,Bena F,Breckpot J,et al. Duplications of critical Rubinstein-Taybi deletion region on chromosome 16p13.3 cause a novel recognisable syndrome[J]. J Med Genet,2010,47(3):155 - 161.

[3] Marangi G,Leuzzi V,Orteschi D,et al. Duplication of the Rubinstein-Taybi region on 16p13.3 is associated with a distinctive phenotype[J]. Am J Med Genet A,2008,146A(18):2313 - 2317.

5.35 17q12 缺失综合征

【疾病概述】

17q12 缺失综合征(17q12 deletion syndrome)是指由染色体 17q12 区域 1.4~1.8Mb 缺失而引起的一类综合征[1]。17q12 缺失综合征患者具有广泛的临床表现,常见临床表现包括多种神经发育异常(neurodevelopmental disorder),如孤独谱系障碍(主要在男性患者中)、发育迟缓/智力低下、语言落后、协调运动能力不全、焦虑、精神分裂症等,患者同时多伴有肾脏或尿道发育异常(多囊肾、肾功能不全),在产前就能检测出来。另外,癫痫、青春晚期糖尿病、大头围或高圆前额、生殖器官发育异常也较为常见。个体间临床表现差异较大,因肾脏发育异常就诊的患者中,神经发育方面的症状不是非常普遍或严重[2]。

【疾病特征】

(1)疾病 OMIM 编号   ♯614527。

(2)致病基因/染色体区域   17q12,chr17:34819670 - 36203752。

(3)关键基因   *HNF1B*(旧称 *TCF2*,＊189907)与肾、肝、胰腺的发育有关,此基因缺失与多囊肾糖尿病综合征(renal cysts and diabetes syndrome,RCAD)相关。

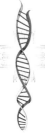

此外，*HNF1B* 基因还被提示与孤独症相关[3]。*LHX1*（ * 601999）在胎儿发育早期的大脑中就有表达，是导致 17q12 缺失综合征患者出现精神认知表型的候选基因。*LHX1* 敲除小鼠没有子宫和卵巢，故此基因也是某些 17q12 缺失女性患者出现子宫发育异常[Mayer-Rokitansky-Kuster-Hauser（MRKH）综合征相关疾病]的致病基因[4]，个别 MRKH 患者携带有 *LHX1* 基因病理性突变[5]。但该基因变异与人精神行为发育异常、子宫发育异常的关系尚待进一步研究。

（4）变异类型　17q12 区域 1.4～1.8Mb 缺失。

（5）检测方法　包括 FISH、MLPA、实时定量 PCR、array CGH、SNP array 等方法。除少数患者因染色体非平衡易位致病外，大部分患者的染色体核型分析结果正常。

（6）发病率（出生患病率或群体患病率）　普通人群中的发病率未见明确报道，估计约为 1：20000。有报道显示本病在不明原因发育迟缓的儿童中发病率为 1：875[3]。

【疾病的临床表现与诊断要点】[1-4，6]

D. Moreno-De-Luca 通过对 9 例 17q12 缺失综合征患者进行分析，得到不同精神行为异常表型的比例[3]。F. Laffargue 通过对 24 例患者（0.8～17 岁；多因肾脏发育异常就诊，但都通过 array CGH、FISH 验证患者携带 17q12 缺失、而非 *HNF1B* 单基因缺失）进行表型荟萃分析，证实这些患者有 17q12 缺失和肾脏发育异常，但其神经发育方面的症状不是非常普遍或严重[2]。17q12 缺失综合征的临床表现见表 5 - 37。

表 5 - 37　17q12 缺失综合征的临床表现与诊断要点

项目	临床表现	
主要特征	颜面部异常	高而圆的前额
		弓形眉、外侧眼睑赘皮，眼睑下垂
		头围大
		小下颌

项目	临床表现	
主要特征	肾脏/尿道结构异常(24%)	多囊肾、肾缺如
		尿道异常
		肾功能异常
	生长发育异常	发育迟缓/智力落后/学习障碍
		语言发育落后
	精神行为异常	孤独谱系障碍
		过度兴奋
		易激怒
		运动协调能力差
		癫痫
	青少年期糖尿病	
其他罕见特征	大脑结构异常	
	脊柱侧弯	
	耳、呼吸道、尿道感染的易感性增高	
	眼科问题,包括水平性眼球震颤、点状白内障、视力问题、小眼球	

说明:①患者有轻度面部异常,难与正常人相区别,其突眼表型将随着年龄增长而减轻;②患者临床表现存在个体差异,同一家系不同成员患者可能表现出不同表型。

【典型病例】

先证者,男,第一胎第一产。足月顺产,出生体重 3.4kg,出生时无窒息史,其母亲孕中期因先兆流产口服保胎药,孕 16 周 B 超提示胎儿轻度脑外积水,孕 24 周四维彩超发现胎儿右肾未发育。患儿 8 个月时可独坐,9 个月时可独站,1 岁 6 个月时可独走。现 4 岁 9 个月,因脾气暴躁、发育迟缓、语言显著落后就诊。

1.体格检查

(1)一般情况 身高 104cm(<第 25 百分位数),体重 19.8kg(第 75 百分位数),头围 49cm(<第 15 百分位数)。

（2）头颈部　眼睑狭小，眼间距过宽，眼睑外侧赘皮下垂，鼻梁塌陷，牙釉质发育不良，右眼斜视，双眼弱视（图5-52）。

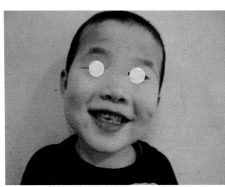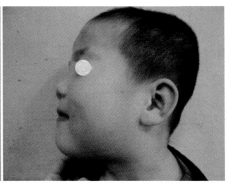

图5-52　17q12缺失综合征患者正面及侧面照片

（3）神经系统　发育迟缓，语言落后，脾气暴躁，孤独症样表现，双侧肌张力低下，脑电图正常。

2.辅助检查

（1）脑部MRI　脑实质内未见明显异常信号灶，大脑皮髓质界限清晰，大脑沟回形态和数量正常，额叶脑沟稍明显，脑室系统无扩张，形态正常，枕大池增宽；脑外间隙未见增宽，小脑体积和形态正常，第四脑室未见扩张，小脑实质信号正常。胼胝体大小和形态未见异常。

（2）智力测试　学前韦氏智力测试量表（Chinese Wechsler preschool and primary scale intelligence，WPPSI）显示智商为50，语言为48。

（3）B超　心脏发育正常，未发现右肾。

（4）肾功能检测　正常。

（5）尿代谢筛查　轻度酮性双羧酸尿。

（6）染色体核型分析　46，XY。

（7）全基因组拷贝数变异分析　采用Agilent 244k定制芯片对先证者外周血DNA进行检测，结果提示患儿17号染色体长臂（nt：34815184-36248918）缺失约1.4Mb（图5-53）。经验证患儿的父母未携带该变异。

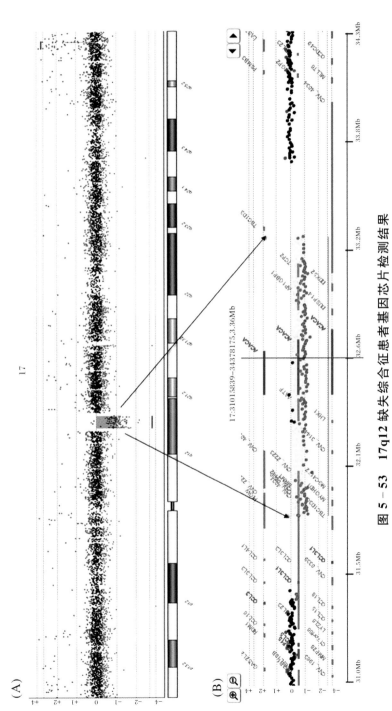

图 5 - 53 17q12 缺失综合征患者基因芯片检测结果

（A）17 号染色体探针分布和 Log R 参数图，提示 17q12 缺失；（B）17q12 区域的放大图。

207

3.诊断

根据患者的临床表现及相关检查结果,可诊断为17q12缺失综合征。

【参考文献】

[1] Mefford H C, Clauin S, Sharp A J, et al. Recurrent reciprocal genomic rearrangements of 17q12 are associated with renal disease, diabetes, and epilepsy [J]. Am J Hum Genet, 2007,81(5):1057 - 1069.

[2] Laffargue F, Bourthoumieu S, Llanas B, et al. Towards a new point of view on the phenotype of patients with a 17q12 microdeletion syndrome[J]. Arch Dis Child, 2015,100(3):259 - 264.

[3] Moreno-De-Luca D, Sgene C, Mulle J G, et al. Deletion 17q12 is a recurrent copy number variant that confers high risk of autism and schizophrenia[J]. Am J Hum Genet,2015,87(5):618 - 630.

[4] Bernardini L, Gimelli S, Gervasini C, et al. Recurrent microdeletion at 17q12 as a cause of Mayer-Rokitansky-Kuster-Hauser (MRKH) syndrome:two case reports[J]. Orphanet J Rare Dis, 2009, 4:25.

[5] Ledig S, Brucker S, Barresi G, et al. Frame shift mutation of *LHX1* is associated with Mayer-Rokitansky-Kuster-Hauser (MRKH) syndrome[J]. Hum Reprod, 2012, 27(9):2872 - 2875.

[6] Nagamani S C, Erez A, Shen J, et al. Clinical spectrum associated with recurrent genomic rearrangements in chromosome 17q12[J]. Eur J Hum Genet, 2010, 18(3):278 - 284.

5.36　17q21.31缺失综合征

【疾病概述】

17q21.31缺失综合征(17q21.31 deletion syndrome)是指由染色体17q21.31区域杂合性缺失或关键基因突变而引起的一种临床综合征。

【疾病特征】

(1)其他名称(别名) Koolen-De Vries 综合征(KDVS)。

(2)疾病 OMIM 编号 ♯610443。

(3)致病基因/染色体区域 17q21.31、KANSL1[1]。

(4)关键基因 KANSL1(＊612452),此基因改变可导致精神运动发育迟缓、特殊面容等症状[2]。此基因产物在蛋白复合体中与 MOF 结合而对核小体组蛋白 H4 表现出组蛋白乙酰转移酶(histone acetyl transferase,HAT)活性。此 MOF 复合体表现出对 H4 lys16(H4K16)的强乙酰化作用[3]。

(5)变异类型 17q21.31 区域缺失;KANSL1 基因点突变[1]。

(6)检测方法 包括 FISH、MLPA、实时定量 PCR、array CGH、SNP array 和测序等方法。除少数患者因染色体非平衡易位致病外,大部分患者的染色体核型分析结果均正常。

(7)发病率(出生患病率或群体患病率) 群体患病率为 1/16000[4]。

【疾病的临床表现与诊断要点】

17q21.31 缺失综合征的临床表现与诊断要点见表 5-38。

表 5-38 17q21.31 缺失综合征的临床表现与诊断要点

项目	临床表现	
生长发育	胎儿宫内发育迟缓	
	出生体重低(27%)	
	肌张力低	
	喂养困难	
特殊面容	头面部	宽前额(68%)
		高发际线
		长脸(74%)
		长人中
		宽下巴(42%)

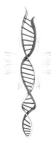

项目	临床表现		
特殊面容	耳	大耳 59％	
		耳前倾	
	眼	远视（36％）	
		淡色虹膜（45％）	
		斜视（45％）	
		睑裂上斜（68％）	
		睑裂狭小（36％）	
		上睑下垂（50％）	
		内眦赘皮（68％）	
	鼻	管形或梨形鼻（82％）	
		球形鼻尖（95％）	
		高鼻梁	
	腭	上腭高尖（50％）	
		伴唇裂或腭裂	
		张口吐舌	
	口腔	牙齿小而稀疏	
		下唇外翻	
胸部	漏斗状胸（23％）		
	乳头间距宽		
骨骼	关节伸展过度		
	脊柱侧弯（36％）		
	髋关节脱位（27％）		
	下肢修长（41％）		
	手部	窄手掌	
		手指修长（61％）	
		手部肌肉发育不良（29％）	
	足部	足部畸形（27％）	

项目	临床表现	
皮肤毛发	皮肤	皮肤干燥
		湿疹
		色素异常
	毛发	色素沉着异常(55%)
		质地异常(55%)
先天性心脏病	心脏缺损(27%)	
	房间隔缺损	
	室间隔缺损	
	动脉导管未闭	
	肺动脉狭窄	
	二叶式主动脉瓣	
神经系统	中枢神经系统	中度至重度精神发育迟滞(100%)
		语言障碍
		肌张力低下(96%)
		癫痫发作(50%)
		脑室扩大(38%)
	精神行为	过度的亲和力(89%)
其他	部分患者伴复发性中耳炎、喉痉挛	
	讲话有鼻音(50%)	

说明:①病例多为新发;②患者一般听力正常,但伴复发性中耳炎者可见轻微听力减退;③有1例病例报道患者存在主动脉扩张。

【典型病例】[5]

先证者,女,8岁。母亲孕期无异常,足月顺产。出生体重 2.98kg,身长 37cm,头围 35cm,喂养困难,肌张力低下,先天性室间隔缺损,单侧髋关节脱位,后行手术治疗。中度听力障碍,慢性浆液性渗出性中耳炎。有便秘倾向,骶窝深。生长发育迟缓,8个月时能独坐,3岁时能走路、讲话,有口吃,智力落后,学习困难。父母健

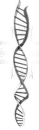

211

康,非近亲结婚。

1.体格检查

头颈部:睑裂上斜,大耳,宽鼻梁,球形鼻尖,习惯性张口吐舌,宽下巴(图5-54)。

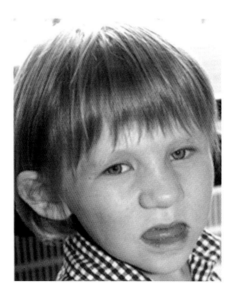

图5-54　17q21.31缺失综合征患者照片[5]

2.辅助检查

(1)全基因组拷贝数变异分析　采用 Affymetrix Cytogenetics Whole-Genome 2.7M arrays 对先证者外周血 DNA 检测,结果提示 17q21.31 杂合缺失。

(2)FISH　随后在缺失区域内选取 Vysis LSI MAPT 17q21 SG(Abbott Molecular,Des Plaines,IL,USA)作为目的探针以及以 Vysis Spectrum Green CEP 17 作为对照探针进行检测,结果提示 17q21.31 杂合缺失(图5-55)。

3.诊断

根据患者的临床表现(特殊面容、智力障碍、髋关节脱位、复发性耳炎)及相关检查结果,可诊断为 17q21.31 缺失综合征。

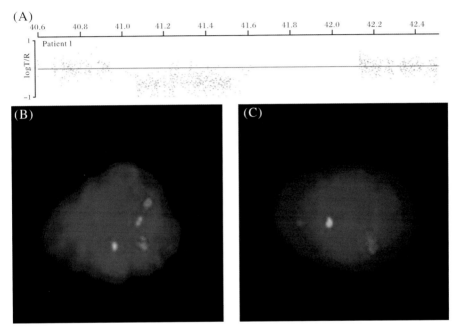

图 5-55　17q21.31 缺失综合征患者基因芯片及 FISH 检测结果[5]

（A）患儿基因组芯片 Log T/R 值。检测到 504kb 缺失（nt：41062760-41567167），除此之外没有发现其他 CNV 改变；（B）患儿母亲口腔细胞间期核 FISH 结果用 17q21.31 缺失综合征典型区域内的探针作为目的探针标记为绿色（Vysis LSI MAPT 17q21 SG FISH 探针），用 17 号染色体着丝粒区内的探针作为对照探针标记为红色（Vysis SpectrumGreen CEP 17 探针），两个探针均可见双信号；（C）患儿细胞间期核 FISH 结果，探针同上，可见两个红色信号和一个绿色信号。

【参考文献】

[1] Zollino M，Orteschi D，Murdolo M，et al. Mutations in *KANSL1* cause the 17q21.31 microdeletion syndrome phenotype[J]. Nat Genet，2012，44(6)：636-638.

[2] Koolen D A，Kramer J M，Neveling K，et al. Mutations in the chromatin modifier gene *KANSL1* cause the 17q21.31 microdeletion syndrome[J]. Nat Genet，2012，44(6)：639-641.

[3] Smith E R，Cayrou C，Huang R，et al. A human protein complex homologous

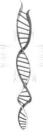

to the *Drosophila* MSL complex is responsible for the majority of histone H4 acetylation at lysine 16[J]. Mol Cell Biol，2005，25(21)：9175 – 9188.

［4］ Koolen D A，Sharp A J，Hurst J A，et al. Clinical and molecular delineation of the 17q21.31 microdeletion syndrome[J]. J Med Genet，2008，45(11)：710 – 720.

［5］ Koolen D A，Dupont J，de Leeuw N，et al. Two families with sibling recurrence of the 17q21.31 microdeletion syndrome due to low-grade mosaicism [J]. Eur J Hum Genet，2012，20(7)：729 – 733.

5.37　17q21.31 重复综合征

【疾病概述】

17q21.31 重复综合征(17q21.31 duplication syndrome)指由染色体 17q21.31 区域重复而引起的一种临床综合征。目前仅见数例报道。本综合征患者的临床表现主要为行为异常及社会能力缺陷。

【疾病特征】

(1)疾病 OMIM 编号　♯613533。

(2)致病基因/染色体区域　17q21.31。

(3)变异类型　17q21.31 区域微重复。

(4)检测方法　包括 FISH、MLPA、实时定量 PCR、array CGH、SNP array 和测序等方法。除少数患者因染色体非平衡易位致病外,大部分患者的染色体核型分析结果均正常。

(5)发病率(出生患病率或群体患病率)　暂未见报道。

【疾病的临床表现与诊断要点】

17q21.31 重复综合征的临床表现与诊断要点见表 5 – 39。

表 5 – 39　17q21.31 重复综合征的临床表现与诊断要点

项目	临床表现
神经系统	语言障碍
	运动发育迟缓

项目	临床表现	
神经系统	踮脚走路	
	肌张力减退	
精神行为	中度至重度精神运动迟滞	
	社交能力低下	
	强迫性行为	
	侵略性行为	
	孤独谱系障碍	
头面部	小头	
	连眉	
	扁平面容	
	内眦赘皮	
	朝天鼻	
	短平人中	
	耳发育不良	
	高腭	
	上门牙突出	
	小下颌	
	下颌后缩	
骨骼系统	手	手指异常,拇指短粗,其余手指指尖粗大,第五指屈曲
	足	足宽大,并趾畸形
皮肤毛发	多毛症	
其他	身材矮小、便秘等	

说明:本病迄今仅报道 5 例患者,其表型差异较大。例如,1 例患者精神愉快,性格开朗,喜欢唱歌跳舞;1 例患者后发际线低;1 例患者性腺发育不良;1 例患者有特异性皮炎[1-2]。

【典型病例】[1]

先证者,女,6 岁,第一胎第一产。顺产,出生体重 3.57kg,12 个月时会走路,

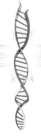

有语言发育障碍,社会交流困难。

1.体格检查

(1)一般情况 身高 126cm(第 90 百分位数),体重 23.3kg(第 50 百分位数),头围 49cm(小于 2 个标准差)。

(2)头颈部 小头,眼睑松弛,短人中,薄上唇,耳后缩,耳发育不良(图 5-56)。

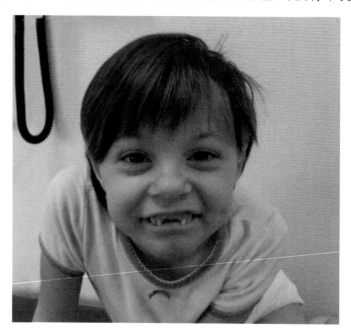

图 5-56 17q21.31 重复综合征患者照片

(3)背部 轻微多毛症。

(4)四肢及神经系统 第五指弯曲,右手通贯掌纹,第二、三、四趾部分并指畸形。

2.辅助检查

(1)智力测试 IQ 为 105 分。

(2)头部 MRI 未见明显异常。

(3)血清学检查 卵泡刺激素(follicle stimulating hormone,FSH)、黄体生成素(luteinizing hormone,LH)、脱氢表雄酮(dehydroepiand-rosterone,DHEA)、17-

羟孕酮水平均正常。

（4）全基因组拷贝数变异分析　采用 44K CGH microarray 对先证者外周血 DNA 进行检测，结果提示 17q21.31 区域存在约 600kb 重复。

（5）实时定量 PCR　采用实时定量 PCR 对该重复 CNVs 进行验证，并发现该重复为新发突变。

（6）单体型分析　采用微卫星进行单体型分析并确定重复片段来源，结果提示重复的片段为母源性等位基因的重复。

3.诊断

根据患者的临床表现（特殊面容、背部轻微多毛症、四肢畸形、精神智力发育迟缓、语言发育迟缓）及相关检查结果，诊断为 17q21.31 重复综合征。

【参考文献】

[1] Grisart B，Willatt L，Destrée A，et al. 17q21.31 microduplication patients are characterised by behavioural problems and poor social interaction［J］. J Med Genet，2009，46(8):524 – 530.

[2] Kirchhoff M，Bisgaard A-M，Duno M，et al. A 17q21.31 microduplication，reciprocal to the newly described 17q21.31 microdeletion，in a girl with severe psychomotor developmental delay and dysmorphic craniofacial features［J］. Eur J Med Genet，2007，50(4):256 – 263.

5.38　22q11.2 缺失综合征

【疾病概述】

22q11.2 缺失综合征（22q11.2 deletion syndrome）是指由染色体 22q11.21 - 22q11.23 区域杂合性缺失或关键基因突变而引起的一种临床综合征。本病是人类最常见的缺失综合征。

22q11.2 缺失综合征有三个主要的亚型，即 DiGeorge 综合征（DiGeorge syndrome，DGS）、腭心面综合征（velo-cardio-facial syndrome，VCFS）和椎干异常面容综合征（conotruncal anomaly face syndrome，CAFS）。其中，DGS 主要表现为先天性心脏病、免疫缺陷和低钙血症，且常见于新生儿；VCFS 主要表现为腭裂、先天性

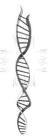

心脏病、特殊面容、手指细长、精神行为异常等;CAFS 主要表现为特殊面容和心脏流出道畸形。

【疾病特征】

(1)其他名称(别名)　DGS、VCFS、Shprintzen 综合征;Takao 综合征;Sedlackova 综合征。

(2)疾病 OMIM 编号　♯188400(DGS)、♯192430(VCFS)。

(3)致病基因/染色体区域　22q11.2、*TBX1*。

(4)关键基因　*TBX1*(＊602054)是一个在进化上保守的基因家族的成员之一,此家族有着共同的 DNA 结合结构域。T-box 基因的转录因子参与调控发育过程,小鼠的 *TBX1* 在早期胚胎发育过程中的咽弓、袋和耳泡中表达。研究也显示 *TBX1* 基因与 22q11.2 缺失综合征的五大主要表征(异常面容、心脏缺陷、胸腺发育不良、腭裂腭咽闭合不全、甲状旁腺功能不全与低钙血症[1])相关。

(5)变异类型　22q11.2 区域缺失,90％的缺失片段大小为 3Mb,7％～8％的缺失片段大小为 1.5Mb;另外还包括一些非典型的小片段缺失;*TBX1* 基因点突变[2]。

(6)检测方法　包括 FISH、MLPA、实时定量 PCR、array CGH、SNP array 和测序等方法。此变异大部分的患者为新生突变,约占 93％,仅 7％由父母遗传所致[2]。

(7)发病率(出生患病率或群体患病率)　新生儿中本病的发病率约为 1/6000[3],亦有文献报道为 1/10000～1/4000[4-5]。

【疾病的临床表现与诊断要点】

22q11.2 缺失综合征的临床表现与诊断要点见表 5－40。

表 5－40　22q11.2 缺失综合征的临床表现与诊断要点

项目	临床表现
先天性心脏病	法洛四联症
	室间隔缺损
	先天性主动脉弓离断 B 型
	肺动脉狭窄/闭锁以及共同动脉干
	其他心脏流出道畸形

项目	临床表现	
头颈部异常	头	小下颌
		长脸
		上颌垂直过长
		颊部平坦
		下颌后移
		面部不对称
		大头
		枕骨扁平
	耳	低耳位
		小耳
		耳廓异常折叠
		耳轮肥厚
		中耳炎
	眼	闭眼不能
		睑裂狭小
		视神经乳头变小
		视网膜血管扭曲
		视网膜缺损
		白内障
	鼻	球形鼻
		方鼻尖
		宽鼻梁
		鼻翼发育不全
		鼻孔狭窄
		鼻孔前倾
		鼻后孔闭锁
		慢性鼻窦炎

第5章 常见染色体微缺失/微重复综合征的临床表现与诊断标准

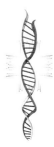

项目	临床表现	
头颈部异常	口腔	U 形嘴
		小嘴
		薄上唇
	腭	腭裂
		悬雍垂裂
		高腭
		腭帆缩短
		黏膜下裂
先天性胸腺不发育或发育不全	反复发生肺炎、鼻窦炎、中耳炎、鹅口疮等细菌、病毒、真菌、原虫的感染和自身免疫病,细胞免疫缺陷	
甲状旁腺功能低下	惊厥、喉痉挛、手足抽搐等低钙血症表现	
认知和精神异常	(青春期或成年患者)书写、计算、理解困难或学习能力低下,注意力缺陷或注意力高度缺陷,智商通常为 70～90(主要表现为认知障碍)	
	精神分裂症(主要为妄想型精神分裂症)、注意力缺陷、多动症、强制性障碍、心境障碍、恐怖症、抑郁症、对立违抗障碍等精神异常	
生长发育异常	喂养困难	
	生长激素缺乏	
	生长发育落后	

说明:①典型患者具有 1～4 项表现;②学龄期儿童、青少年、成人患者可能有认知障碍及发育迟缓表现;③最常见的是先天性心脏病伴认知障碍;④以免疫缺陷和低钙血症为突出表现的患者应考虑 DGS;⑤以认知、精神异常为突出表现,伴有特殊面容、胸腺发育不全或甲状旁腺功能低下的患者应考虑 VCFS。

【典型病例】

先证者，男，1岁半，第一胎第一产，足月顺产，出生体重3.0kg，脐带绕颈2周，生时无窒息史。生后即发现哭声低弱，吞咽困难，吸奶无力。出生后3～4天出现"四肢抽动"，出生后11天因"哭声低弱"于当地医院就诊，初步诊断："新生儿肺炎、新生儿败血症、颅内感染、新生儿脓疱疮、先天性心脏病、面神经麻痹"。入院后予以抗感染、对症治疗，行各项常规检查。

1.体格检查

（1）头面部　前囟2.0cm×3.0cm，肌张力不高，颅缝增宽，后囟0.3cm×0.3cm；灯泡样鼻，短鼻头；哭闹时口角歪斜（图5-57）。

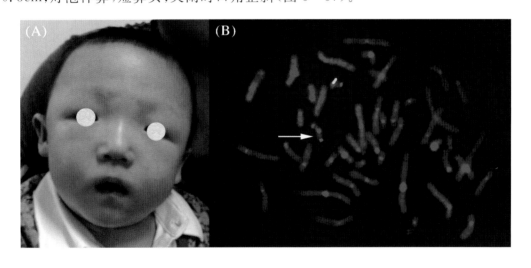

图5-57　22q11.2缺失综合征患者面部照片及FISH检测结果

（A）患儿1岁半时颜面部特征；（B）FISH检测结果，目的探针RP11-479G10（22q11.2区域内包括*TBX1*基因）标记为绿色，对照探针RP11-232E17标记为红色，图中可见两个红色信号及一个绿色信号，黄色箭头示仅有红色对照探针的22号染色体。

（2）颈部　较多脓疱疮。

（3）心肺　双肺呼吸音粗，可闻及中量的湿啰音和少许哮鸣音。心前区平坦，心率130次/分，心前区可闻及2～3级收缩期杂音。

（4）腹部　腹软，脐部少许渗血，肝右肋下 3cm，剑突下 2cm，质中，脾未及，肠鸣音正常。

（5）四肢及神经系统　右手通贯掌纹，双拇指内收，不能背屈和外展。四肢肌张力高，膝反射亢进，各种原始反射可引出。

2.辅助检查

（1）心脏彩超　室间隔缺损、房间隔缺损、动脉导管未闭、肺动脉增宽、肺动脉高压、肺动脉骑跨、左房左室大，右室稍大，室间隔、左室后壁、右室前壁增厚。

（2）电解质　K^+ 4.0mmol/L，Na^+ 147.8mmol/L，Cl^- 100mmol/L，Ca^{2+} 1.91mmol/L，AG 24mmol/L。

（3）FISH 检测　针对 22q11.2 缺失综合征，选取 22q11.2 区域内 BAC 克隆 RP11-479G10(22q11.2 区域内包括 *TBX1* 基因)作为目的探针，同时以 RP11-232E17(22q)作为对照探针，对患儿外周血中期核染色体进行 FISH 检测。结果见图 5-57，提示患儿 22q11.2 区域内目的探针 RP11-479G10 荧光信号杂合性缺失，患儿核型为 46,XY,ish 22q11(RP11-479G10×1)。

3.诊断

B 超提示先天性心脏病，体查发现心前区闻及 2～3 级收缩期杂音；新生儿败血症、颅内感染和新生儿脓疱疮均提示免疫缺陷可能；血钙水平低。

以上三点已符合 22q11.2 缺失综合征的特殊面容、甲状旁腺功能低下、认知障碍的诊断标准，且以免疫缺陷和低钙血症为突出表现，初步诊断考虑 DGS。再结合其他相关检查结果，可诊断为 DiGeorge 综合征。

【参考文献】

[1] Yagi H，Furutani Y，Hamada H，et al. Role of *TBX1* in human del22q11.2 syndrome[J]. Lancet，2003，362(9393)：1366-1373.

[2] Chen C P，Huang J P，Chen Y Y，et al. Chromosome 22q11.2 deletion syndrome：prenatal diagnosis，array comparative genomic hybridization characterization using uncultured amniocytes and literature review[J]. Gene，2013，527(1)：405-409.

[3] Botto L D，May K，Fernhoff P M，et al. A population-based study of the 22q11.2 deletion：phenotype，incidence，and contribution to major birth de-

fects in the population[J]. Pediatrics,2003,112(1Pt1):101-107.

[4] Wilson D I，Cross I E，Wren C，et al. Minimum prevalence of chromosome 22q11 deletions[J]. Am J Hum Genet,1994,55(3Suppl):A169.

[5] Devriendt K，Fryns J P，Mortier G，et al. The annual incidence of DiGeorge/velocardiofacial syndrome[J]. J Med Genet,1998,35:789-790.

5.39 22q11.2 重复综合征

【疾病概述】

22q11.2 重复综合征（22q11.2 duplication syndrome）是指由染色体 22q11.2 区域杂合性重复或关键基因突变而引起的一种临床综合征。

22q11.2 重复综合征的重复区域涉及 DiGeorge 综合征和腭心面综合征缺失的同一区域，即典型的 3Mb 和 1.5Mb 缺失，也可存在于 DiGeorge 综合征区域的远端。与 22q11.2 缺失综合征不同，22q11.2 重复综合征患者大多遗传自表型正常的父母，少见新发突变[1]。

【疾病特征】

（1）疾病 OMIM 编号　♯608363。

（2）致病基因/染色体区域　22q11.2。

（3）变异类型　22q11.2 区域重复，大多数重复片段的大小为 3Mb，少数重复片段大小为 1.5Mb；另外还包括一些非典型的小片段重复，可位于 DiGeorge 综合征区域的远端。

（4）检测方法　包括 FISH、MLPA、实时定量 PCR、array CGH、SNP array 和测序等方法。除少数患者因染色体非平衡易位致病外，大部分患者的染色体核型分析结果均正常。

（5）发病率（出生患病率或群体患病率）　暂未见报道。

【疾病的临床表现与诊断要点】

22q11.2 重复综合征的临床表现与诊断要点见表 5-41。

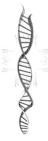

表 5 - 41   22q11.2 重复综合征的临床表现与诊断要点

项目	临床表现	
生长	生长迟缓	
头颈部	头	小头
	面部	小下颌
	耳	低耳位
		耳发育不良
	眼	内眦赘皮
		睑裂下斜
	鼻	宽鼻梁
		鼻梁塌陷
	口	高腭
心血管	先天性心脏畸形	
呼吸道	腭咽闭合不全	
肌肉	肌张力低下	
神经系统	精神运动迟滞	
	学习困难	
	语言发育障碍	
声音	讲话有鼻音	

说明:患者表型呈现高度异质性,且症状严重程度随患者不同有很大差异,可从无症状到严重畸形[2]。

【典型病例】

先证者,男,3 岁,第二胎第二产。足月顺产,出生体重 4.5kg,否认缺氧缺血窒息史。4 个月时抬头,9 个月时独站,18 个月时走路、叫人,现只会发单音字,不会说完整句子,可以和父母交流,可以和小朋友玩耍,但智力发育比同龄儿落后,饮食、大小便基本可以自理,走路平稳。患儿母亲孕早期有感冒病史,口服药物治疗(具体不详),孕 7 月时 B 超提示胎儿头围偏大。患儿曾因"心脏病(肺动脉瓣狭窄)"晕厥 3 次,每次约 10min,伴脸色苍白,半年前行心脏手术治疗。

1. 体格检查

一般情况:患儿大前额,眼间距稍宽,右手通贯掌纹(图 5 - 58)。

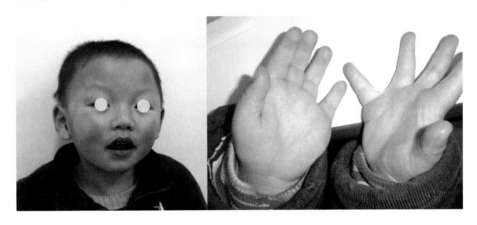

图 5 - 58　22q11.2 重复综合征患者面部及手部照片

2. 辅助检查

(1)头部 MRI　双侧基底节、导叶区多发点片灶,双侧侧脑室后脚白质内斑点状长 T 信号。

(2)PDMS - 2 运动发育量表　模仿力稍差,粗大运动协调,稳定性稍差,理解力可。

(3)睡眠状态脑电图　未见异常。

(4)染色体核型分析　46,XY。

(5)全基因组拷贝数变异分析　采用 Illumina HumanCytoSNP - 12 芯片对先证者外周血 DNA 进行检测,结果提示 22q11.2 区域重复大小约为 2.5Mb(nt:17343340 - 19795780)。

3. 诊断

根据患者的临床表现及相关检查结果,可诊断为 22q11.2 重复综合征。

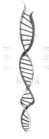

【参考文献】

[1] Sahoo T，Theisen A，Rosenfeld J A，et al. Copy number variants of schizophrenia susceptibility loci are associated with a spectrum of speech and developmental delays and behavior problems[J]. Genet Med，2011，13(10):868 - 880.

[2] Wentzel C，Fernström M，Ohrner Y，et al. Clinical variability of the 22q11.2 duplication syndrome[J]. Eur J Med Genet，2008，51(6):501 - 510.

5.40　22q11.2 远端缺失综合征

【疾病概述】

22q11.2 远端缺失综合征(22q11.2 deletion syndrome,distal)是指由染色体22q11.2 远端杂合性缺失或关键基因突变而引起的一种综合征。

22q11.2 远端缺失综合征不同于 DGS 和 VCFS,其缺失发生在 DGS/VCFS 致病区域即 22q11.2 普通 3Mb 缺失区域的远端[1-2],其表型与 DGS/VCFS 有部分重叠,但一般症状较轻。

【疾病特征】

(1)疾病 OMIM 编号　♯611867。

(2)致病基因/染色体区域　22q11.2。

(3)变异类型　22q11.2 区域远端缺失。

(4)检测方法　包括 FISH、MLPA、实时定量 PCR、array CGH、SNP array 和测序等方法。除少数患者因染色体非平衡易位致病外,大部分患者的染色体核型分析结果均正常。

(5)发病率(出生患病率或群体患病率)　暂未见报道。

【疾病的临床表现与诊断要点】

22q11.2 远端缺失综合征的临床表现与诊断要点见表 5 - 42。

表 5 – 42　22q11.2 远端缺失综合征的临床表现与诊断要点

项目	临床表现		
头颈部	眼	睑裂上斜	
		弓形眉	
	耳	耳结构异常	
		耳赘或窦道	
		低耳位	
		听力障碍	
	人中	人中光滑	
	口	上唇薄	
		腭裂	
	颌	小下颌	
生长发育	出生体重低		
	小头		
	身材矮小		
	发育迟缓、智力障碍		
心血管	先天性心脏病		
神经系统	行为异常		
	肌张力减弱		
四肢	第五指弯曲		
其他	Goldenhar 综合征		
	后鼻孔闭锁		
	Müllerian 发育不良		
	恶性管状肿瘤		

说明:只有存在 LCR22 – 6 和 LCR22 – 7 之间的 *SMARB – 1* 基因缺失的患者发现恶性管状肿瘤[3]。

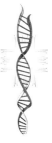

【典型病例】[2]

先证者,男,3岁。孕33周,早产,出生体重1.36kg(第3~10百分位数)。出生后生长迟缓,曾经因为"室间隔缺损"和特殊面容被诊断为"DGS/VCFS",而FISH分析未发现DGS/VCFS典型区域缺失。

1.体格检查

(1)一般情况 体重小于第5百分位数,身高小于第5百分位数。

(2)头颈部 长人中,高腭,弓形眉,尖下巴,鼻翼发育不全(图5-59)。

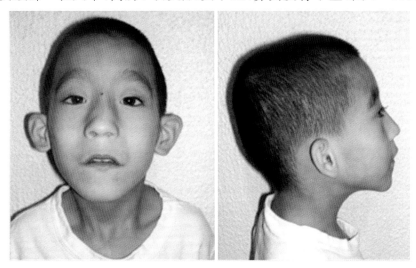

图5-59 22q11.2远端缺失综合征患者照片

2.辅助检查

(1)心脏彩超 室间隔缺损,动脉导管未闭。

(2)全基因组拷贝数变异分析 array CGH对先证者外周血DNA进行检测,结果提示22q11.2区域LCR22-4和LCR22-5之间,即DGS/VCFS常见3Mb缺失的远端发生微小缺失。

(3)FISH检测 在22q11.2远端区域内选取目的探针,对患儿外周血中期核染色体进行FISH检测,结果显示,绿色荧光信号代表染色体22q亚端粒区FISH探针,红色荧光信号代表正常22号染色体RP11-36N5克隆,可确诊其缺失(图5-60)。

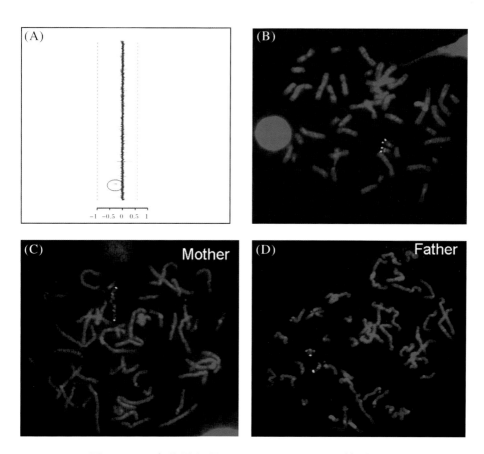

图 5 - 60 患儿及父母 array CGH 及 FISH 检测结果

（A）array CGH 结果，由上到下代表 1 号染色体到 X 染色体和 Y 染色体，在两个 BAC 克隆发现拷贝数缺失，RP－11－36N5 和 296H20 （红色椭圆标示），在染色体 22q11.2 区域 LCR22－4 和 LCR22－5 之间，在 DGS/VCFS 常见 3Mb 缺失的远端；（B）FISH 检测结果；（C）患儿母亲 FISH 检测结果；（D）患儿父亲 FISH 检测结果。

3. 诊断

根据患者的临床表现及相关检查结果，可诊断为 22q11.2 远端缺失综合征。

【参考文献】

[1] Carlson C，Sirotkin H，Pandita R，et al. Molecular definition of 22q11 deletions in 151 velo-cardio-facial syndrome patients[J]. Am J Hum Genet，1997，61(3):620-629.

[2] Ben-Shachar S，Ou Z，Shaw C A，et al. 22q11.2 distal deletion:a recurrent genomic disorder distinct from DiGeorge syndrome and velocardiofacial syndrome [J]. Am J Hum Genet，2008，82(1):214-221.

[3] Fagerberg C R，Graakjaer J，Heinl U D，et al. Heart defects and other features of the 22q11 distal deletion syndrome[J]. Eur J Med Genet，2013，56(2):98-107.

5.41　22q13 缺失综合征

【疾病概述】

22q13 缺失综合征(22q13 deletion syndrome)是指由 22 号染色体长臂末端微缺失或重排导致的遗传性疾病。本病的主要临床表现为新生儿肌张力低下，生长发育迟缓，严重语言发育障碍，孤独谱系障碍行为，多发畸形[1-3]。

【疾病特征】

(1)其他名称(别名)　Phelan-Mcdermid 综合征。

(2)疾病 OMIM 编号　♯606232。

(3)致病基因/染色体区域　22q13.3、*SHANK3*。

(4)关键基因　*SHANK3*(＊606230)，此基因全长约 59kb，包括 22 个外显子。*SHANK3* 基因在受体酪氨酸激酶 9(Ret9)信号传导中作用重大，并与 HOMER 蛋白有相互作用，其结构变异可导致智力低下、孤独谱系障碍、精神分裂症等[4]。

(5)变异类型　22q13.3 区域缺失，断裂点多位于 *SHANK3* 基因内部。

(6)检测方法　包括 FISH、MLPA、实时定量 PCR、array CGH、SNP array 和测序等方法。除少数患者因染色体非平衡易位致病外，大部分患者的染色体核型分析结果均正常。

(7)发病率(出生患病率或群体患病率)　暂未见报道。

【疾病的临床表现与诊断要点】

22q13 缺失综合征的临床表现与诊断要点见表 5-43。

表 5-43　22q13 缺失综合征的临床表现与诊断要点

项目	临床表现		
生长	身材高大		
	发育速度接近正常(95%)		
	新生儿肌张力低下		
	新生儿喂养困难		
头颈部	头	巨头	
		长头(57%)	
	面部	两侧不对称	
		弓形眉	
		上颌前突	
		小下颌(62%)	
	耳	外展耳	
		发育不良(65%)	
		听力障碍	
	眼	上睑下垂(57%)	
		内眦赘皮	
神经系统	中枢神经系统	运动发育迟缓	
		语言发育迟缓(99%)	
		中度至重度智力发育迟缓	
		全身肌无力(97%)	
		癫痫发作	
		体温调节能力差(51%)	
	周围神经系统	疼痛耐受性增高(86%)	
		新生儿反射减弱及反射异常	
	精神行为表现	咀嚼行为异常(70%)	
		磨牙	
		孤独谱系障碍倾向	
		吐舌	
		社交能力差	
		攻击行为	

项目	临床表现
四肢	手掌大
	肉质手(68%)
皮肤、趾甲	易发热
	少汗
	趾甲发育不良(87%)

【典型病例】

先证者,女,8岁,第一胎第一产。听力正常,智力相当于6~7个月婴儿的智力。

1.体格检查

头颈部:眼间距过宽,鼻梁塌陷,内眦赘皮(图5-61)。

2.辅助检查

(1)头部 MRI 组织垂体脑白质内见片状阴影信号,枕大池扩大。

(2)全基因组拷贝数变异分析 采用 Illumina HumanCytoSNP-12 Breadchip 芯片对先证者外周血 DNA 进行检测,结果提示 22 号染色体长臂末端发生杂合性缺失约 2.1Mb(chr22:49028568-51169045)(图5-62)。

(3)FISH 检测 在缺失区域内选取 BAC 克隆探针 RP11-164E23、对照探针 RP11-90N6,对家系成员进行检测(图5-61),提示患者的 22q13 缺失是由于其父亲存在 4 号及 22 号染色体的相互易位所造成的。

3.诊断

根据患者的临床表现及相关检查结果,可诊断为 22q13 缺失综合征。

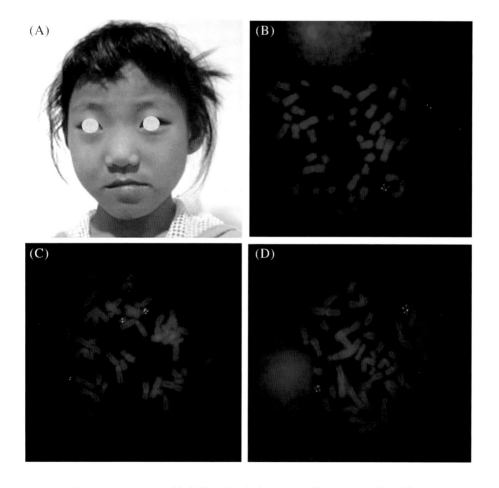

图 5 - 61　22q13 缺失综合征患者正面照片及 FISH 检测结果

（A）患者颜面部特征（眼间距过宽，鼻梁塌陷，内眦赘皮）；（B）、
（C）、（D）分别为患者及其父亲、母亲的 FISH 分析结果图，目的探针
RP11 - 164E23 位于 22q13 标记为红色，对照探针 RP11 - 90N6 位于
22q11.21 标记为绿色，可见患者（B）中期染色体缺失一个红色信号；患
者父亲（C）一个红色信号易位到 4 号染色体长臂末端；母亲（D）正常，
在 22 号染色体上分别可见两个信号。

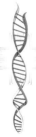

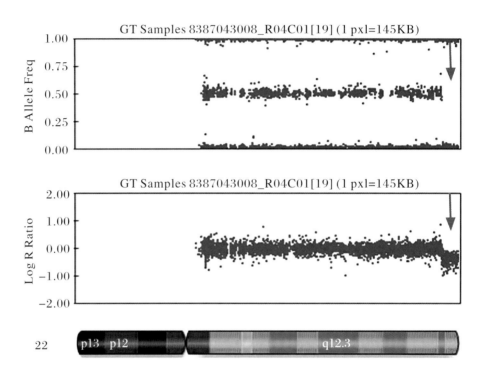

图 5 - 62　22q13 缺失综合征患者基因芯片检测结果

22q13 区域 BAF 值为 0、1,Log R 值下降,均提示 22q13 区域杂合性缺失。

【参考文献】

[1] Precht K S，Lese C M，Spiro R P，et al. Two 22q telomere deletions seren-dipitously detected by FISH[J]. J Med Genet，1998，35(11):939 - 942.

[2] Prasad C，Prasad A N，Chodirker B N，et al. Genetic evaluation of pervasive developmental disorders:the terminal 22q13 deletion syndrome may represent a recognizable phenotype[J]. Clin Genet，2000，57(2):103 - 109.

[3] Durand C M，Betancur C，Boeckers T M，et al. Mutations in the gene enco-ding the synaptic scaffolding protein SHANK3 are associated with autism spectrum disorders[J]. Nat Genet，2007，39(1):25 - 27.

[4] Schuetz G，Rosario M，Grimm J，et al. The neuronal scaffold protein Shank3

项目	临床表现	
泌尿生殖系统	男性生殖器	小阴茎
		尿道下裂
		隐睾
骨骼系统	手	第五指侧弯
	足	马蹄内翻足
神经系统	轻度至中度精神发育迟滞	
	癫痫发作少见	
血液系统	α-地中海贫血型小红细胞	
	低色素性贫血	

【典型病例】

先证者,女。顺产,出生体重 3.01kg,身长 50.2cm,头围 35.5cm。出生后前 3 周喂养困难。新生儿筛查高血红蛋白(20%~30%),出生后 3 个月时其血红蛋白水平为94g/L,细胞平均体积 74.4fl,4 个月时进行血珠蛋白电泳,结果提示 89,2.2,6.8,同时血红蛋白 A 为 2%,提示为 α-地中海贫血。

1.体格检查

头颈部:宽前额,眉毛稀疏,眶上骨发育不良,浅眼窝,眼球突出,虹膜凸显,存在一个从眉间延伸至鼻部及上唇的毛细血管瘤,眼睛不完全闭合,且频繁眨眼,内眦赘皮,扁平鼻,薄上唇,轻度缩颌。

2.辅助检查

(1)眼科检查　眼内压正常,无结构异常。

(2)听力检查　正常。

(3)四肢及神经系统　四肢无畸形,肌张力减退。

(4)染色体核型分析　患者 16p13.3 区域存在缺失。

(5)Southern blot　利用限制性内切酶 $BamH\ I$ 和 $Bgl\ II$ 对 DNA 进行消化,然后与探针杂交,0.8% 琼脂糖凝胶电泳分析。探针 ψζ-特异性针对 ψζ-珠蛋白和 ζ-珠蛋白,Mbcr 特异性结合 22 号染色体,用来作为内参。通过对 Southern blot

结果灰度扫描分析,发现正常对照数值为患者的 2 倍,这一结果和细胞遗传学检测的结果均提示患者的 16p13.3 区域存在 α-珠蛋白的杂合性缺失。

3. 诊断

根据患者的临床表现及相关检查结果,可确诊为 α-地中海贫血/智力障碍综合征。

【参考文献】

[1] Borochovitz D，Levin S E，Krawitz S，et al. Hemoglobin-H disease in association with multiple congenital abnormalities[J]. Clin Pediatr (Phila)，1970，9(7):432-435.

[2] Bowcock A M，van Tonder S，Jenkins T. The haemoglobin H disease mental retardation syndrome:molecular studies on the South African case[J]. Br J Haematol，1984，56(1):69-78.

[3] Pfeifer D，Poulat F，Holinski-Feder E，et al. The *SOX8* gene is located within 700kb of the tip of chromosome 16p and is deleted in a patient with ATR-16 syndrome[J]. Genomics,2000,63(1):108-116.

[4] Anon. ATR-16 syndrome[EB/OL]. (2013-02-15)[2014-11-20]. http://www. orpha. net/consor/cgi-bin/Disease_Search. php? Ing=EN.

[5] Gallego M S，Zelaya G，Feliu A S，et al. ATR-16 due to a de novo complex rearrangement of chromosome 16[J]. Hemoglobin，2005，29(2):141-150.

[6] Gibson W T，Harvard C，Qiao Y，et al. Phenotype-genotype characterization of alpha-thalassemia mental retardation syndrome due to isolated monosomy of 16p13.3[J]. Am J Med Genet，2008，146A(2):225-232.

[7] Hjelle B，Charache S，Phillips J A 3rd. Hemoglobin H disease and multiple congenital anomalies in a child of northern European origin[J]. Am J Hematol，1982，13(4):319-322.

[8] Holinski-Feder E，Reyniers E，Uhrig S，et al. Familial mental retardation syndrome ATR-16 due to an inherited cryptic subtelomeric translocation,t(3; 16)(q29;p13.3)[J]. Am J Hum Genet，2000，66(1):16-25.

[9] Lamb J，Harris P C，Wilkie A O，et al. De novo truncation of chromosome

16p and healing with （TTAGGG）n in the alpha-thalassemia/mental retarda-tion syndrome （ATR-16）[J]. Am J Hum Genet，1993，52（4）：668 - 676.

5.46 AZF 区域微缺失

【疾病概述】

Y 染色体上的 AZF（azoospermia factor）即无精子因子，是人类生精过程的必要因素。无精子因子的缺失与严重的生精功能障碍密切相关，是最常见的导致严重的少弱精症和无精子症分子遗传学方面的因素。

【疾病特征】

（1）疾病 OMIM 编号　♯415000。

（2）致病基因/染色体区域　Yq11、AZFa、AZFb 和 AZFc。

（3）关键基因　①AZFa 位于 Yq11 近侧端（interval D3 - D6），AZFa 区大约有 0.8Mb，包含 DFFRY、DBY 两个候选基因[1]。②AZFb 位于 Y 染色体缺失区间 interval 5 - 6 近侧端，约 6.23Mb。至今已发现 8 个基因，即 RBM、CDY、XKRY、EIF1AY、SMCY、HSFY、PRY 和 RPS4Y2。③AZFc 位于异染色质邻近区，大小约为 3.5Mb，近侧区又划分出 AZFd。已识别的基因有 DAZ、PRY、BPY2 和 TTY2[2]。

（4）变异类型　AZFa 缺失占 3%，AZFb/AZFb＋AZFc 缺失占 9%，AZFc 缺失占 79%，AZFa＋AZFb 缺失占 6%，AZFa＋AZFb＋AZFc 缺失占 6%。

（5）检测方法　包括 PCR＋凝胶电泳、array CGH、SNP array 和 MLPA 等方法。除少数患者因染色体非平衡易位致病外，大部分患者的染色体核型分析结果均正常。

（6）发病率（出生患病率或群体患病率）　育龄男性中有 10%～15% 的个体不育，其中 15%～20% 的男性不育由原发性无精少弱精引起[1]。

【疾病的临床表现及诊断要点】

AZF 区域微缺失的临床表现及诊断要点见表 5 - 48。

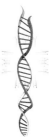

表 5 - 48 AZF 区域微缺失的临床表现及诊断要点

项目	临床表现
AZFa	可导致青春期精子发生阻滞,75％的患者表现为病理上的唯支持细胞综合征(SCOS Ⅰ型,无精原细胞出现),生精上皮细胞缺乏和临床上的小睾丸症;25％的患者表现为严重少精子症;AZFa 区域多个大片段缺失时,呈现同样的严重表现
AZFb/AZFb＋AZFc	表现为减数分裂前的生精细胞正常,而减数分裂后的(生精)细胞缺乏,提示在青春期减数分裂前或减数分裂期间精子发生中断,患者的睾丸活检不能发现任何表型变化
AZFc	睾丸组织学表现为多样化,因子缺失者的精子数量相差很大,可从无到正常,但伴随精子形态异常;可以有与唯支持细胞综合征相似的表型,表现可为与唯支持细胞综合征 Ⅱ 型相关(有一些精原细胞呈现,并可见精子生成有限),也可以有精子发生停滞于不同阶段生精细胞的表型,或者是出现一些空化的曲细精管周围围绕着一些具有精原细胞和精母细胞的曲细精管,而精母细胞发育阻滞,精子细胞发育减少甚至停止,因此患者就会出现无精子症和少精子的不同临床表现;有少数病例虽然有了子代,而子代本身同样是 AZFc 位点缺失者,也已经证实其为无精子症者;由此看来,AZFc 缺失者可以有不同的临床表现
AZFa＋AZFb	50％的患者严重少精子,50％的患者无精子
AZFa＋AZFb＋AZFc	100％表现为无精子症,不可能通过任何手段从睾丸中获得精子

说明:①所有 AZFb 缺失的男性均未发现 *RBMY* 基因的完全缺失,提示 *RBMY* 的活性拷贝是不能被去除的;②AZFc 缺失的患者临床表现多种多样,少数 AZFc 缺失患者也可以生育,但其后代如果为男性同样也将是 AZFc 缺失者,而且也表现出无精症或少精症,AZFc 缺失是原发性无精子症和严重少精子症患者的主要筛查基因;③AZFc 的缺失与隐睾或生殖细胞肿瘤无关;④AZFc 缺失的发生与患者父亲生育该患者的年龄无关,且患者的生精能力与自身年龄也无关。

【典型病例】

先证者,男,26 岁。结婚 2 年余,因"原发不孕"就诊。

1.辅助检查

(1)精液常规　未见精子。

(2)STS 位点扩增　6 个 STS 位点分两组扩增,每组扩增 SRY,ZFY 作为内对照。A 组:SRY,ZFY,SY254,SY86,SY127;B 组:SRY,ZFY,SY84,SY134,SY255。凝胶检测提示患者存在 AZFc 区域缺失。检测结果见图5-66。

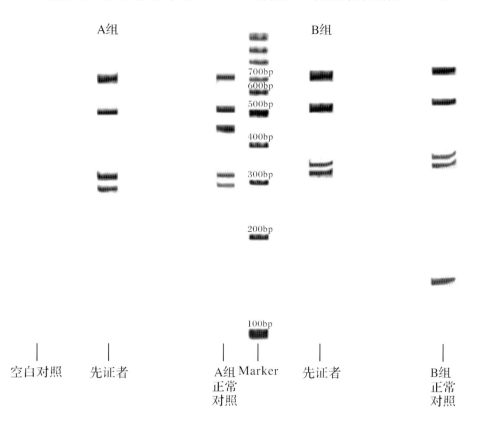

图 5-66　*AZF* 基因缺失区域检测图

A 组正常对照片段自上而下分别为内对照,内对照,SY254,SY86,SY127。

B 组正常对照片段自上而下分别为内对照,内对照,SY84,SY134,SY255。

综合分析 A、B 两组结果,此先证者 SY254,SY255 未扩增出,为 AZFc 完全缺失。

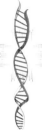

2.诊断

根据患者的临床表现及相关检查结果,可确诊为 AZF 区域微缺失。

【参考文献】

[1] Vog P H,Edelmann A,Kirsch S,et al. Human Y chromosome azoospermia factors (AZF) mapped to different subregions in Yq11[J]. Hum Mol Genet, 1996,5(7):933 – 943.

[2] Vogt P H,Bender U. Human Y chromosome microdeletion analysis by PCR multiplex protocols identifying only clinically relevant AZF microdeletions[J]. Methods Mol Biol,2013,927:187 – 204.

5.47　Beckwith-Wiedemann 综合征

【疾病概述】

Beckwith-Wiedemann 综合征(Beckwith-Wiedemann syndrome,BWS)是一种伴有肿瘤易感性和某些先天性特征的儿童期过度生长综合征。85%为散发突变,15%有家族史。虽然大多数病例为散发,但有 10%～15% 的病例为常染色体显性遗传且伴有母系传递的倾向。本病是由定位于 11p15 区部分基因异常引起的。该区是基因组内的一个高度保守区。遗传(改变基因结构)因素和外遗传(影响基因的功能/表达不改变基因结构)因素均起一定作用。位于 11p15 上的基因形成两个独立控制的印记区域,其中区域 1 包含来源于父源的胰岛素样生长因子(IGF2)、其他胰岛素样生长因子基因和转录子[1]。

【疾病特征】

(1)其他名称(别名)　exomphalos-macroglossia-glgantism 综合征(EMG 综合征);Wiedemann-Beckwith 综合征(WBS 综合征)。

(2)疾病 OMIM 编号　♯130650。

(3)致病基因/染色体区域　5q35.2 – q35.3(NSD1)、11p15.5(H19)、11p15.5(KCNQ1OT1)、11p15.5(ICR1)、11p15.4(CDKNIC)。

(4)关键基因　CDKNIC(＊600856)是细胞周期蛋白依赖性激酶抑制剂。CDK 是一类重要的丝氨酸/苏氨酸蛋白激酶,与细胞周期蛋白(cyclin)结合后被激活,可催化底物磷酸化,驱动细胞周期各时相进程,依序完成有丝分裂的各阶段,促进细胞的生长和增殖。同时,CDKs也能与CDKs抑制因子(CDI)结合发挥负调节作用,抑制细胞周期进程,阻止细胞分裂。*KCNQ1OT1*(＊604115)基因是位于人类常染色体11p15.5上第二功能域内的一条父系印记基因,属于非编码RNA(non-protein coding RNA)。现已证明它的差异甲基化区域(differentially methylated region,DMR)或者称为印记控制区(imprinting control region,ICR)的甲基化异常将会导致*KCNQ1OT1*基因表达量的改变,其与BWS的发生有密切的联系,临床表现为巨舌(舌头更长更厚)、巨体和脐疝等[2]。

(5)变异类型　增加胰岛素样生长因子表达的机制包括母亲来源的染色体11p15的易位和转化,父亲染色体11p15的重复,父亲的单亲二倍体(占BWS的20%)以及印记的异常,这些均可导致BWS。区域2包含几个印记基因,如*CDKNIC*基因(10%的散发病例有此基因的突变,40%的显性遗传病例由此突变引起)、*KCNQ1OT1*基因(LIT1)和一个父源的调节区域2的其他基因的表达的转录子(LIT1的印记丢失是40%～50%的BWS的原因)。

(6)检测方法　包括FISH、MLPA、实时定量PCR、array CGH、SNP array和测序等方法。

(7)发病率(出生患病率或群体患病率)　根报道为1/10000～5/10000[3]。

【疾病的临床表现与诊断要点】[4-5]

Beckwith-Wiedemann综合征的临床表现图(5-67)与诊断要点见表5-49。

表5-49　Beckwith-Wiedemann综合征的临床表现与诊断要点

项目	临床表现
主要特征	巨舌
	巨体(出生时体重和身高大于90%胎儿)
	中线腹壁缺损(脐膨出/脐凸出、脐疝、腹直肌分离)及内脏肥大、半身肥大等(如肝、肾、胰腺、心脏等不成比例的肥大)
	耳皱褶或耳坑
	新生儿低血糖(出生后低血糖)

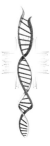

项目	临床表现		
其他特征	鲜红斑痣		
	枕骨突出		
	面中部发育不全		
	半侧肢体肥大		
	泌尿生殖系统畸形	肾脏髓质发育异常	
		肾钙化和肾结石	
		肾母细胞瘤	
	骨骼肌肉发育异常		
	听力受损		

说明：①由于 BWS 个体之间的差异性，一般认为存在三个主要特征或是两个主要特征加三个其他特征，即可认定为 BWS；②一些 BWS 早产儿不具有巨舌畸形，直到临近其预产期时才显现出来；③BWS 儿童罹患癌症的风险显著增加，其高危阶段为儿童早期，在这段时间内，应接受癌症筛查[6]。

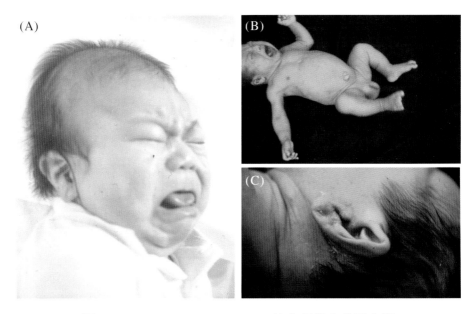

图 5 – 67　Beckwith-Wiedemann 综合征部分典型表型

（A）患儿巨舌畸形；（B）脐疝；（C）耳部近照，可见耳皱褶。

【典型病例】

先证者,男,出生后即发现脐部有肠管突出,外有羊膜包裹。舌巨大而突出于口外。娩出时即发现呼吸困难,在当地医院给氧无改善,行 CPAP 吸氧,头部侧卧。急诊行脐膨出修补术,术中顺利,术后患儿不能平卧呼吸,不能喂养,故下鼻饲管。3 个月后呼吸仍无好转,而且口腔内伸不进奶头和勺子,无法喂养,故转入整形科治疗。

患儿母亲 30 岁,否认不良孕产史,非近亲结婚,孕期未行正规产检。患儿家族中未见有类似畸形出现。

1. 体格检查

(1)头颈部　下颌小而后缩,舌巨大而突出于口外。双眼上下左右活动正常,能闭合,无上睑下垂。耳有皱褶。患儿哭闹时面部活动正常,咬肌有力,舌活动正常,声音无沙哑,吞咽功能正常,但口唇发绀,吸气时"三凹征"明显,口水不能下咽。

(2)腹部　脐部有瘢痕。

2. 辅助检查

头颅 CT 侧位片:舌占据咽腔,与咽后壁的距离较短,约为 0.6cm。下颌后缩,口腔被巨大的舌体占满,顶住上腭。

血糖低,三次检测结果分别是 3.9mmol/L、4.0mmol/L 和 4.9mmol/L。

3. 诊断

根据患者的临床表现及相关检查结果,可确诊为 Beckwith-Wiedemann 综合征。

【参考文献】

[1] DeBaun M R,Niemitz E L,McNeil D E,et al. Epigenetic alterations of *H19* and *LIT1* distinguish patients with Beckwith-Wiedemann syndrome with cancer and birth defects[J]. Am J Hum Genet,2002,70(3):604-611.

[2] Kniffin C L. Beckwith-Wiedemann syndrome[EB/OL]. (2012-08-22)[2014-11-25]. http://www.omim.org/entry/130650.

[3] Anon. Beckwith-Wiedemann syndrome[EB/OL]. (2011-12-15)[2014-04-25]. http://www.orpha.net/consor/cgi-bin/Disease_Search.php? lng-EN.

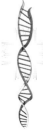

［4］Shuman C，Beckwith J B，Adam C Smith A C，et al. Beckwith-Wiedemann syndrome［EB/OL］.（2010－12－14）［2011－01－05］. http：// www. ncbi. nlm. nih. gov/books/NBK1394/.

［5］Elliott M，Bayly R，Cole T，et al. Clinical features and natural history of Beckwith-Wiedemann syndrome：presentation of 74 new cases［J］. Clin Genet，1994，46(2)：168－174.

［6］DeBaun M R，Tucker M A. Risk of cancer during the first four years of life in children from the Beckwith-Wiedemann syndrome registry ［J］. J Pediatr，1998,132(3 Pt 1)：398－400.

5.48 猫眼综合征

【疾病概述】

猫眼综合征（cat eye syndrome，CES）或称 Schmid-Fraccaro 综合征，是由 22pter－q11 区域部分三体或四体而导致的遗传性疾病。因患者眼睛虹膜的缺损看似猫眼而得名。本病患者约 50％有眼虹膜缺损，临床表现高度多变[1]。

【疾病特征】

（1）其他名称（别名）　Schmid-Fraccaro syndrome；22 号染色体长臂三体综合征。

（2）疾病 OMIM 编号　♯115470。

（3）致病基因/染色体区域　22q11 近着丝粒端、CECR(22pter－q11)。

（4）关键基因　暂未见报道。

（5）变异类型　22q11 近着丝粒处的三体或四体（小标记染色体，small supernumerary marker chromosome)，CECR 区域大小约为 2Mb 的重复。

（6）检测方法　包括 FISH、MLPA、实时定量 PCR、array CGH、SNP array 和测序等方法。

（7）发病率（出生患病率或群体患病率）　据报道为 1/150000～1/50000[2]。

【疾病的临床表现与诊断要点】[3-6]

猫眼综合征临床表现（图 5－68）与诊断要点见表 5－50。

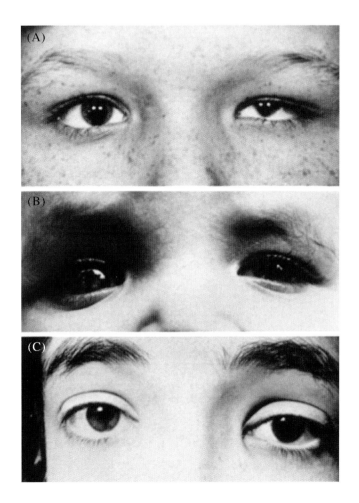

图 5 - 68　猫眼综合征眼部表型

（A）双侧虹膜完全缺失伴有左侧小眼畸形；（B）左侧虹膜及
右侧部分虹膜缺失；（C）左侧虹膜完全缺失。

表 5 - 50　猫眼综合征临床表现与诊断要点

项目	临床表现
主要症状	肛门闭锁
	单侧或双侧虹膜缺损
	睑裂下斜
	耳廓畸形（耳前皮肤标记和耳前坑）

项目	临床表现	
其他症状	心脏缺陷	全肺静脉回流异常
		法洛四联症
	肾脏问题	一侧或者双侧肾脏缺如
		肾积水
	身材矮小	
	脊柱侧弯/骨骼问题	
	精神发育迟滞(CES 患者大部分为轻度智力发育迟缓,少部分表现为中度至重度智力发育迟缓,极少数表现智力正常)	
	下颌畸形(小颌),腭裂	
	疝气	
	促性腺激素分泌不足的性腺功能低下症	
	梅克尔憩室	

说明:①CES 的表型具有高度异质性,CES 既包括没有明显表型的患者,也包括具有严重异常的患者;②41%的 CES 患者同时具有三个特点,即虹膜缺损、肛门异常、耳前异常,因此,CES 的诊断不能仅仅依靠表型特征,染色体检查也是必需的。

【典型病例】

先证者,女,3 岁半,因智力缺陷、运动发育迟滞来院就诊。患儿系第一胎第一产,足月剖宫产,出生体重 1.6kg,髋关节脱位。10 个月后因感冒去医院就诊,发现心脏杂音。母孕时年龄 27 岁,自述孕期无服药史,无 X 线接触及毒物接触史。患儿父母体健,非近亲结婚,无遗传病家族史。

1.体格检查

(1)头面部　眉弓内侧突出,眼睛小,轻度眼间距过宽,上睑下斜,小下颌,表情呆滞。

(2)四肢　双手小指短,食指、中指较长,桡骨发育不全,双下肢张力差。

2.辅助检查

(1)心脏超声　先天性心脏病,房间隔缺损,肺动脉瓣狭窄。

(2)头部 MRI　先天性脑发育不良。

（3）贝利婴幼儿发展量表测量　智力缺陷，运动发育迟滞。

（4）染色体核型分析　取患儿及其父母的外周血淋巴细胞进行培养行细胞遗传学检查，结果提示父母均为正常核型，患儿核型为 47,XX,＋del(22)(q13)。

3.诊断

根据患者的临床表现及相关检查结果，可确诊为 CES。

【参考文献】

[1] Kniffin C L. Cat eye syndrome[EB/OL]. (2006 - 02 - 13) [2009 - 04 - 13]. http://www.omim.org/entry/115470.

[2] Anon. Cat eye syndrome[EB/OL]. (2006 - 01 - 15) [2009 - 04 - 13]. http://www.orpha.net/consor/cgi-bin/Disease_Search.php? Ing=EN.

[3] Rosias P R, Sijstermans J M, Theunissen P M, et al. Phenotypic variability of the cat eye syndrome. case report and review of the literature[J]. Genet Couns, 2001, 12(3):273 - 282.

[4] Berends M J, Tan-Sindhunata G, Leegte B, et al. Phenotypic variability of Cat-eye syndrome[J]. Genet Couns, 2001, 12(1):23 - 34.

[5] Chen H. Cat eye syndrome[M]// Chen H. Atlas of genetic diagnosis and counselling. New York:Springer US,2012:279 - 281.

[6] 常洪劲,陈丽,陈新科. 猫眼综合征 1 例[J]. 济宁医学院学报,2010,(3):226.

5.49　腓骨肌萎缩症 1A 型

【疾病概述】

腓骨肌萎缩症 1A 型（Charcot-Marie-Tooth syndrome type 1A,CMT1A)是发生在周围神经系统的常染色体显性遗传病，可表现为不同程度的下肢肌力减退，其致病原因多为 17p12 - p11.2 区域 1.5Mb 片段的重复。研究表明 70％以上的 CMT1 家系及 90％以上的散发患者都与此区域片段重复相关，而部分无此区域片段重复的患者有此区域的 *PMP22* 基因点突变。2/3 患者所携带的重复片段为遗传性的，1/3 的为新发突变。

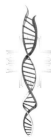

【疾病特征】

(1)其他名称(别名)　遗传性感觉运动神经病 1A 型。

(2)疾病 OMIM 编号　♯118220。

(3)致病基因/染色体区域　17p12、*PMP22*。

(4)关键基因　*PMP22*(＊601097),其编码产物在颅神经中表达,但并非于成熟的中枢神经系统中表达,主要由施旺细胞产生,是周围神经系统有髓鞘神经纤维髓鞘紧凑部的主要组成部分。在发育过程中,其在最初 3 个胚层中均有表达,随后仅在迁徙神经嵴细胞中表达。这也提示 *PMP22* 的突变可能导致第八对脑神经脱髓鞘性病变或感音性耳聋。

(5)变异类型　17p12－p11.2 区域包含 *PMP22* 基因在内的 1.5Mb 的正向串联重复。

(6)检测方法　包括 PCR＋双酶切、短串联重复序列(short tandem repeats,STR)分析、MLPA、SNP array 或 array CGH 等方法。

(7)发病率(出生患病率或群体患病率)　CMT1 的发病率为 1/7000～1/5000,而其中 CMT1A 型的发病率占 CMT1 发病率的 70%[1]。

【疾病的临床表现与诊断要点】[2-4]

腓骨肌萎缩症 1A 型的临床表现(图 5－69)与诊断要点见表 5－51。

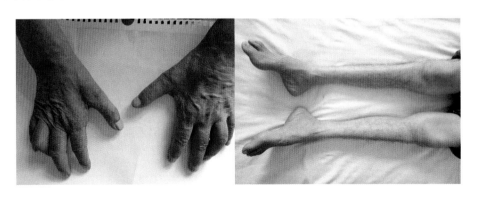

图 5－69　CMT1A 患者手部和腿部特征

表 5-51　腓骨肌萎缩症 1A 型的临床表现与诊断要点

项目	临床表现
主要特征	童年时期运动缓慢
	小腿和大腿下 1/3 肌萎缩形似"鹤腿"或倒立的香槟酒瓶状,手肌萎缩变成爪形
	受累肢体肌肉萎缩,腱反射减弱或消失,深、浅感觉减退
	脊柱侧弯
	手、足无力,疼痛
	垂足,跨阈步态,弓形足,高足弓,锤状趾,内翻马蹄足,爪形足
	自主神经功能障碍和营养障碍
	平衡功能障碍
	睡眠呼吸暂停综合征
临床检测	运动 NCV 减慢至 38m/s 以下(正常 50m/s),约 50% 的患者可发现神经变粗,但脑神经通常不受累
	CSF 蛋白正常或轻度增高
	肌活检提示神经源性肌萎缩
	神经活检显示周围神经脱髓鞘和 Schwann 细胞增生形成"洋葱头"样结构

说明:①CMT1A 患者一般 10 岁以内发病,呈慢性进展性病程,严重程度不同;②本病的外显率几乎为 100%,部分患者虽有基因突变,但不出现肌无力和肌萎缩,仅有弓形足或神经传导速度减慢,甚至无临床症状。

【典型病例】

先证者,女,11 岁,第一胎第一产。足月顺产,出生时无明显异常。2 岁左右能走稳,平时走路时易摔跤。3 岁时行 MRI 检查,结果提示脑白质病变。10 岁时因"双下肢乏力 6 年",到当地医院就诊,初步诊断为"腓骨肌萎缩症"。无类似家族史。其父亲行肌电图检查,结果同样提示周围神经系统传导速度减慢。

1. 体格检查

(1)肌力　双上肢肌力 5 级,下肢远端肌力 3⁻级。肌张力正常。

(2)共济失调试验检测　指鼻试验准确。

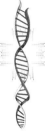

（3）四肢外观及步态　双手鱼际疑有萎缩，左下肢大腿下 1/3 肌肉萎缩。左足内翻畸形，左足高弓足，左下肢明显小于右下肢，约短 0.8cm。双足上抬困难，跨阈步态。

（4）腱反射　双上肢腱反射减低，双下肢腱反射未引出。

（5）病理征　阴性。

2.辅助检查

（1）肌电图　①双侧腓神经、左胫神经轻度至重度混合型损害，左正中神经、尺神经、右胫神经轻度至中度混合性损害（脱髓鞘为主）；②双胫前肌、左三角肌肌电图示神经性损害，左 22m/s，右 38.7m/s。

（2）全基因组拷贝数变异分析　采用 Illumina HumanCytoSNP - 12 芯片对先证者外周血 DNA 进行检测，结果提示 17p12 重复约为 1.3Mb（nt：14121097 - 15388330），区域内包括 PMP22 基因（图 5 - 70）。

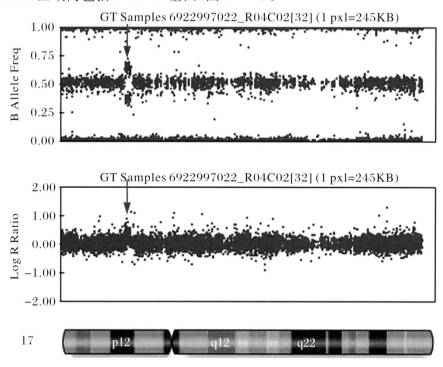

图 5 - 70　CMT1A 患者基因芯片检测结果

图为 17 号染色体模式图，箭头所示部位 BAF 值为 0.33、0.67，Log R 值上升，均提示该区域存在重复。

3.诊断

根据患者的临床表现及相关检查结果,可以诊断为 CMT1A。

【参考文献】

[1] Anon. Charcot-Marie-Tooth disease type 1[EB/OL]. (2016－03－01)[2016－04－25]. http：// www. orpha. net/consor/cgi-bin/Disease_Search. php？Ing＝EN.

[2] Kniffin C L. Charcot-Marie-Tooth disease，type 1A[EB/OL]. (2014－04－23)[2015－03－09]. http：// www. omim. org/entry/118220.

[3] Bird T D. Charcot-Marie-Tooth neuropathy type 1[EB/OL]. (2013－07－11)[2014－08－25]. http：// www. ncbi. nlm. nih. gov/books/NBK1205/.

[4] National Institute of Neurological Disorders and Stroke Website. Charcot-Marie-Tooth disease fact sheet[EB/OL]. (2013－07－08)[2015－05－21]. http：// www. ninds. nih. gov/disorders/charcot_marie_tooth/detail_charcot_marie_tooth. htm.

5.50 猫叫综合征

【疾病概述】

猫叫综合征(cri du chat syndrome)是由于 5 号染色体短臂不同长度片段缺失导致的遗传病[1]。最典型的临床症状是哭声小且似猫叫,特殊面容、小头畸形、严重智力障碍和精神发育异常,也可出现心脏、神经系统、肾功能异常,以及尿道下裂、隐睾等异常。大部分的 5p 缺失为新发的,仅 12％由于双亲之一为染色体相互易位或倒位所导致。

【疾病特征】

(1)其他名称(别名)　5p 缺失综合征。

(2)疾病 OMIM 编号　♯123450。

(3)致病基因/染色体区域　5p15.2。

(4)关键基因　*CTNND2*(×604275),其编码的蛋白在维持成熟大脑皮层的

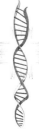

树突及树突棘中起重要作用,但是并不参与其形成过程[2]。

(5)变异类型　5号染色体短臂缺失大小不等的片段,可以从5p15.2区域到整个短臂的缺失,缺失片段大小为10～45Mb。

(6)检测方法　包括核型分析、FISH、MLPA、实时定量PCR、array CGH、SNP array和测序等方法。

(7)发病率(出生患病率或群体患病率)　据报道为1/50000～1/15000[3]。

【疾病的临床表现与诊断要点】

猫叫综合征的临床表现(图5-71)与诊断要点见表5-52。

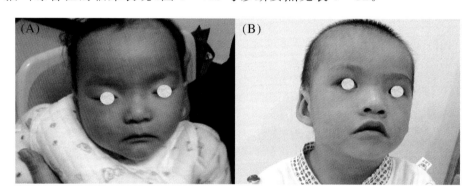

图5-71　猫叫综合征患者面部特征

(A)、(B)不同患者面部特征相似,均表现为小头,圆脸,外眦下斜,内眦赘皮,眼间距过宽。

表5-52　猫叫综合征的临床表现与诊断要点

项目	临床表现
头颈部	尖锐、高调的猫叫样哭声,1年内消失,哭声随年龄增长变得不典型,外眦下斜,内眦赘皮,眼间距过宽
	低耳位或耳形态异常
	小头,圆脸
	小下颌

项目	临床表现
生长发育	出生体重低和生长发育迟缓
	智力发育迟缓
	运动功能发育迟缓
其他	腹股沟疝
	腹直肌分离
	肌张力低下
	通贯掌纹
	指(趾)蹼或指(趾)融合

说明:①患者最典型的表现为新生儿期尖锐的、猫叫样哭声,一年以后逐渐消失,因此对 1 岁以上的患儿应注意询问有关哭声情况,以避免漏诊,几乎所有患者均有严重智力低下,IQ 常低于 20;②患者面部特征亦随年龄增长而发生变化,在年长患儿中,长脸、巨口和脊柱侧凸较显著,且可出现早老面容。

【典型病例】

先证者,男,2 岁,因"外生殖器发育异常,发育迟缓"就诊。第三胎第二产,足月顺产,出生后有呛咳史,缺氧数分钟,哭声小。4~5 个月时抬头,10 个月时不能独坐,16 个月时会喊"妈妈",反应稍慢,可以理解并完成简单的指令,2 岁时仍不会走路。

1. 体格检查

(1)一般情况 身长 87cm(第 25 百分位数),体重 11.5kg(第 25 百分位数),头围 45cm(小于第 3 百分位数)。

(2)头面部 窄前额,眼间距过宽,招风耳,鼻梁塌陷,喉软骨发育不良,声音尖。

(3)四肢 通贯掌纹,足外翻(佩戴矫形器)。

(4)外生殖器 右侧睾丸稍小(1cm×1cm)。

2. 辅助检查

(1)染色体核型分析 45,X,der(Y;5)。

(2)全基因组拷贝数变异分析 采用 Illumina HumanCytoSNP - 12 芯片对先证者外周血 DNA 进行检测,结果提示 5p15.3 杂合缺失约 17.5Mb,为已知的猫叫综合征。

(3)FISH 检测 使用 SRY 特异性探针对患者外周血中期核染色体进行 FISH 检测,探针的信号出现在 5 号染色体短臂末端(图 5 - 72)。

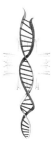

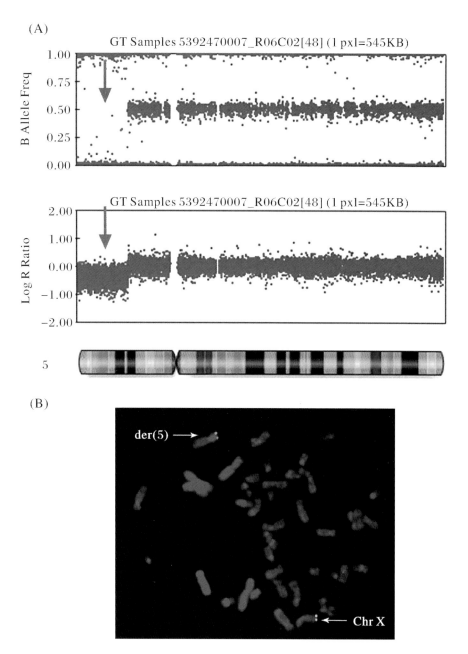

图 5 - 72　患者的全基因组拷贝数变异分析结果及 FISH 检测结果

（A）Illumina HumanCytoSNP - 12 v1 SNP array 微珠芯片全基因组拷贝数变异分析结果，红色箭头区域内 BAF 值为 0 及 1，Log R 值下降，提示 5p15.3 缺失；（B）FISH检测结果，SRY 特异性探针标记为红色荧光，RP11 - 54I20 位于 Xq28 标记为绿色对照探针，SRY 特异性探针的红色信号出现在 5 号染色体短臂末端。

3.诊断

根据患者的临床表现(出生后发育迟缓,哭声小,伴有小头畸形等异常面容特征)及相关检查结果,可以诊断为猫叫综合征。

【参考文献】

[1] Lejeune J,Lafourcade J,Berger R,et al. Trois cas de délétion partielle du bras court dún chromosome 5[J]. C R Hebd Seances Acad Sci,1963,257:3098 – 3102.

[2] Medina M,Marinescu R C,Overhauser J,et al. Hemizygosity of delta-catenin (*CTNND2*) is associated with severe mental retardation in cri-du-chat syndrome[J]. Genomics,2000,63(2):157 – 164.

[3] Anon. Cri du chat syndrome[EB/OL]. (2006 – 09 – 12) [2010 – 08 – 25]. http://www.orpha.net/consor/cgi-bin/Disease_Search.php? Ing=EN.

5.51 阿尔茨海默病

【疾病概述】

阿尔茨海默病(Alzheimer disease,AD)又叫老年性痴呆,是一种中枢神经系统变性病,起病隐袭,病程呈慢性进行性,是老年期痴呆最常见的一种类型。它主要表现为渐进性记忆障碍、认知功能障碍、人格改变及语言障碍等神经精神症状,严重影响患者社交、职业与生活功能。

约25%的AD患者为家族性,其中95%的患者发病年龄≥65岁,5%的患者为早发型(发病年龄<65岁)。家族性早发型阿尔茨海默病(early-onset Alzheimer disease with cerebral amyloid angiopathy)患者存在着大小不同的非重复性剂量敏感基因*APP*的重组,而21-三体综合征患者均存在3个拷贝的*APP*基因,本病与早发性阿尔茨海默病有关联。

【疾病特征】

(1)疾病 OMIM 编号　♯104300。

(2)致病基因/染色体区域　21q21.3,*APP*。

(3)关键基因　*APP*(＊104760)。

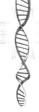

（4）变异类型　*APP* 基因拷贝数重复。

（5）检测方法　包括 MLPA、实时定量 PCR、array CGH、SNP array 和测序等方法。

（6）发病率（出生患病率或群体患病率）　据报道为 1/100000～9/100000[1]。

【疾病的临床表现与诊断要点】[2-3]

阿尔茨海默病的临床表现与诊断要点见表 5-53。

表 5-53　阿尔茨海默病的临床表现与诊断要点

项目	临床表现
认知和精神	进行性痴呆
	记忆力减退
	认知功能障碍
	行为异常
	社交障碍
神经系统	动脉粥样硬化、脑白质损害等血管性病理改变
	神经元丢失
	大脑半球皮质和皮层下萎缩
	神经元纤维缠结
	伴有重度 CAA 的患者可发生脑出血等脑血管疾病
其他	老年斑

说明：①大脑淀粉样血管病常见于阿尔茨海默病中，但并非所有阿尔茨海默病患者均有淀粉样血管病；②阿尔茨海默病可增加大脑淀粉样血管病的发生率，最终导致缺血和出血。

【典型病例】[4]

先证者，女，为家系中的第三代成员。53 岁时开始出现记忆力减退，影响日常生活。症状缓慢进展，瞬时记忆及长时记忆均受到影响，并出现定向障碍、中枢性语言障碍等症状。62 岁时入住养老院，经常出现惊厥。66 岁时由于脱水死亡。此外，先证者的两个兄弟以及其母亲均为本病患者。先证者的弟弟症状出现较早，47 岁时即有临床表现，有明显的记忆障碍及定向障碍、失语症、肢体活动障碍、胸部及四肢不自主的运动及抽搐。并有酗酒史。

1.辅助检查

(1)家系其他成员检查 对先证者的母亲进行脑病理检查,结果提示严重的大脑皮质损失,神经原纤维变性,动脉及软脑膜淀粉样沉积,颞区下部受损严重,额叶、颞叶、运动皮层、海马及纹状体相对损伤较轻。

(2)FISH 检测 选取 *APP* 基因 3′端及 5′端的两个 BAC 克隆 RP11 - 15D13 及 RP11 - 910G8 作为目的探针(标记为红色),22q22.12 区域的 RP11 - 451M12 作为对照探针(标记为绿色)。结果可见 3 个红色目的信号,绿色对照信号仅 2 个,提示 *APP* 基因重复。

(3)MAQ PCR 针对覆盖 *APP* 及周围的 11 个基因的 5.1Mb 区域进行检测,结果显示包括 *APP* 基因在内的 290～750kb 片段的重复。

(4)real-time PCR 针对 *APP* 启动子 *GABPA*、*ATP5J* 进行检测,结果提示仅有 *APP* 基因及其启动子区域发生重复。

2.诊断

根据患者的临床表现及相关检查结果,可确诊为家族性早发型阿尔茨海默病。

【参考文献】

[1] Anon. Familial Alzheimer disease[EB/OL]. (2009 - 12 - 15) [2014 - 01 - 14]. http://www.orpha.net/consor/cgi-bin/Disease_Search.php? Ing＝EN.

[2] Hamosh A. Alzheimer disease[EB/OL]. (2014 - 01 - 14) [2014 - 08 - 25]. http://www.omim.org/entry/ 104300.

[3] 田金洲,时晶,程龙,等.阿尔茨海默病患者的脑淀粉样血管病变[J].中华老年医学杂志,2003,22(11):708 - 710.

[4] Sleegers K，Brouwers N，Gijselinck I，et al. *APP* duplication is sufficient to cause early onset Alzheimer's dementia with cerebral amyloid angiopathy [J]. Brain,2006,129(Pt 11):2977 - 2983.

5.52 家族性腺瘤性息肉病

【疾病概述】

家族性腺瘤性息肉病(familial adenomatous polyposis,FAP)是一种由 *APC* 基

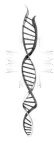

因（常染色体显性遗传占主导）或 *MUTYH* 基因（常染色体隐性遗传）突变导致的结直肠多发腺瘤样息肉病，在新生儿中发病率为 1/12000～1/8000（人群中约为 1/24000）。临床组织学病理特征为大肠上皮组织中数百到数千枚腺瘤性息肉地毯式分布在患者结肠和直肠上[1-2]。其表现为直肠出血、大便习惯改变、背痛，以及肠外病变等。肠外病变包括先天性视网膜色素上皮肥大、表皮样囊肿等[3-5]。典型表型多发生于青年或 30 岁左右。若不经治疗，结直肠癌变会发生在 35～40 岁（而结直肠癌在总人群中多发于 65～70 岁）。

【疾病特征】

（1）其他名称（别名）　腺瘤性结肠息肉病（adenomatous polyposis coli，APC）；家族性结肠息肉病（familial polyposis coli，FPC）。

（2）疾病 OMIM 编号　FAP1（♯175100）、FAP2（♯608456）。

（3）致病基因/染色体区域　5q22.2（*APC*）、1p34.1（*MUTYH*）。

（4）关键基因　*APC*（＊611731）为一个涉及 Wnt/β-catenin 通路的"看护基因"（抑癌基因），Wnt 信号通路是肿瘤形成、发育和动态平衡的要素，*APC* 缺失或表达水平降低时抑制正常的 Wnt 信号通路，抑制肿瘤细胞的生长，从而抑制肿瘤形成。*APC* 基因突变可引起 FAP1。*MUTYH*（＊604933）编码的 MUTYH 蛋白是一种糖基化酶，涉及氧化的 DNA 损伤的修复，主要为碱基切除修复（base excision repair，BER），通过 MUTYH 蛋白识别和催化，切除 DNA 复制后鸟嘌呤与腺嘌呤间不正确的配对。*MUTYH* 基因突变可引起 FAP2，即 MUTYH 相关性息肉病。

（5）变异类型　与 FAP 有关的 *APC* 突变主要为无义和错义突变、剪接突变、调控区突变、小缺失、小插入、小插入兼缺失、大缺失、大插入及复杂重排。与 FAP 有关的 *MUTYH* 突变主要为错义突变和小片段缺失。

（6）检测方法　包括 PCR＋测序、MLPA 等方法。

（7）发病率（出生患病率或群体患病率）　新生儿中发病率为 1/12000～1/8000，人群中的患病率为 1/24000。

【疾病的临床表现与诊断要点】[1-7]

家族性腺瘤性多发息肉病的临床表现与诊断要点见表 5－54。

表 5-54 家族性腺瘤性多发息肉病的临床表现与诊断要点

项目		临床表现
消化系统	典型症状	直肠和结肠上大量腺瘤样息肉,数目多达数百个至数千个;大多数患者初期无症状,直至息肉数目增多并引发肠出血、贫血,甚至癌变
	非典型症状	排便习惯改变
		便秘或腹泻、腹痛
		腹部可扪及肿块
牙齿	埋伏牙	
	先天缺牙	
	多生牙	
	牙囊肿	
骨骼	骨瘤	
视觉系统	视网膜色素上皮增生	
其他	甲状腺、肝脏、胆管肿瘤,体重减轻,消瘦等	

说明:①缩减型 FAP(attenuated familial adenomatous polyposis,AFAP)和 Gardner 综合征均为 FAP 的变种;②AFAP 的特征是较少的大肠息肉,癌症发生的可能性较低;③Gardner综合征存在头骨和下颌骨骨瘤,牙齿畸形,头皮、背部、肩膀、手臂纤维瘤等症状;④儿童和青少年较少见。

【典型病例】

先证者(Ⅱ:2),女,29 岁,因其多发性息肉家族史到当地医院就诊,肠镜发现肠道多发息肉(几十枚),目前无腹痛、便血等消化道症状及其他异常。其父亲(Ⅰ:1)曾因"腹痛"在当地医院就诊,肠镜发现 100 枚以上息肉,病理检测提示癌变,行"肠镜下电切术",已去世。

1.辅助检查

(1)电子结肠镜检查 患者(Ⅱ:2)镜检,循腔进镜至回肠末端,回肠末端见异常,退镜观察,全结肠肠腔见广泛散在、大小不一的息肉,表面充血、水肿、糜烂,大小为 0.5~1.5cm,部分见活动性出血,质软。肛门见内痔(图 5-73)。

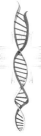

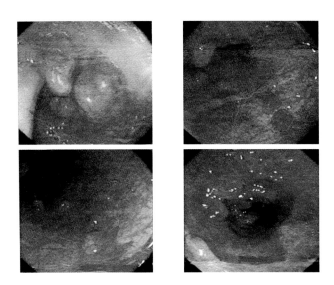

图 5 - 73　患者(Ⅱ:2)电子肠镜检查结果

　　(2)Sanger 测序　针对 FAP,对患者(Ⅱ:2)进行了 *APC* 基因全部外显子编码区的 Sanger 测序。检测结果为 p. Arg876X(c. 2626C＞T)。核苷酸 2626 位由 C 杂合性突变为 T,使得 15 号外显子 876 位的氨基酸由甘氨酸杂合性突变成了终止子。在 HGMD 数据库中查询该突变为已知突变。

　　2.诊断

　　患者(Ⅱ:2)肠镜提示全结肠多发息肉(几十枚)。这一点虽未符合 FAP 消化系统的典型症状,但具有阳性家族史,预测随着患者年龄增长肠道息肉会逐渐增多,初步诊断为 FAP。再综合患者的其他相关检查结果,可诊断为 FAP。

【参考文献】

[1] Lal G，Gallinger S. Familial adenomatous polyposis[J]. Semin Surg Oncol，2000，18(4):314 - 323.

[2] Groden J，Thliveris A，Samowitz W，et al. Identification and characterization of the familial adenomatous polyposis coli gene[J]. Cell，1991，66(3):589 - 600.

[3] Offerhaus G J，Entius M，MGiardiello F M. Upper gastrointestinal polyps in

familial adenomatous polyposis[J]. Hepatogastroenterology，1999，46(26)：
667 - 669.

[4] Chen C S，Phillips K D，Grist S，et al. Congenital hypertrophy of the retinal
pigment epithelium (CHRPE) in familial colorectal cancer[J]. Fam Cancer，
2006，5(4):397 - 404.

[5] Groen E J，Roos A，Muntinghe F L，et al. Extra-intestinal manifestations of
familial adenomatous polyposis[J]. Ann Surg Oncol. 2008，15(9)：2439 - 2450.

[6] Kniffin C L. Familial adenomatous polyposis 1[EB/OL]. (2008 - 12 - 30)
[2012 - 01 - 15]. http：//www. omim. org/entry/175100.

[7] Kniffin C L. Familial adenomatous polyposis 2[EB/OL]. (2011 - 10 - 05)
[2013 - 7 - 21]. http：//www. omim. org/entry/608456.

5.53　遗传性压迫易感性神经病

【疾病概述】

遗传性压迫易感性神经病(hereditary neuropathy with liability to pressure
palsies，HNPP)是一种常染色体显性遗传的周围神经病，又称腊肠样神经病、家族
性复发性多神经病。临床表现为青少年起病，轻微牵拉、压迫后反复出现受累神经
支配区域的麻木和肌无力。

【疾病特征】

(1)其他名称(别名)　腊肠样神经病；家族性复发性多神经病。

(2)疾病 OMIM 编号　♯162500。

(3)致病基因/染色体区域　17p12 - p11.2。

(4)关键基因　*PMP22*(＊601097)，其产物在颅神经中表达，但并非于成熟的
中枢神经系统中表达。主要由施旺细胞产生，是周围神经系统有髓鞘神经纤维髓
鞘紧凑部的主要组成部分。在发育过程中，在最初 3 个胚层中均有表达，随后仅在
迁徙神经嵴细胞中表达[1]。这也提示 *PMP22* 的突变可能导致第八对脑神经脱髓
鞘性病变或感音性耳聋。

(5)变异类型　80％的患者存在 17p12 - p11.2 区域包含 *PMP22* 基因的
1.5Mb片段杂合性缺失，20％的患者由于 *PMP22* 基因的点突变致病。

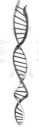

（6）检测方法　包括 PCR－RFLP、Quantitative PCR、Southern blot、SNP array、array CGH、MLPA 和测序等方法。

（7）发病率（出生患病率或群体患病率）　据报道为 2/10000～5/10000（欧洲），16/100000（芬兰西南部），但是因部分患者并未得到诊断，故实际的发病率可能更高[2]。

【疾病的临床表现与诊断要点】[3-4]

遗传性压迫易感性神经病的临床表现（图 5-74）与诊断要点见表 5-55。

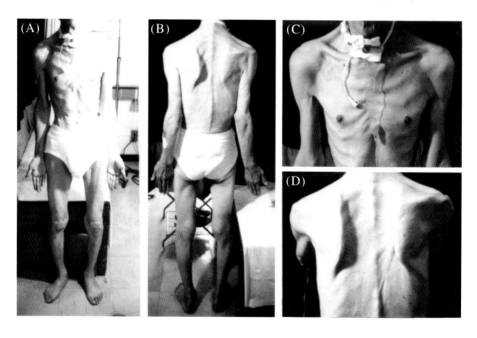

图 5-74　HNPP 伴呼吸功能不全患者表型[5]

（A）患者的躯干及四肢正面照；（B）患者的躯干及四肢背面照；（C）气管插管照；（D）患者躯干上部背面照。图示患者存在广泛的肌肉萎缩，躯干部位尤为明显。由于患者夜间通气不足，需要进行气管切开术、呼吸机辅助通气以弥补夜间的呼吸不足。

表 5‑55　遗传性压迫易感性神经病的临床表现与诊断要点

项目	临床表现	
神经系统	踝反射消失（50％～80％）	
	腱反射减退（15％～30％）	
	轻微牵拉、压迫后出现受累神经支配区域的麻木和肌无力	
	症状多于数周或数月内自行恢复，少数可遗留部分神经功能缺损	
	以感觉运动性神经病最多见，纯感觉性或纯运动性神经病较少见，几乎均为无痛性	
	腓神经、正中神经、尺神经、桡神经、臂丛神经等容易受损	
辅助检查	肌电图	弥漫性的神经传导速度（NCV）减慢
	超声检查	周围神经增粗，甚至临床未受累的神经也可以增粗
	头颅 MRI	通常认为无特异性改变。但有报道 HNPP 患者合并中枢神经系统脱髓鞘，MRI 显示在皮层下白质内多发异常信号

说明：本病的诊断建立在以下两点基础之上，第一，反复出现的局灶性压迫性神经病；第二，以常染色体显性遗传方式传递。本病目前无特效治疗方法，关键在于预防，避免重体力劳动和外伤等诱因，减少神经麻痹的发作。

【典型病例】[6]

先证者，男，6 岁，收养儿，家族史不明。主诉"左手乏力"，否认外伤史、感染史，除麻痹外无疼痛及其他特殊情况。最初给予维生素 B$_{12}$ 口服并辅以理疗，治疗 1 个月后症状无明显改善。经肌电图检查发现患者神经传导速度减慢，疑为 HNPP。

1.体格检查

患者左手手腕力量及手指伸肌肌力减退，浅表感觉及深感觉正常，腱反射正常，无肌肉萎缩。

2.辅助检查

（1）EMG　广泛神经传导速度减慢伴有尺骨传导阻滞，提示 HNPP。

（2）MLPA　采用 MLPA 对先证者外周血 DNA 进行检测，结果显示 *PMP22* 基因缺失。

3.诊断

根据患者的临床表现及相关检查结果,可诊断为 HNPP。

【参考文献】

［1］Jankelowitz S K,Burke D. Pathophysiology of HNPP explored using axonal excitability［J］. J Neurol Neurosurg Psychiatry,2013,84(7):806－812.

［2］Meretoja P,Silander K,Kalimo H,et al. Epidemiology of hereditary neuropathy with liability to pressure palsies (HNPP) in south western Finland［J］. Neuromuscul Disord,1997,7(8):529－532.

［3］Koehler P J,Baas F. Hereditary neuropathy with liability to pressure palsies diagnosis in the first family (1947) confirmed［J］. J Peripher Nerv Syst,2012,17(4):412－413.

［4］Marla J F,Neill O. Hereditary neuropathy with liability to pressure palsies ［EB/OL］. (2011－03－24)［2013－07－21］. http：//www. omim. org/entry/162500.

［5］Asahina M,Kuwabara S,Hattori T,et al. Respiratory insufficiency in a patient with hereditary neuropathy with liability to pressure palsy［J］. J Neurol Neurosurg Psychiatry,2000,68(1):110－111.

［6］Sobreira I,Sousa C,Raposo A,et al. Hereditary neuropathy with liability to pressure palsy presenting with hand drop in a young child［J］. Case Rep Pediatr,2012:382657. doi:10.1155/2012/382657.

5.54　Langer-Giedion 综合征

【疾病概述】

Langer-Giedion 综合征又称为8q24.1 缺失综合征(8q24.1 deletion syndrome)或毛发－鼻－指(趾)综合征Ⅱ型(tricho-rhino-phalangeal syndrome,TRPS),是指由染色体8q24.11－8q24.13 区域杂合性缺失或关键基因 *TRPS1* 或 *EXT1* 基因突变而引起的一种综合征。Langer-Giedion 综合征主要表现综合了 *TRPS1* 基因致病突变导致的毛发－鼻－指(趾)综合征Ⅱ型和 *EXT1* 基因致病突变导致的多发性外生骨疣Ⅰ型的表型,也可见由位于8q24.1上 *TRPS1* 和 *EXT1* 基因之间的 *RAD21* 基因致病突变导致的 Cornelia de Lange 综合征Ⅳ型的表型。Langer-Giedion 综合征主要的临床表现为特殊面容,如招风耳、梨形鼻、上唇薄,以及头发稀疏、翼状肩胛、多发外生性软骨骨疣、赘皮和发育迟缓等[1]。

【疾病特征】

(1)其他名称(别名)　8q24.1 缺失综合征;毛发-鼻-指(趾)综合征Ⅱ型。

(2)疾病 OMIM 编号　♯150230。

(3)致病基因/染色体区域　8q24.1、*TRPS1*、*EXT1*。

(4)关键基因　①*TRPS1*(＊604368),TRPS1 蛋白是一种调节软骨以及软骨骨膜发育的锌指转录阻遏物,*TRPS1* 是导致毛发-鼻-指(趾)综合征Ⅰ型和毛发-鼻-指(趾)综合征Ⅲ型的主要致病基因。②*EXT1*(＊608177),EXT1 蛋白是催化硫酸乙酰肝素聚合的杂低聚复合物,这种复合物是调节软骨分化、骨化信号传导的必需因子。EXT1 蛋白失活导致处于生长期的骨头出现错误的生长,如外生性骨疣,如果生长板融合,则不会出现新的外生性骨疣[2]。

(5)变异类型　8q24.1 区域杂合突变。

(6)检测方法　包括 FISH、MLPA、实时定量 PCR、array CGH、SNP array 和测序等方法。除少数患者因染色体非平衡易位致病外,大部分患者的染色体核型分析结果均正常。

(7)发病率(出生患病率或群体患病率)　暂未见报道。

【疾病的临床表现与诊断要点】[1-4]

Langer-Giedion 综合征的临床表现与诊断要点见表 5－56。

表 5－56　**Langer-Giedion 综合征的临床表现与诊断要点**

项目	临床表现
生长发育	出生后轻微生长受限
头面部	小头
	招风耳
	听力受损
	眼窝深陷
	外斜视

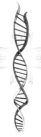

项目	临床表现
头面部	梨形鼻
	宽鼻梁
	帐篷状厚鼻翼
	人中突出
呼吸系统	反复上呼吸道感染
泌尿生殖系统	子宫阴道积水
	输尿管反流
骨骼系统	肋骨外生性骨疣
	肩胛外生性骨疣
	翼状肩胛
	脊柱侧弯
	长管状骨多发外生性骨疣
	股骨头类似缺血性坏死性改变
	反复骨折
	关节过伸
皮肤、指甲及毛发	婴儿期皮肤赘皮、多痣
	指甲脆
	头发稀疏
神经系统	智力障碍
	语言发育延迟
	肌张力低下

说明:患者临床表现存在个体差异,可表现出轻度至重度的疾病表型。

【典型病例】[4]

先证者,女,其母亲为移民至美国的乌兹别克斯坦犹太人,妊娠期无异常,先证者出生体重 2.7kg,出生体重、身长及头围均比正常均值低 2~4 个标准差。出生后即哭,有胃肠道感染,住院使用抗生素治疗 2 个月,治疗效果良好。2 岁时曾行脐疝修补术。1 岁时能独坐,15 个月时能站立,18 个月时能行走,5 岁时可独立如厕。6.5岁时行韦氏儿童智力量表测试,言语测验67分,操作测验63分,总体评分62分,均提示轻度发育迟缓。经特殊教育后,现能用完整的语句交流。

1.体格检查

(1)一般情况　14.5岁时进行体格检查,身高138.7cm,体重31.4kg,头围48cm,以上数值均比正常均值低2～4个标准差。

(2)头颈部　短头,前发际线低,一字浓眉,梨形鼻,头发过于浓密,眼球深陷,大耳,有两颗右下侧切牙(图5-75)。

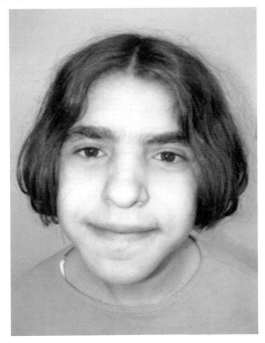

图5-75　先证者14.5岁时的面部特征

(3)脊柱与四肢　脊柱轻微左侧弯,右侧翼状肩胛骨,各大小关节伸展过度,双手第三指和第四指[图5-76(A)]及双足第二趾和第三趾皮性并指/趾。

2.辅助检查

(1)X线检查　患者的所有指骨、趾骨短及双侧第五掌骨短[图5-76(B)];8岁4个月时进行骨龄检查,结果提示骨发育延迟2年零6个月[图5-76(B)];锥形骨尤其是中间趾骨出现多个骨化中心,左侧肩胛骨及双侧肱骨、股骨、胫骨及腓骨出现多发性外生性骨疣[图5-76(C)],桡骨远侧端呈三角形。

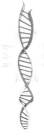

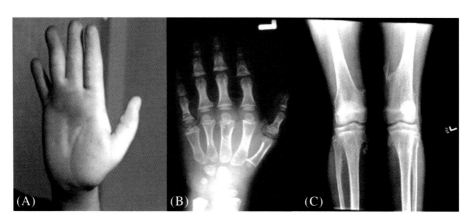

图5-76 先证者手掌及腿部临床表现

（A）右手3、4指皮性并指；（B）指骨、第5掌骨短及骨龄延迟；（C）长骨多发性外生性骨疣。

（2）内分泌 甲状腺功能、类胰岛素生长因子1、类胰岛素生长因子结合蛋白3、胰岛素、脱氢表雄酮、硫酸脱氢表雄酮、生长激素刺激性高峰、生长激素结合蛋白检测均无异常。

（3）超声 肾脏超声检查结果无异常。

（4）头颅MRI 未见异常。

（5）染色体核型分析 外周血淋巴细胞染色体显带分析提示先证者核型为46,XX,del(8)(q22.3q24.13)[7]/46,XX[98]；皮肤成纤维细胞染色体显带分析提示核型为46,XX,del(8)(q22.3q24.13)[15]/46,XX[6]。

（6）FISH检测 成纤维细胞中期核 *EXT1* 和 *TRPS1* 探针杂交检测30个细胞，其中的29个细胞见一个信号。

（7）基因检测 *TRPS1* 基因测序检出3个SNP，未见致病突变。

（8）全基因组拷贝数分析 皮肤成纤维细胞提取DNA后行基因芯片检测出8q22.3-8q24.13(nt:104741543-124532661)约19.79Mb杂合缺失。

3.诊断

遗传学检测结果结合以下三点，可确诊先证者患有Langer-Giedion综合征。

（1）现病史、既往史 出生时身高、体重、头围均比正常均值低2～4个标准差，标志性发育事件延迟，韦氏儿童智力量表测试提示轻度发育迟缓；既往有感染病史及脐疝修补病史。

（2）体格检查　短头畸形，前发际线低，一字浓眉，梨形鼻，头发过于浓密，眼深陷，耳廓大，脊柱轻微左侧弯，右侧翼状肩胛骨，各大小关节伸展过度，双手第三和第四指及双足第二和第三趾皮性并指。

（3）辅助检查　X线检查提示骨龄延迟、骨畸形及多发性外生性骨疣。

【参考文献】

[1] Lüdecke H J，Wagner M J，Nardmann J，et al. Molecular dissection of a contiguous gene syndrome：localization of the genes involved in the Langer-Giedion syndrome[J]. Hum Molec Genet，1995，4(1)：31 - 36.

[2] Ahn J，Lüdecke H J，Lindow S，et al. Cloning of the putative tumour suppressor gene for hereditary multiple exostoses (*EXT1*)[J]. Nat Genet，1995，11(2)：137 - 143.

[3] Heinritz W，Hüffmeier U，Strenge S，et al. New mutations of *EXT1* and *EXT2* genes in German patients with multiple osteochondromas[J]. Ann Hum Genet，2009，73(Pt 3)：283 - 291.

[4] Shanske A L，Patel A，Saukam S，et al. Clinical and molecular characterization of a patient with Langer-Giedion syndrome and mosaic del(8)(q22.3q24.13)[J]. Am J Med Genet A，2008，146A(24)：3211 - 3216.

5.55　Léri-Weill 软骨骨生成障碍

【疾病概述】

Léri-Weill 软骨骨生成障碍（Léri-Weill dyschondrostosis，LWD）是一种显性遗传性疾病。马德隆畸形是其典型特征，表现为桡骨粗短弯曲，腕骨角减小，尺桡骨远端相对侧骨骺及干骺端发育差，远端关节面向掌、尺侧倾斜，桡骨远端关节面尺侧倾斜导致腕骨尺侧移位，远端尺桡关节脱位等症状[1]。

除了 LWD 外，*SHOX* 基因突变致使相关蛋白表达量不足与身材矮小有关，尤其是特发性矮小（idiopathic short stature，ISS），即患者仅表现为不伴有其他器质性病变的原因不明的身材矮小（身高明显低于正常同性别、同龄人）[2]。

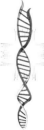

【疾病特征】

（1）其他名称（别名） 软骨骨生成障碍（dyschondrosteosis，DCO）。

（2）疾病 OMIM 编号 ♯127300。

（3）致病基因/染色体区域 Xp22.33，Yp11.32。

（4）关键基因 $SHOX$（＊312865）、$SHOXY$（＊400020）。$SHOX$ 基因定位于 X/Y 染色体的拟常染色体区域，含 7 个外显子，剪接编码两种蛋白，即 SHOXa 和 SHOXb。其基因突变或缺陷导致相关蛋白表达量不足，可引起软骨细胞增殖、分化紊乱，失去生长板增殖层和终末期细胞凋亡间的平衡，最终导致软骨骨生成障碍。

（5）变异类型 Xp22.33 区域缺失。缺失片段大小差异很大，一些缺失片段包含了 $SHOX$ 而另一些片段则包括了 $SHOX$ 端粒端的假常染色体区域（pseudo autosoma region，PAR），通常片段大小为 10.5～200kb；缺失片段的两侧断裂点位置并非固定的，不过在 73% 的患者中近端断裂点的位置是比较集中的。

（6）检测方法 包括 PCR＋测序、MLPA 和 STRP 连锁分析等方法。

（7）发病率（出生患病率或群体患病率） 暂未见报道。

【疾病的临床表现与诊断要点】

Léri-Weill 软骨骨生成障碍的临床表现（图 5-77）与诊断要点见表5-57。

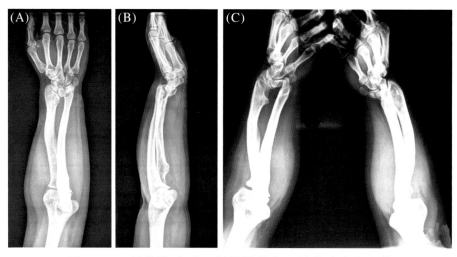

图 5-77 马德隆畸形 X 射线图谱和四肢临床表现照片

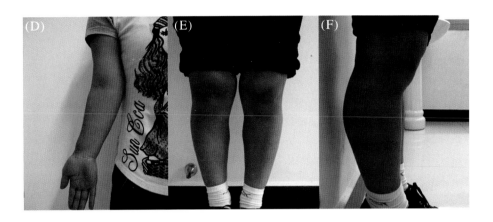

图 5-77(续) 马德隆畸形 X 射线图谱和四肢临床表现照片

(A)左手 X 线片(正位);(B)左手 X 线片(侧位);(C)双上肢前臂 X 线片;(D)右手正面;(E)站立时下肢正面;(F)站立时下肢侧面。

表 5-57 Léri-Weill 软骨骨生成障碍的临床表现与诊断要点

项目	临床表现		
生长发育	身材矮小,成人身高从 135cm 到正常		
	躯体各部分比例失衡		
骨骼	脊椎	脊柱侧弯	
	四肢	前臂短小	
		桡骨弯曲	
		尺骨发育不全	
		胫骨及腓骨短小	
		尺骨和桡骨距离过大	
		小腿短小	
	手部	马德隆手腕畸形(74%)	
		手腕活动受限	

说明:女性患者占多数,且女性患者马德隆畸形发病率更高,表型更严重。

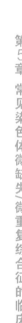

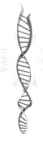

【典型病例】

以 M. F. Funari 等[3]报道的 Léri-Weill 软骨骨生成障碍的家系为例进行阐述。

先证者,女。足月顺产,出生时体重 3.60kg。6 岁时其父母注意到其身高较同龄儿童矮,11 岁时到医院就诊,考虑身材矮小查因。其父亲身高 159cm(−2.4SD),母亲身高 149cm(−2.2SD)。父母非近亲结婚。患者及其一级亲属中无马德隆畸形或其他骨骼畸形。患者父亲有两个二级亲属患有比例不对称的身材矮小和马德隆畸形。

1.体格检查

(1)一般情况　身高−3.4SD,体重指数 0.6SD,坐高+4.5SD,上下臂的长度分别为−4.7SD 和−5.5SD。

(2)脊柱与四肢　肘外翻,身高与四肢比例不相称,四肢短小。

2.辅助检查

(1)X 射线检测　患者的骨骼年龄为 11 岁,未观察到患者有马德隆畸形。

(2)激素检查　正常。

(3)MLPA　运用 MLPA 技术分析 SHOX 及 PAR1 基因区域,采用的是商业试剂盒 Kit P018 − C1 SHOX(MCR Holland,Amsterdam,The Netherlands),包括 8 个 SHOX 外显子探针,13 个 SHOX 基因周边区域探针和 13 个 X 染色体区域探针。6 个身高和身体比例正常的个体作为 PAR1 缺失的对照。作为缺失对照,4 个个体经过 FISH 技术被检测出有 SHOX 基因缺失。

3.诊断

根据患者的临床表现及相关检查结果,可确诊为 Léri-Weill 软骨骨生成障碍。

【参考文献】

[1] Ali S,Kaplan S,Kaufman T,et al. Madelung deformity and Madelung-type deformities:a review of the clinical and radiological characteristics[J]. Pediatr Radiol,2015,45(12):1856 − 1863.

[2] Binder G. Short stature due to SHOX deficiency:genotype,phenotype,and therapy[J]. Horm Res Paediatr, 2011,75(2):81 − 89.

[3] Funari M F,Jorge A A,Pinto E M,et al. Cryptic intragenic deletion of the

SHOX gene in a family with Léri-Weill dyschondrosteosis detected by Multi-plex Ligation-Dependent Probe Amplification(MLPA)[J]. Arq Bras Endocrinol Metabol,2008,52(8):1382-1387.

5.56 Miller-Dieker 无脑回综合征

【疾病概述】

Miller-Dieker 无脑回综合征(Miller-Dieker lissencephaly syndrome,MDLS)是一种以无脑回为特点的脑发育异常综合征。在正常情况下,人类大脑皮层具有多个褶皱和脑回,而无脑回症患者具有异常光滑的大脑皮层。患者脑畸形可导致严重的智力障碍、发育迟缓、癫痫、肌肉僵硬(痉挛)、肌张力低下、喂养困难等。癫痫常在出生后 6 个月内发作,有的患者甚至在出生时就有癫痫发作。通常大脑皮层越薄,相关临床症状越严重。除无脑回症外,MDLS 患者还表现有特殊面容,如前额凸出,面中部发育不全,鼻小而上翘,耳畸形且低位,小下颌,厚上唇等。少数情况下,患者会伴有心脏或肾脏发育畸形、脐疝。

【疾病特征】

(1)其他名称(别名) Miller-Dieker 综合征(MDS)、17p13.3 微缺失综合征。

(2)疾病 OMIM 编号 ♯247200。

(3)致病基因/染色体区域 17p13.3、*LIS1*/*PAFAH1B1*。

(4)关键基因 *LIS1*/*PAFAH1B1*(*601545),其所编码的血小板激活因子乙酰水解酶(platelet-activating factor acetylhydrolase,PAFAH)能催化去除血小板活化因子(platelet activating factor,PAF)的甘油骨架的 sn-2 位上的乙酰基,产生无生物活性的溶血 PAF。PAFAH1B 亚型由三个亚基组成,即 α 亚基(PAFAH1B1,*601545)、β 亚基(PAFAH1B2,*602508)和 γ 亚基(PAFAH1B3,*603074)。β 亚基和 γ 亚基具有酶催化活性,而 α 亚基具有酶活性调节作用[1]。

(5)变异类型 约 90% 的 MDLS 患者有 17p13.3 大片段的缺失,部分无脑回患者有该染色体区域中较小片段的缺失[2]。遗传方式为常染色体显性遗传。

(6)检测方法 包括 FISH、MLPA、实时定量 PCR、array CGH、SNP array 和测序等方法。除少数患者因染色体非平衡易位致病外,大部分患者的染色体核型

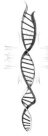

分析结果均正常。

(7)发病率(出生患病率或群体患病率) 暂未见报道。

【疾病的临床表现与诊断要点】

Miller-Dieker 无脑回综合征的临床表现与诊断要点见表 5 - 58。

表 5 - 58 Miller-Dieker 无脑回综合征的临床表现与诊断要点

项目	临床表现	
生长发育	胎儿宫内发育迟缓	
头面部	小头	
	额头皱纹深	
	小下颌	
	双耳低位	
	耳后旋	
	白内障	
	睑裂下斜	
	小鼻	
	鼻孔外翻	
	上唇薄而突出	
	腭裂	
	牙齿萌出晚	
心血管系统	先天性心脏缺陷	
呼吸系统	吸入性肺炎	
消化系统	外部特征	腹股沟疝
	胃肠道	十二指肠闭锁
		脐膨出
泌尿生殖系统	隐睾	
	囊性肾	

项目	临床表现
骨骼系统	多指
	通贯掌纹
	屈曲指
中枢神经系统	无脑回,巨脑回畸形(脑回肥厚)
	早期肌张力减退,晚期肌张力亢进
	运动发育迟缓
	精神发育迟滞
	去大脑僵直
	渐进性痉挛性截瘫
	婴儿痉挛症
	癫痫
	胼胝体发育不全或缺如
	大透明隔腔
	中脑钙化
妊娠期	胎儿活动减少
	羊水过多

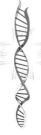

【典型病例】

先证者,第一胎第一产。足月剖宫产,出生体重 3.5kg,出生时无窒息史。详细生长发育史不详。患儿就诊时 8 岁,说话、走路正常,学习成绩差,上二年级,考试成绩 20～30 分,数学比语文差,注意力不集中,有多动表现,生活基本可以自理。

1.体格检查

无明显异常(图 5－78)。

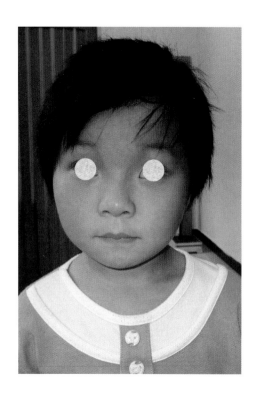

图 5 - 78   Miller-Dieker 无脑回综合征患者照片

2. 辅助检查

(1)C - WISC   语言 68 分,操作 68 分,全量表 64 分,均低于同龄儿童。

(2)染色体核型分析   46,XX。

(3)全基因组拷贝数变异分析   采用 Illumina HumanCytoSNP - 12 芯片对患者外周血 DNA 进行检测,结果提示 17p13.3 缺失约 0.65Mb(图 5 - 79)。

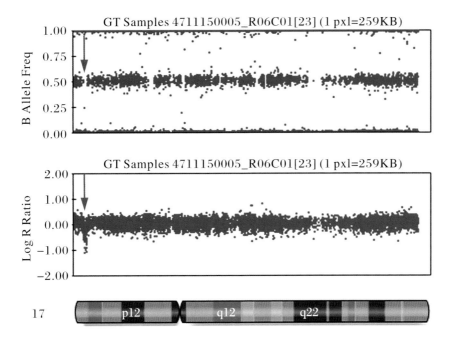

图 5 - 79 Miller-Dieker 无脑回综合征患者基因芯片检测结果

图示 Illumina Human CytoSNP - 12 芯片分析结果模式图,图中红
色箭头处 BAF 值为 0、1;Log R 值下降,均提示该区域杂合性缺失。

3. 诊断

根据患者的临床表现及相关检查结果,可确诊为 Miller-Dieker 无脑回综合征。

【参考文献】

[1] Adachi H,Tsujimoto M,Hattori M,et al. cDNA cloning of human cytosolic
    platelet-activating factor acetylhydrolase gamma-subunit and its mRNA expression
    in human tissues[J]. Bichem Biophys Res Commun,1995,214(1):180 - 187.

[2] Reiner O,Carrozzo R,Shen Y,et al. Isolation of a Miller-Dieker lissencephaly
    gene containing G protein beta-subunit-like repeats[J]. Nature,1993,364
    (6439):717 - 721.

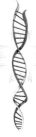

5.57 *NF1* 微缺失综合征

【疾病概述】

NF1 微缺失综合征(*NF1* microdeletion syndrome)是指由 17 号染色体 q11.2 区域杂合性缺失或关键基因突变而引起的一种综合征,主要表现为神经纤维瘤病Ⅰ型(neurofibromatosis typeⅠ,NF1),本病临床表现高度可变,且多数患者的表型随年龄增长变化。大片段缺失的 NF1 患者往往表现出比 *NF1* 基因内突变患者更为严重的表型,且更易出现特殊面容、心脏畸形和智力发育迟缓等表型。

【疾病特征】

(1)疾病 OMIM 编号 ♯162200。

(2)致病基因/染色体区域 17q11.2。

(3)关键基因 *NF1*(＊613113),*NF1* 基因编码神经纤维瘤蛋白,是一种主要表达于神经细胞、施万细胞、少突胶质细胞和白细胞的胞浆蛋白。这是一个可以调控许多胞内过程的多域分子,其调控范围包括 RAS 循环 AMP 途径、ERK/MAP 激酶级联反应、腺苷酸环化酶和细胞骨架的组装。

(4)变异类型 约 62% 的患者存在 17q11.2 区域大小为 1.4Mb 的缺失,包含 14 个基因;*NF1* 基因突变。

(5)检测方法 包括 FISH、MLPA、实时定量 PCR、array CGH、SNP array 和测序等方法。

(6)发病率(出生患病率或群体患病率) 暂未见报道。

【疾病的临床表现与诊断要点】[1-4]

NF1 微缺失综合征的临床表现(图 5-80)与诊断要点见表 5-59。

表 5-59 *NF1* 微缺失综合征的临床表现与诊断要点

项目	临床表现
心血管系统	肾动脉狭窄
	高血压

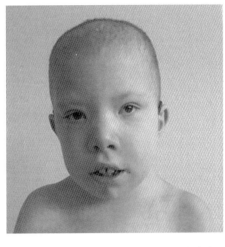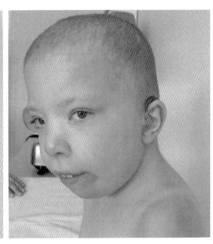

图 5 - 80　NF1 微缺失综合征患者的特殊面容[5]

　　先证者 8.5 岁时照片,表现出异常的面部特征:高前额和双颞缢缩,小下颌,眼间距过宽且内眦赘皮,低耳位且向后成一定角度,斜视,厚唇,眉毛稀疏,短颈蹼。

续表 5 - 59

项目	临床表现	
头颈部	巨脑畸形	
	蝶骨发育不良	
	Lisch 结节(虹膜错构瘤)	
	青光眼	
	眼间距过宽	
骨骼	脊柱	脊柱侧弯
		脊柱裂
	四肢	假关节
		长骨骨膜薄
		局部骨质增生

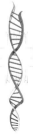

项目	临床表现
皮肤与毛发	神经纤维瘤
	丛状神经纤维瘤
	Cafe-au-lait 斑
	腋窝雀斑
	腹股沟雀斑
神经系统	精神发育迟滞（10%）
	学习障碍（30%）
	中脑导水管狭窄
	脑积水
肿瘤	视神经胶质瘤
	脑膜瘤
	下丘脑肿瘤
	神经纤维瘤
	横纹肌肉瘤
	十二指肠类癌瘤
	生长抑制素瘤
	甲状旁腺腺瘤
	嗜铬细胞瘤
	毛细胞型星形细胞瘤
	恶性周围神经鞘瘤
	其他多种肿瘤，如中枢神经系统肿瘤

说明：①50%为新发突变；②由神经纤维瘤蛋白基因（*NF1*，＊162200）突变引起。

【典型病例】[5]

先证者，女，妊娠 38 周出生，出生体重为 2.73kg（第 90 百分位数）。出生时父母即发现先证者小头，右眼小，左眼瞳孔散大。出生后不久眼科检查发现右侧虹膜小（直径 3mm，正常新生儿虹膜直径约为 10mm），虹膜中心部分缺失，睫状肌突出，晶状体错位,白内障。左眼角膜大小正常(直径 10.5mm),典型的无虹膜,具有虹膜残迹,可见晶状体。左侧眼底视盘呈垂直椭圆形,黄斑中心凹发育不全,视网膜黄斑部附近存在白色斑点,眼球震颤。左眼远视,分辨度 6/48;右眼无视力。出生第 1 年可见多个 Cafe-au-lait 斑和腋下雀斑。5 岁时的发育相当于 4 岁水平,无行为或语言运动障碍。

1. 辅助检查

基因检测:对 *NF1* 基因的外显子进行 PCR 扩增,对扩增产物进行测序,结果显示 4 号外显子内 cDNA574 位存在 C>T 的错义突变。

2. 诊断

根据患者的临床表现(6 个以上 Cafe-au-lait 斑;腋窝雀斑;虹膜结构异常)及相关检查结果,可诊断为 *NF1* 微缺失综合征。

【参考文献】

[1] Henderson R A, Williamson K, Cumming S, et al. Inherited *PAX6*,*NF1* and *OTX2* mutations in a child with microphthalmia and aniridia[J]. Eur J Hum Genet, 2007, 15(8):898-901.

[2] Ferner R E, Huson S M, Thomas N, et al. Guidelines for the diagnosis and management of individuals with neurofibromatosis 1[J]. J Med Genet, 2007, 44(2):81-88.

[3] Marla J F, Neill O. Neurofibromatosis, type 1[EB/OL]. (2013-02-22) [2014-08-30]. http://omim.org/entry/162200? search=NF1&highlight =nf1.

[4] Kehrer-Sawatzki H. *NF1*-microdeletion syndrome[EB/OL]. (2012-07-31) [2014-08-30]. https://decipher.sanger.ac.uk/syndrome/15.

[5] Pasmant E, de Saint-Trivier A, Laurendeau I, et al. Characterization of a 7.6-Mb germline deletion encompassing the *NF1* locus and about a hundred genes in an *NF1* contiguous gene syndrome patient[J]. Eur J Hum Genet, 2008, 16(12), 1459-1466.

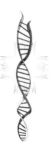

5.58 Pallister-Killian 综合征

【疾病概述】

Pallister-Killian 综合征(Pallister-Killian syndrome,PKS)也称为等臂 12p 综合征、12p 四体综合征,是由于组织特异性嵌合等臂 12p 染色体[i(12p)]所导致的。这种 i(12p)常见于患者的皮肤成纤维细胞,而在患者外周血淋巴细胞中常常是低比例嵌合[1-4]。

【疾病特征】

(1)疾病 OMIM 编号 ♯601803。

(2)致病基因/染色体区域 12p。

(3)变异类型 组织特异性嵌合等臂 12p 染色体[5-9]。

(4)检测方法 包括 FISH、MLPA、实时定量 PCR、array CGH、SNP array 和测序等方法。

(5)发病率(出生患病率或群体患病率) 暂未见报道。

【疾病的临床表现与诊断要点】[10-20]

Pallister-Killian 综合征的临床表现与诊断要点见表 5 - 60。

表 5 - 60 Pallister-Killian 综合征的临床表现与诊断要点

项目		临床表现
心血管系统	心脏	心包缺如
		主动脉瓣狭窄
		室间隔缺损
		房间隔缺损
		肥厚性心肌病
	血管	动脉导管未闭
		主动脉狭窄

项目		临床表现
头颈部	头面部	出生时头围正常或偏大
		五官粗糙
		长人中
		小下颌
	耳	耳聋
		大耳
		耳廓异常折叠
		外耳道狭窄
	眼	眉毛、睫毛稀疏
		睑裂上斜
		内眦赘皮
		上睑下垂
		眼球突出
		白内障
	鼻	鼻根扁平、宽阔
		短鼻
		鼻孔前倾
	口腔	薄上唇
		下唇红外翻
		巨舌
	腭	腭裂
		双悬雍垂
		侧腭脊突出
	牙	牙萌出延迟
	颈	短颈
		颈蹼

项目			临床表现
胸部			肺发育不良
			副乳发育
			膈疝
腹部	外部特点		脐疝
			脐膨出
	胃肠道		肠回旋异常
			腹股沟疝
			肛门闭锁
			肛门狭窄
			肛门前置
泌尿生殖系统	持久性泌尿生殖窦/泄殖腔		
	男性生殖器		小阴囊
			尿道下裂
			隐睾
	女性生殖器		大阴唇发育不良
			上阴道缺如
			子宫缺如
	肾脏		多囊肾
			肾脏发育不良
骨骼	脊柱		侧后凸
			骶骨附肢
	骨盆		先天性髋关节脱位
	四肢		关节活动范围大
			四肢中段和近端肢体短缩

项目		临床表现
骨骼	手	宽手
		第五指短小
		手指远端发育不良
		多指
		通贯掌纹
	脚	宽足
		多趾
		脚趾短小
皮肤与毛发	皮肤	色素沉着或者色素脱失
	毛发	头发稀疏
		眉毛稀疏
		睫毛稀疏
神经系统		精神发育迟滞
		癫痫
		新生儿肌张力减退
		年龄较大儿童和青少年肌张力亢进,挛缩

第5章 常见染色体微缺失/微重复综合征的临床表现与诊断标准

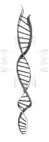

说明:①多数患者为死产或在新生儿期死亡;②i(12p)等臂染色体常见于患者的皮肤成纤维细胞,而在患者外周血淋巴细胞中常常低比例嵌合,并且随着患者年龄的增加嵌合比率会逐渐减少;③嵌合的 i(12p)细胞对植物血凝素的刺激不应答,导致普通的外周血染色体核型分析很难发现 i(12p),患者的确诊需要通过皮肤成纤维细胞核型分析,而且在皮肤成纤维细胞体外培养的过程中,i(12p)的嵌合比率也会随着培养代次的增加而逐渐减少。

【典型病例】

先证者,男,第二胎第一产,8月大到医院就诊。足月剖宫产,出生体重4.3kg,无缺氧窒息,出生后皮肤有明显皱褶,耳皱缩。出后第2天,体温36℃,于恒温箱治疗2天。6月龄始发现患儿常有低热(38℃)。患儿5～6个月时抬头,但至今抬头

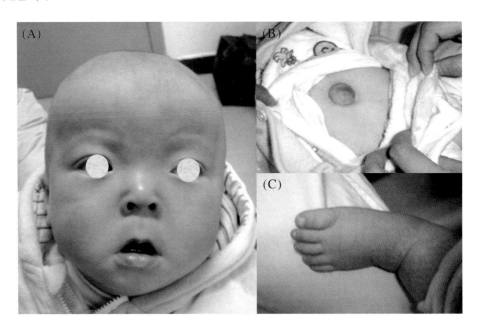不稳,不会叫"爸爸""妈妈",眼睛喜向上望,对声音有反应,视物偶有追踪,整体对外界反应差。患儿平素易感冒、发热(低热),无抽搐史。父母非近亲结婚。其母怀孕前2个月曾行输卵管造影。

母孕期前3个月有少许阴道流血,曾行保胎治疗。母孕6个月时进行B超检查,结果提示羊水过多,7个月时复查正常。

1.体格检查

(1)一般情况　身长71cm(第75百分位数),体重10kg(第91百分位数),头围45cm(第25～50百分位数)。体型较胖,皮下脂肪厚。

(2)头颈部　面平,大前额,囟门未闭4.5cm×5cm。眼间距过宽,低耳位,鼻梁塌陷,鼻孔前倾,长人中,上唇薄弓形,下唇红外翻,腭裂(悬雍垂分叉),牙齿未萌出,颈短(图5-81)。

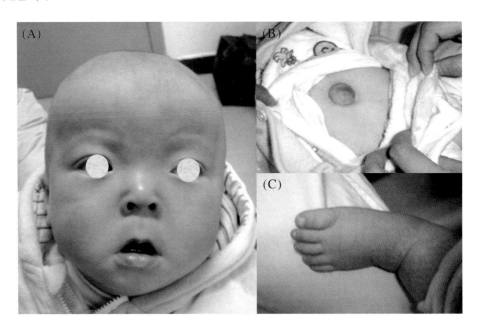

图5-81　患者表型特征

(A)患者颅面特征(头发稀疏、大前额、眼间距过宽、低耳位、鼻梁塌陷、鼻孔前倾、长人中、上唇薄弓形、下唇红外翻);(B)脐疝;(C)小腿及脚部皮肤色素沉着异常。

（3）胸腹部　心肺听诊未见异常，腹部软，有脐疝。

（4）脊柱与四肢　锥形手指，双下肢小腿皮肤色素沉着异常。四肢肌张力低下，巴氏征阴性。

2.辅助检查

（1）头颅 CT　平扫未见明显异常。

（2）头颅 MRI　脑外间隙增宽，脑室周萎缩（轻度）。

（3）染色体核型分析　46,XY[16]/47,XY,＋i(12p)[84]（图 5-82）。

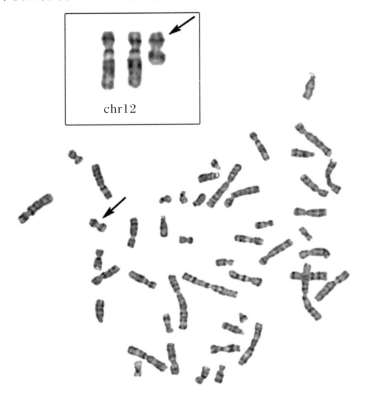

图 5-82　患者皮肤成纤维细胞核型分析

图中箭头示 i(12p)。

（4）全基因拷贝数变异分析　采用 SNP array 对先证者皮肤细胞 DNA 进行检测，结果提示 12 号染色体短臂重复（图 5-83）。

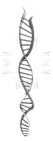

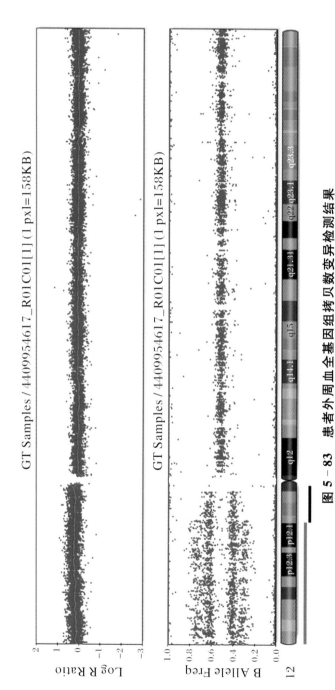

图 5 - 83　患者外周血全基因组拷贝数变异检测结果

图示 12 号染色体短臂重复。其中在 BAF 参数图中，红色线条覆盖区域 12pter－12p11.23
的 BAF 值分布于 0.7、0.6、0.4 和 0.3，提示嵌合重复三种单体型；黑色线条覆盖区域 12p11.23－
12p10 的 BAF 值分布于 0.6 和 0.4，提示嵌合重复两种单体型。

(5)FISH 检测 目的探针 RP11-88D16(位于 12p13.32),标记为绿色;对照探针 RP11-512M8(位于 12q24.31),标记为红色。检测 i(12p)是否为完整的两条 12 号染色体短臂:目的探针 RP11-956A19(位于 12p11.21),标记为绿色;对照探针 RP11-320N7(位于 12p13.32)标记为红色(图 5-84)。

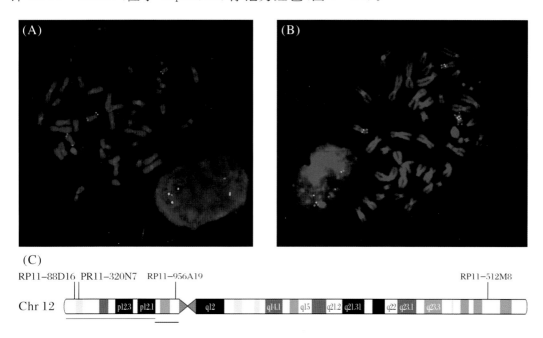

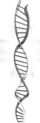

图 5-84 患者皮肤成纤维细胞 FISH 检测结果

(A)目的探针 RP11-88D16 位于 12p13.32,标记为绿色;对照探针 RP11-512M8 位于 12q24.31,标记为红色。可见间期核与中期核均有四个绿色信号;(B)目的探针 RP11-956A19 位于 12p11.21,标记为绿色;对照探针 RP11-320N7 位于 12p13.32,标记为红色。可见间期核和中期核均有四个红色信号和四个绿色信号;(C)探针在染色体上的位置,红色线条覆盖区域 12pter-12p11.23 提示嵌合重复三种单体型,黑色线条覆盖区域 12p11.23-12p10 提示嵌合重复两种单体型。

3.诊断

根据患者的临床表现(患儿具备 PKS 的特征性"粗犷面容",如大前额、头发稀疏、眼间距过宽、鼻孔前倾、鼻梁塌陷、腭裂、长人中、短颈等，以及肌张力低、脐疝、皮肤色素沉着异常等 PKS 特征性临床表现）和相关检查结果，可诊断为 Pallister-Killian 综合征。

【参考文献】

[1] Pallister P D，Meisner L F，Elejalde B R，et al. The Pallister mosaic syndrome[J]. Birth Defects Orig Artic Ser，1977，13(3B):103 – 110.

[2] Killian W，Teschler-Nicola M. Case report 72:mental retardation,unusual facial appearance，abnormal hair[J]. Synd Ident,1981,7:6 – 7.

[3] Schinzel A. Tetrasomy 12p (Pallister-Killian syndrome)[J]. J Med Genet，1991，28(2):122 – 125.

[4] Vermeesch J R，Melotte C，Salden I，et al. Tetrasomy 12pter – 12p13. 31 in a girl with partial Pallister-Killian syndrome phenotype[J]. Eur J Med Genet，2005，48(3):319 – 327.

[5] Huang X L，Isabel de Michelena M，Leon E，et al. Pallister-Killian syndrome:tetrasomy of 12pter – 12p11. 22 in a boy with an analphoid，inverted duplicated marker chromosome[J]. Clin Genet，2007，72(5):434 – 440.

[6] Stalker H J，Gray B A，Bent-Williams A，et al. High cognitive functioning and behavioral phenotype in Pallister-Killian syndrome[J]. Am J Med Genet A，2006，140(18):1950 – 1954.

[7] Tang W，Wenger S L. Cell death as a possible mechanism for tissue limited-mosaicism in Pallister-Killian syndrome[J]. J Assoc Genet Technol，2005，31(4):168 – 169.

[8] Reeser S L，Wenger S L. Failure of PHA-stimulated i(12p) lymphocytes to divide in Pallister-Killian syndrome[J]. Am J Med Genet，1992，42(6):815 – 819.

[9] Schubert R，Viersbach R，Eggermann T，et al. Report of two new cases of Pallister-Killian syndrome confirmed by FISH:tissue-specific mosaicism and loss of i(12p) by in vitro selection[J]. Am J Med Genet，1997，72(1):106 – 110.

[10] Cheung S W，Shaw C A，Scott D A，et al．Microarray-based CGH detects chromosomal mosaicism not revealed by conventional cytogenetics[J]．Am J Med Genet A，2007，143A(15)：1679 – 1686．

[11] Hunter A G，Clifford B，Cox D M．The characteristic physiognomy and tissue specific karyotype distribution in the Pallister-Killian syndrome[J]．Clin Genet，1985，28(1)：47 – 53．

[12] Rivera H，Rivas F，Cantú J M．On the origin of extra isochromosomes[J]．Clin Genet，1986，29(6)：540 – 541．

[13] Struthers J L．Parental origin of the isochromosome 12p in Pallister-Killian syndrome：molecular analysis of one patient and review of the reported cases [J]．Am J Med Genet，1999，84(2)：111 – 115．

[14] de Ravel T J，Keymolen K，van Assche E，et al．Post-zygotic origin of isochromosome 12p[J]．Prenat Diagn，2004，24(12)：984 – 988．

[15] Los F J，van Opstal D，Schol M P，et al．Prenatal diagnosis of mosaic tetrasomy 12p/trisomy 12p by fluorescent in situ hybridization in amniotic fluid cells：a case report of Pallister-Killian syndrome[J]．Prenat Diagn，1995，15 (12)：1155 – 1159．

[16] Turleau C，Simon-Bouy B，Austruy E，et al．Parental origin and mechanisms of formation of three cases of 12p tetrasomy[J]．Clin Genet，1996，50(1)：41 – 46．

[17] Cormier-Daire V，Le Merrer M，Gigarel N，et al．Prezygotic origin of the isochromosome 12p in Pallister-Killian syndrome[J]．Am J Med Genet，1997，69(2)：166 – 168．

[18] Dutly F，Balmer D，Baumer A，et al．Isochromosomes 12p and 9p：parental origin and possible mechanisms of formation[J]．Eur J Hum Genet，1998，6 (2)：140 – 144．

[19] Eggermann T，Schubert R，Engels H，et al．Formation of supernumerary euchromatic short arm isochromosomes：parent and cell stage of origin in new cases and review of the literature[J]．Ann Genet，1999，42(2)：75 – 80．

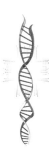

[20] Leube B，Majewski F，Gebauer J，et al. Clinical，cytogenetic，and molecular observations in a patient with Pallister-Killian-syndrome with an unusual karyotype [J]. Am J Med Genet A，2003，123A(3):296-300.

5.59 佩梅病

【疾病概述】

佩梅病(Pelizaeus-Merzbacher disease，PMD)是一种以弥漫性脑白质髓鞘形成障碍为特征的 X 连锁隐性遗传疾病，属蛋白脂质蛋白 1(proteolipid protein 1，PLP1)相关的遗传性髓鞘形成障碍疾病谱中的一种。PMD 特征性病理改变为神经髓鞘不能正常形成，而非其他遗传性白质脑病那样脱髓鞘改变。

【疾病特征】

(1)疾病 OMIM 编号　♯312080。

(2)致病基因/染色体区域　Xq22.2、PLP1。

(3)关键基因　PLP1(*300401)，PLP1 基因缺陷可使 PLP1 蛋白表达过度(PLP1 基因重复突变)，表达下降或细胞内分布异常(PLP1 基因点突变)，以及 PLP1 缺失。这些均可以导致少突胶质细胞/髓鞘功能异常，从而导致髓鞘形成异常和(或)少突胶质细胞死亡，使得广泛白质区域髓鞘缺乏或减少。PLP1 基因不同突变类型通过不同的细胞与分子机制导致了临床表现的差异。

(4)变异类型　迄今为止，已报道的与 PMD 相关的 PLP1 基因突变大约有 128 种。其主要有三种突变类型，即重复突变、点突变与缺失突变，其中重复突变占 PMD 患者总数的 50%～75%，是 PMD 最常见的突变类型，点突变占 10%～25%，而缺失突变仅占 2%左右[1]。

(5)检测方法　包括 FISH、MLPA、实时定量 PCR、array CGH、SNP array 和测序等方法。

(6)发病率(出生患病率或群体患病率)　新生儿发病率接近 13/10000000[2]。

【疾病的临床表现与诊断要点】

PMD 的临床表现为眼球震颤、肌张力低下、共济失调及进行性运动功能障碍等。按起病年龄与病情的严重性分为三型[3],即先天型(connatal form)、中间型(transitfonal form)与经典型(classic form),以经典型最为多见(表5-61)。

表5-61　佩梅病的临床表现与诊断要点

类型		表型特征
先天型	神经系统表现	出生后即发现眼球震颤、吞咽无力、喘鸣、肌张力低下、严重痉挛,伴/不伴惊厥、认知障碍
	行动	不能行走
	语言	不能言语或也可能有非语言交流与语言理解
经典型	神经系统表现	出生后两月内出现眼球震颤、肌张力低下、痉挛性截瘫、共济失调、步态不稳,伴/不伴肌张力障碍、手足徐动症、认知障碍
	行动	辅助行走,儿童/青春期即丧失行走功能
	语言	通常可以出现

说明:①中间型PMD临床表现介于先天性与经典型PMD之间;②PMD患者具有典型的头颅影像学特征,MRI表现为弥漫性白质T_2及FLAIR像高信号,提示髓鞘化不良、白质容量减少,类似新生儿头颅MRI表现(图5-85);③PMD的脑部神经病理特点为白质大部分区

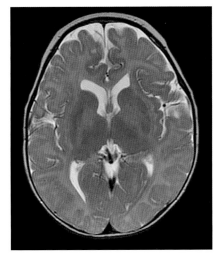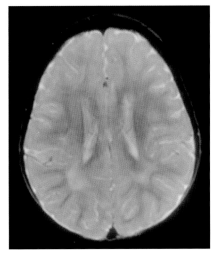

图5-85　PMD患者头颅MRI

域髓鞘缺乏或减少,脑室旁白质区较皮层下白质区更为突出及神经元与轴索相对完好;④先天性 PMD 出生时起病,多数于儿童期死亡,少数存活时间较长,但一般不超过 30 岁。经典型 PMD 多于出生后数月内发病,最迟不超过 5 岁,患者多在 30～70 岁死亡。

【典型病例】

先证者,男,1 岁 4 个月,第三胎第一产。足月剖宫产,出生后 10 天发现双眼球震颤。自幼运动发育明显落后,1 岁时会伸手抓物,始终竖头不稳,不能独坐、独站,1 岁 4 个月时可发单音,认识父母,可逗笑。无视听障碍、惊厥发作、吞咽困难及饮水呛咳。

1. 体格检查

(1)头颈部　外貌无畸形,头围 46cm,眼球震颤(＋),双瞳孔直径等大正圆,对光反射灵敏。

(2)脊柱与四肢　四肢肌力Ⅳ级,肌张力低,膝腱反射对称引出,跟腱反射未引出,双 Babinski 征(＋),双 Chaddock 征(＋)。

2. 辅助检查

(1)血生化及代谢检查　未见异常。

(2)头颅 MRI　白质呈弥漫性 T_2 高信号,容积减少,提示白质发育显著落后,髓鞘形成不良,接近于新生儿水平。

(3)脑干听觉诱发电位　双耳听通路脑干下段及其上段传导延迟。

(4)MLPA　采用多重连接依赖的探针扩增(multiplex ligationdependent probe amplification,MLPA)方法对患者的 *PLP1* 基因进行检测,结果显示其 *PLP1* 基因重复。

3. 诊断

根据患者的临床表现及相关检查结果,提示该患者可能患有经典型 PMD。

【参考文献】

[1] Mimault C，Giraud G，Courtois V，et al. Proteolipoprotein gene analysis in 82 patients with sporadic Pelizaeus-Merzbacher Disease：duplications, the major cause of the disease，originate more frequently in male germ cells，but point mutations do not. The Clinical European Network on Brain Dysmye li-

nating Disease[J]. Am J Hum Genet，1999，65(2)：360－369.

[2] Heim P，Claussen M，Hoffmann B，et al. Leukodystrophy incidence in Germany[J]. Am J Med Genet，1997，71(4)：475－478.

[3] Renier W O，Gabreëls F J，Hustinx T W，et al. Connatal Pelizaeus-Merzbacher disease with congenital stridor in two maternal cousins[J]. Acta Neuropath，1981，54(1)：11－17.

5.60 Potocki-Lupski 综合征

【疾病概述】

Potocki-Lupski 综合征(Potocki-Lupski syndrome)是一种以精神发育迟缓、肌张力低下、广泛性发育障碍和先天畸形等为特征的发育紊乱性疾病。本病是由 17 号染色体短臂近着丝粒区域大小约为 3.6Mb 的重复导致，可通过 array CGH 或 SNP array 等方法检出。约 60% 的患者发生微重复的片段与 17p11.2 微缺失所导致 SMS 的区域一致[1]。

【疾病特征】

(1)其他名称(别名)　17p11.2 重复综合征。

(2)疾病 OMIM 编号　♯610883。

(3)致病基因/染色体区域　17p11.2。

(4)变异类型　17p11.2 区域重复片段的大小不一，为 1.3～15.2Mb，大部分的患者重复片段大小为 3.7Mb[2]。

(5)检测方法　包括 FISH、MLPA、实时定量 PCR、array CGH、SNP array 和测序等方法。除少数患者因染色体非平衡易位致病外，大部分患者的染色体核型分析结果均正常。

(6)发病率(出生患病率或群体患病率)　暂未见报道。

【疾病的临床表现与诊断要点】

Potocki-Lupski 综合征的临床表现与诊断要点见表 5－62。

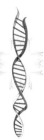

表 5－62　Potocki-Lupski 综合征的临床表现与诊断要点

项目	临床表现
生长发育	身材矮小（较少见）
	发育迟滞
	喂养困难
头面部	宽前额
	小头
	三角头
	三角脸
	人中光滑
	下颌畸形
	睑裂下斜
	眼间距过宽
	远视
	长鼻尖
	高腭
	大嘴
	牙列拥挤
	咬合不正
心血管	房间隔缺损
	卵圆孔未闭
消化系统	胃食管反流
骨骼系统	脊柱侧弯（少见）
神经系统	发育迟缓
	智力低下（轻度）
	肌张力低下
	语言发育迟缓
	EEG 异常
	无癫痫发作
	胼胝体发育不全
内分泌系统	甲状腺功能减退（少见）

【典型病例】

先证者,男,4岁,第一胎第一产。足月顺产,无出生缺氧窒息史,出生体重3.0kg,有新生儿黄疸。6个月时能竖头,10个月时能独坐,1岁7个月时能独走。患儿2岁时会叫"爸爸""妈妈",3岁时有1次热性(体温39℃)惊厥,有数次大哭后闭气、双眼外翻、颜面发绀。患儿4岁来我院就诊,可讲2字词语,如"爸爸""妈妈",不会爬楼梯或跳跃,不能自主控制大小便。

1.体格检查

一般情况:无明显异常,体型偏瘦(图5-86)。

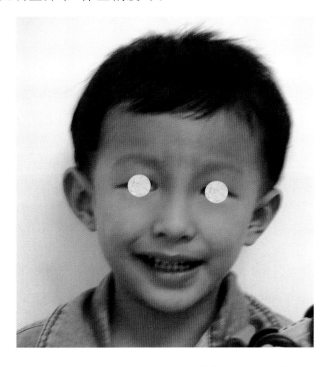

图5-86　Potocki-Lupski综合征患者照片

2.辅助检查

(1)智力测试　Gesell儿童发育测试报告显示DQ为54。

(2)血清学检查　对患儿进行遗传代谢病检测,未发现典型氨基酸、有机酸及脂肪酸代谢病改变。

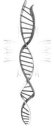

（3）头部 CT　未见异常。

（4）染色体核型分析　46，XY。

（5）全基因组拷贝数变异分析　采用 Illumina HumanCytoSNP－12 v1 对先证者外周血 DNA 进行检测，结果提示患儿染色体 17p11.2（nt：16783273－20417975）重复约 3.6Mb。

3. 诊断

根据患者的临床表现及相关检查结果，可确诊为 Potocki-Lupski 综合征。

【参考文献】

[1] Shchelochkov O A，Cheung S W，Lupski J R. Genomic and clinical characteristics of microduplications in chromosome 17[J]. Am J Med Genet A，2010，152A（5）：1101－1110.

[2] Potocki L，Bi W，Treadwell-Deering D，et al. Characterization of Potocki-Lupski syndrome （dup(17)(p11.2p11.2)）and delineation of a dosage-sensitive critical interval that can convey an autism phenotype[J]. Am J Hum Genet，2007，80(4)：633－649.

5.61　Prader-Willi 综合征

【疾病概述】

Prader-Willi 综合征（Prader-Willi syndrome，PWS）又称为肌张力低下智能障碍性腺发育滞后-肥胖综合征，是导致人类肥胖最常见的遗传性综合征之一[1]。其基本特征为胎动少，肌张力减退、智力障碍、身材矮小，促性腺激素分泌不足导致的性腺机能减退和肥胖，多见于男性，出生时体重较正常新生儿轻。

PWS 是一种非孟德尔遗传现象——基因组印记（genomic imprinting）的典型代表。其主要由 15 号染色体长臂近中关键区的缺失或特殊异常所致，由来自父方的 15 号染色体长臂近端一个或几个基因缺失或断裂，或母方的 15 号染色体单亲二体（uniparental disomy，UPD）引起。

【疾病特征】

（1）疾病 OMIM 编号　＃176270。

（2）致病基因/染色体区域　15q11.2、*NDN*、*SNRPN*。

（3）关键基因　*NDN*、*SNRPN*。

（4）变异类型　70％的患者为15号染色体长臂近着丝粒区域5Mb的缺失；8％为非典型缺失。

（5）检测方法　包括FISH、STRP、Southern blot及甲基化分析、SNP array和array CGH和测序等方法。

（6）发病率（出生患病率或群体患病率）　据报道为1/25000。

【疾病的临床表现与诊断要点】[2-5]

Prader-Willi综合征的临床表现（图5-87）与诊断要点见表5-63。

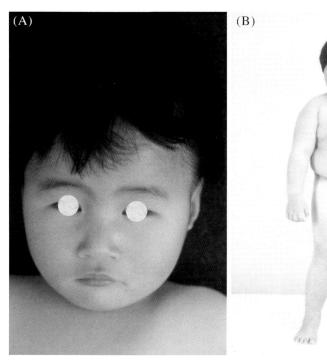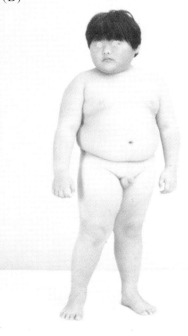

图5-87　典型PWS患者照片

（A）PWS患儿面部特征，表现为杏仁眼，小而凸起的嘴，上唇薄，口角下斜；（B）PWS患者饮食过量所致向心性肥胖，伴有性腺发育不全，小睾丸。

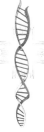

表 5 - 63　Prader-Willi 综合征的临床表现与诊断要点

项目	临床表现	
主要指标 （每条计 1 分）	新生儿期或婴儿期肌张力减退,吮吸力差,随年龄增大有所改善	
	婴儿期喂养困难,需使用鼻饲等特殊方式,或发育停滞	
	1～6 岁期间出现快速的体重增长,发展为向心性肥胖	
	婴儿期双顶径宽,窄脸,窄前额,杏仁眼,小而凸起的嘴,上唇薄,口角下斜（至少满足三点）	
	饮食过量	
	性腺发育不全	儿童期:男性表现为阴囊发育不良,隐睾,小阴茎或小睾丸;女性表现为没有小阴唇或阴蒂,或者小阴唇和/或阴蒂严重的发育不全
		青春期:男性表现为小生殖腺,面部和全身体毛少,不变声;女性表现为闭经或月经稀发
	6 岁前全身发育迟缓,6 岁后表现为轻度或重度的智力障碍	
次要指标 （每条计 0.5 分）	胎动少,婴儿期哭声弱,随年龄增大好转	
	脾气暴躁,强迫行为,好辩,好计较,亢奋,顽固;持续偷窃、说谎（至少 3 项）	
	睡眠紊乱或睡眠呼吸暂停	
	若 15 岁前不给予生长激素,则身材矮小	
	色素沉着	
	小手（<25%）和/或小脚（<10%）	
	眼异常（内斜视、近视）	
	口水量多、黏稠,聚在嘴角	
	发音障碍	
	抠抓皮肤	

项目	临床表现
支持性指标 （不计分）	痛阈高
	呕吐反射减弱
	体温调节异常
	脊柱侧凸或后凸
	阴毛过早发育
	骨质疏松
	具有特殊拼图才能
	神经肌肉体查正常

说明：①支持性指标不计分但可以增加诊断的准确性，3 岁以上患儿或成人得 8 分以上者支持 PWS 诊断，且必须符合至少 5 条主要指标；②3 岁或以下幼儿得 5 分以上者支持 PWS 诊断，且必须符合至少 4 条主要指标。

【典型病例】

先证者，女，4 岁半，第一胎第一产。足月顺产，出生体重 2.8kg，Apgar 评分 10 分，无缺氧窒息史，母孕期无特殊病史，出生后喂养母乳。患儿出生后第 2 个月因"哭声弱，四肢活动力少，吸吮力差"就诊。3 个月时能抬头，7～8 个月时能独坐，1 岁时会叫"妈妈"，3 岁 11 个月时会走路。7 月龄时发热后出现抽搐，伴脸色发红、流涎，每天发作 1 次，3 天后开始服德巴金，服药 3 年，一直未发作。2 岁以后开始发胖。就诊时患儿 4 岁半，走路不稳，会说 4～5 字的短句，可以理解父母简单的指令，可以安静地看电视，玩玩具，无明显的多动症，大小便会叫人。父母非近亲结婚。

1.体格检查

（1）一般情况　患儿 4 岁半时，身高 103cm，体重 22kg，头围 45.5cm。

（2）头面部　内眦赘皮，巩膜浅蓝色，上唇薄（图 5 - 88）。

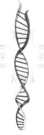

第 5 章　常见染色体微缺失/微重复综合征的临床表现与诊断标准

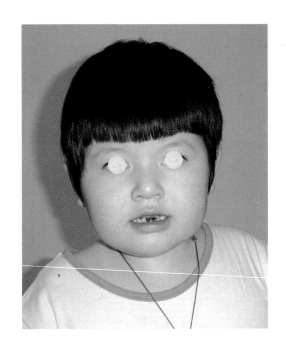

图 5 - 88　PWS 患者面部照片

2.辅助检查

(1)头部 MRI　符合脑膜炎改变,轻度外围性脑积水(7月龄)。

(2)病毒全套　风疹病毒抗体 IgM 阳性,IgG 阳性。

(3)智力测试　患儿不配合。

(4)染色体核型分析　46,XX。

(5)全基因组拷贝数变异分析　采用 Illumina HumanCytoSNP - 12 芯片对先证者外周血 DNA 进行检测,结果提示 15q11.23 区域杂合缺失约 5Mb(nt:21208387 - 26210229)(图 5 - 89)。

3.诊断

结合以下要点及相关检查结果,可诊断为 PWS:

(1)婴儿出现中枢性肌张力低下,吸吮力差;

(2)异常面容、内眦赘皮、小嘴、薄上唇、巩膜蓝染;

(3)发育迟缓、智力差,体型轻度肥胖;

(4)癫痫发作史。

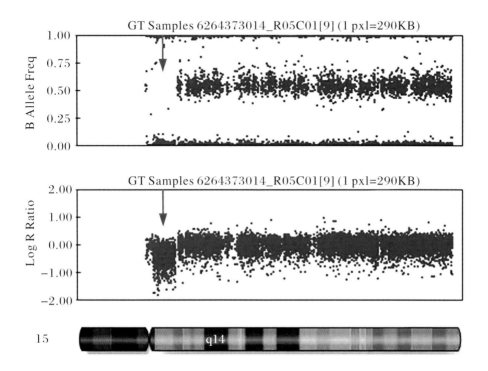

图 5 - 89　PWS 患者基因芯片检测结果

图为 Illumina HumanCytoSNP - 12 芯片结果模式图,图中红色箭头处所示的 BAF 值为 0、1,Log R 值下降,均提示该区域杂合性缺失。

【参考文献】

[1] Butler M G. Prader-Willi syndrome:current understanding of cause and diagnosis[J]. Am J Med Genet,1990,35(3):319 - 332.

[2] Varela M C,Kok F,Setian N, et al. Impact of molecular mechanisms, including deletion size, on Prader-Willi syndrome phenotype:study of 75 patients [J]. Clin Genet,2005,67(1): 47 - 52.

[3] 张豫文,洪洁,贾慧英,等. Prader-Willi 综合征四例报道(附临床及遗传学诊

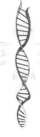

断)[J]. 上海医学,2010,33(12):1123 - 1128.

[4] Hamosh A. Prader-Willi syndrome[EB/OL]. (2014 - 03 - 27) [2015 - 01 -
15]. http://www.omim.org/entry/176270.

[5] Bird T D. Prader-Willi syndrome[EB/OL]. (2014 - 01 - 23) [2015 - 01 - 15].
http://www.ncbi.nlm.nih.gov/books/NBK1330/.

5.62　16p12.1 缺失综合征(520kb)

【疾病概述】

16p12.1 缺失综合征(520kb)(16p12.1 deletion syndrome,520kb)是指由染色体 16p12.1 区域杂合性缺失 520kb 而引起以生长发育迟缓、学习困难为主要特征的临床综合征。在生长发育迟缓的儿童中染色体 16p12.1 区段微缺失的发生率较对照人群明显升高,在多数患者中还发现有其他区域的拷贝数的变化,而且同时携带其他染色体微缺失和拷贝数变异的患者往往较单纯性携带该染色体微缺失患者的症状更加严重。这一现象支持拷贝数变异致病机制的"二次打击"学说[1]。

【疾病特征】

(1)其他名称(别名)　染色体 16p12.1 缺失综合征。

(2)疾病 OMIM 编号　♯136570。

(3)致病基因/染色体区域　16p12.1。

(4)变异类型　16p12.1 区域 520kb 的微小缺失。

(5)检测方法　包括 FISH、MLPA、实时定量 PCR、array CGH、SNP array 和测序等方法。

(6)发病率(出生患病率或群体患病率)　暂未见报道。

【疾病的临床表现与诊断要点】[1-2]

16p12.1 缺失综合征(520kb)的临床表现与诊断要点见表 5 - 64。

表 5 - 64 16p12.1 缺失综合征(520kb)的临床表现与诊断要点

项目	临床表现
头颈部	小头
	特殊面容
	听力受损
心血管	先天性心脏病
	左心发育不良
神经系统	智力发育落后
	学习障碍
	癫痫
	行为异常
	语言发育迟缓
	肌张力低下
骨骼	颅骨发育异常
生长发育	生长发育落后

说明：①不是所有的临床表现在青年患者中均外显,但绝大多数本病患者表现出发育迟缓、学习障碍；②将患者的临床表现与本表对照,临床表现越符合则其患有本病的可能性越大。

【参考文献】

［1］Girirajan S，Rosenfeld J A，Cooper G M，et al. A recurrent 16p12.1 micro-deletion supports a two-hit model for severe developmental delay［J］. Nat Genet，2010，42(3)：203 - 209.

［2］Girirajan S，Rosenfeld J A，Coe B P，et al. Phenotypic heterogeneity of genomic disorders and rare copy-number variants［J］. N Engl J Med，2012，367(14)：1321 - 1331.

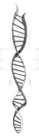

5.63　鲁宾斯坦-泰必氏综合征

【疾病概述】

鲁宾斯坦-泰必氏综合征（Rubinstein-Taybi syndrome，RSTS）是一种符合孟德尔遗传定律，与启动子功能变异有关的多种先天异常综合征。本病可表现为出生后生长缺陷，小头畸形伴智力发育迟缓，宽大的拇指/拇趾，特殊面容等。

RSTS 可以分为两个亚型，即 RSTS1 型和 RSTS2 型。文献报道 50%～70% 的本病患者为 RSTS1 型，本节主要介绍 RSTS1 型。RSTS1 型是指由人类染色体16p13.3 区域杂合性缺失或关键基因 CREBBP 基因突变而引起的一类临床症候群。患者除了前述症状外，患良、恶性肿瘤的风险增加[1-2]。

【疾病特征】

（1）其他名称（别名）　鲁宾斯坦综合征；鲁-塔二氏综合征；大拇指症。

（2）疾病 OMIM 编号　♯180849。

（3）致病基因/染色体区域　16p13.3、CREBBP。

（4）关键基因　CREBBP（＊600140），此基因定位于 16p13.3，全长约 155kb，包含 30 个外显子，编码 CREB 结合蛋白，此蛋白是一种核蛋白，可以作为共活化剂上调 cAMP 蛋白的表达。

（5）变异类型　16p13.3 微缺失；CREBBP 基因点突变、剪接位点突变、缺失等。

（6）检测方法　包括 FISH、MLPA、实时定量 PCR、array CGH、SNP array 和测序等方法。

（7）发病率（出生患病率或群体患病率）　人群发病率为 1/125000；在大于 5 岁的智力障碍患者中，其发病率为 1/500～1/300[3]。

【疾病的临床表现与诊断要点】[4-9]

鲁宾斯坦-泰必氏综合征的临床表现（图 5－90）与诊断要点见表 5－65。

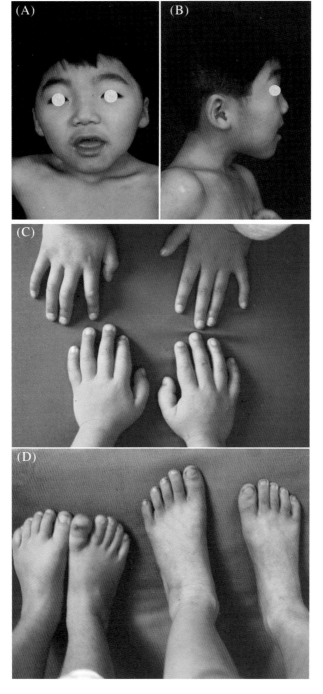

图 5 - 90　鲁宾斯坦-泰必氏综合征患者照片

　　(A)鲁宾斯坦-泰必氏综合征患者的面部特征:前额凸出、前发际线低、异常笑容、眉毛浓密、上睑下垂、内眦赘皮、眯眼、睑裂下斜、低耳位等;(B)患者的侧面照,长睫毛、低耳位;(C)患者的手部特征,上方为正常对照,下方为患者的手部特征:手指短粗、拇指粗大;(D)患者的足部特征,右侧为正常对照,左侧为患者典型的足部特征:脚趾粗短、拇趾粗大。

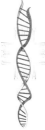

表 5 - 65　鲁宾斯坦-泰必氏综合征的临床表现与诊断要点

项目	临床表现
生长发育	出生后生长发育迟缓
	身材矮小,成年男性 153cm,成年女性 147cm
	青春期后肥胖
头颈部	小头
	前额凸出
	囟门大且延迟闭合
	前发际线低
	上颌骨发育不全
	下颌畸形
	眯眼异常笑容
	眉毛浓密
	眉弓高
	长睫毛
	上睑下垂
	内眦赘皮
	睑裂下斜
	视力受损
	宽鼻梁
	鹰勾鼻
	鼻中隔偏曲
	低耳位
	听力障碍
	反复性中耳炎
	高腭
	牙釉质发育不全,易形成龋齿

项目	临床表现
心血管系统	室间隔缺损
	房间隔缺损
	动脉导管未闭
	毛细血管瘤
胸腹部	胸部骨骼发育异常
	胃肠功能异常引起腹痛、便秘
泌尿生殖系统	男性尿道下裂
	男性隐睾
骨骼系统	脊柱侧弯
	隐性脊柱裂
	髌骨脱位
	宽大的拇指或拇趾,可有多指、并指
神经精神系统	精神发育迟滞(平均智商 51 分)
	无交流障碍
	短暂注意力
	情绪不稳定
	严重的语言障碍
	胼胝体发育不全
	协调性差
	脑电图异常
	癫痫发作
	肌张力低下
	反射亢进
其他	全身多毛
	皮肤可见咖啡牛奶斑
	免疫力低下,反复感染
	患良性及恶性肿瘤风险增加,如淋巴瘤或白血病

说明:①本病的主要表现为身材矮小,中重度的学习困难,特殊面容,宽大的拇指及大脚趾;②将患者的临床表现与本表对照,临床表现越符合,则其患有 RSTS 的可能性越大。

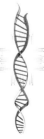

【典型病例】[10]

先证者，男，第三胎第一产。足月顺产，出生情况可，各项生长指数均正常。出生后因呼吸窘迫、心脏杂音在新生儿科就诊，诊断为 RSTS 综合征。母亲孕龄 34 岁，孕期因类风湿性关节炎口服甲氨蝶呤治疗，无家族史。

1. 体格检查

（1）头颈部　前额凸出，发际线低，高眉弓，眉间有鲜红色痣，上睑下垂，内眦赘皮，眯眼异常笑容，鼻梁宽，低耳位，长人中，小下颌不明显。

（2）脊柱与四肢　拇指/拇趾宽大，掌纹较深。

（3）生殖系统　单侧睾丸未降，阴茎发育不良。

2. 辅助检查

（1）心脏彩超　动脉导管未闭，卵圆孔未闭。

（2）染色体核型分析　46,XY。

（3）全基因组拷贝数变异分析　16p13.3 杂合缺失约 5kb，缺失区域内包括了 *CREBBP* 基因 27、28 号外显子。Xp22.31 重复约 300kb 的片段。

（4）MLPA　*CREBBP* 基因 27、28 号外显子杂合缺失。

（5）FISH 验证　X 短臂重复片段来源于患者母亲。

3. 诊断

根据患者的临床表现及相关检查结果，可诊断为鲁宾斯坦-泰必氏综合征。

【参考文献】

[1] Rubinstein J H，Taybi H. Broad thumbs and toes and facial abnormalities[J]. Am J Dis Child，1963，105(6)：588 – 608.

[2] Bartsch O，Kress W，Kempf O，et al. Inheritance and variable expression in Rubinstein-Taybi syndrome[J]. Am J Med Genet A，2010，152A(9)：2254 –2261.

[3] Padfield C J，Partington M W，Simpson N E. The Rubinstein-Taybi syndrome[J]. Arch Dis Child，1968，43(227)：94 – 101.

[4] Hennekam R C，Stevens C A，van de Kamp J J. Etiology and recurrence risk in Rubinstein-Taybi syndrome[J]. Am J Med Genet suppl，1990，6：56 – 64.

[5] Miller R W，Rubinstein J H. Tumors in Rubinstein-Taybi syndrome[J]. Am J Med Genet，1995，56(1)：112 – 115.

[6] Naimi D R，Munoz J，Rubinstein J，et al. Rubinstein-Taybi syndrome：an

immune deficiency as a cause for recurrent infections[J]. Allergy Asthma Proc，2006，27(3):281 - 284.

［7］ Bloch-Zupan A，Stachtou J，Emmanouil D，et al. Oro-dental features as useful diagnostic tool in Rubinstein-Taybi syndrome[J]. Am J Med Genet A，2007，143A(6):570 - 573.

［8］ Stevens C A，Pouncey J，Knowles D. Adults with Rubinstein-Taybi syndrome[J]. Am J Med Genet A，2011，155A(7):1680 - 1684.

［9］ Schorry E K，Keddache M，Lanphear N，et al. Genotype-phenotype correlations in Rubinstein-Taybi syndrome[J]. Am J Med Genet A，2008，146A(19):2512 - 2519.

［10］ Tsai A C，Dossett C J，Walton C S，et al. Exon deletions of the *EP300* and *CREBBP* genes in two children with Rubinstein-Taybi syndrome detected by aCGH[J]. Eur J Hum Genet，2011，19(1):43 - 49.

5.64 Smith-Magenis 综合征

【疾病概述】

自我伤害行为和痛阈低下是 Smith-Magenis 综合征(Smith-Magenis syndrome,SMS)区别于其他综合征的特征之一,90%以上的患儿有咬手或手腕的行为,其他常见的自我伤害行为包括拍掌、撞头、拉头发、抓皮肤、剔指甲等。患者还可出现一些特殊的行为异常,如喜将外物插入身体有孔部位等。患者由于褪黑激素分泌异常导致生物钟昼夜节律紊乱,长期的昼夜生物钟节律紊乱、缺乏深睡眠最终可导致患者出现易怒、激动和行为异常[1-2]。

【疾病特征】

(1)其他名称(别名) 染色体 17p11.2 缺失综合征。

(2)疾病 OMIM 编号 ♯182290。

(3)致病基因/染色体区域 17p11.2,*RAI1*。

(4)关键基因 *RAI1*(＊607642)基因,该基因定位在 17p11.2 SMS 综合征范围内,全长约 130kb,包括了 6 个外显子。其突变与精神分裂症患者表型的严重程度有相关性,其突变亦与药物敏感性有相关性。

(5)变异类型 90%的 SMS 患者出现 17p11.2 微缺失;约 10%的 SMS 患者发

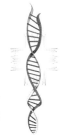

生 *RAI1* 基因突变,突变类型包括点突变、缺失等。

(6)检测方法　包括 FISH、MLPA、实时定量 PCR、array CGH、SNP array 和测序等方法。

(7)发病率(出生患病率或群体患病率)　据报道为 1/25000[3]。

【疾病的临床表现与诊断要点】[4-8]

Smith-Magenis 综合征的临床表现与诊断要点见表 5 - 66。

表 5 - 66　Smith-Magenis 综合征的临床表现与诊断要点

项目		临床表现
主要特征(>75% 的患者)	颅面、骨骼	短头
		面中部发育不良
		年龄相关性下颌前突
		方形脸
		眼间距过窄
		眼窝深陷
		牙齿异常(没有尖牙)
		手掌短且宽
	耳、鼻、咽喉	中耳、喉部异常
		声音低沉、嘶哑
	神经、行为	认知缺陷/发育迟缓
		自我满足/嗜睡(幼年期)
		自我伤害
		婴儿期肌张力不足
		睡眠紊乱
		褪黑激素分泌节律颠倒
		刻板动作
		学语迟缓
		反射减弱
		周围神经病变表现
		口腔感觉和运动技能障碍(儿童早期)

项目	临床表现
常见特征（50%～75%的患者）	听力丧失
	身材矮小
	脊柱侧凸
	轻微的脑室扩大
	气管、支气管病变
	腭咽闭合不良
	视觉异常（虹膜、小角膜异常）
	快动期睡眠异常
	高脂血症
	便秘
	脑电图异常但无癫痫发作
少见特征（25%～50%的患者）	心脏畸形
	甲状腺功能异常
	癫痫发作
	免疫功能异常（特别是 IgA 低）
偶见特征（＜25%的患者）	肾脏/尿道异常
	前臂异常
	唇裂/腭裂

说明：①将患者的临床表现与本表对照，临床表现越符合，则其患有 SMS 的可能性越大；②需特别注意患者有无自我伤害行为及昼夜睡眠节律颠倒等特征性表现；③本病需与22q11DS、PWS、WBS、脆性 X 综合征相鉴别。

【典型病例】

先证者，女，2 岁 3 个月，第五胎第二产。胎儿孕龄 8$^+$ 月早产，出生情况可，无窒息史，出生时体重 2.9kg。患有新生儿黄疸，予以退黄等相关治疗。4 个月时能抬头,5 个月时仍不能主动抓物,11 个月时能独坐可扶走,1 岁时会喊"爸爸""妈妈",之后身高及体重发育逐渐落后于同龄人。现可独行,但上楼梯困难,需扶栏杆,不会下楼梯,平时食欲差,免疫力低,长期腹泻。父母非近亲结婚,无家族史。父亲身高 180cm,母亲身高 159cm,姐姐身高 165cm。

1.体格检查

(1)一般情况 身高 78cm,体重 9.5kg,头围 45cm。

(2)头颈部 前发际线高,头发稀疏、色黄。方形脸,耳廓畸形。

(3)脊柱与四肢 手掌宽,手指短;脚宽,脚趾短。

(4)神经系统 四肢肌力正常,步态正常。

2.辅助检查

(1)腹部 B 超 ①腹腔内低回声结节,考虑淋巴结稍肿大。②肠腔积气声像。③肝、胆、脾、胰未见明显声像改变。

(2)双膝关节 X 线片 双侧膝关节未见明显影像改变。

(3)儿童盖泽尔智力检测(7 个月时) 患儿一般发育水平相当于 22 周小儿水平,DQ=67,为轻度发育落后,不会翻身。

(4)儿童盖泽尔智力检测(1 岁时) 患儿测试时精神萎靡,一般发育水平相当于 34 周小儿水平,DQ=66,为轻度发育迟缓,大运动明显落后,俯卧前臂支撑差。

(5)脑电图检查 背景节律无慢化,全幅未见发作波。

(6)染色体核型分析 46,XX。

(7)全基因组拷贝数变异分析 采用 Illumina HumanCytoSNP-12 芯片对先证者外周血 DNA 进行检测,结果提示患者 17 号染色体短臂 p11.2 杂合缺失约 2.3Mb(nt:16919203-19226264)(图 5-91)。

3.诊断

根据患者的临床表现及相关检查结果,可确诊为 Smith-Magenis 综合征。

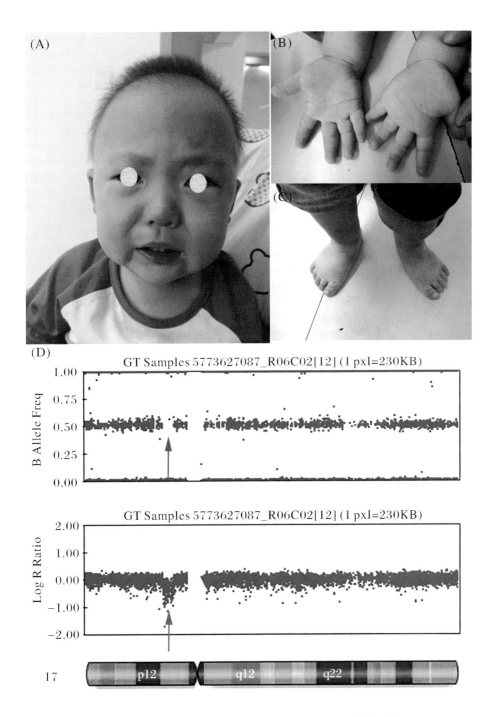

图 5 - 91　Smith-Magenis 综合征患者基因芯片检测结果

（A）患者面部特征（眼间距稍宽，头发稀疏、色黄，宽前额）；（B）患者手部特征；（C）患者足部特征；（D）Illumina HumanCytoSNP - 12 v1 SNP array 微珠芯片全基因组拷贝数变异分析结果，红色箭头区域内 BAF 值为 0 及 1，Log R 值下降，提示17p11.2 杂合缺失约 2.3Mb（nt:16919203 - 19226264）。

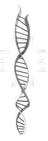

【参考文献】

［1］ Patil S R，Bartley J A. Interstitial deletion of the short arm of chromosome 17［J］. Hum Genet，1984，67(2):237-238.

［2］ Smith A C，McGavran L，Robinson J，et al. Interstitial deletion of (17)(p11.2 p11.2)in nine patients［J］. Am J Med Genet，1986，24(3):393-414.

［3］ Juyal R C，Figuera L E，Hauge X，et al. Molecular analyses of 17p11.2 deletion in 62 Smith-Magenis syndrome patients［J］. Am J Hum Genet，1996，58(5):998-1007.

［4］ Greenberg F，Lewis R A，Potocki L，et al. Multi-disciplinary clinical study of Smith-Magenis syndrome (deletion 17p11.2)［J］. Am J Med Genet，1996，62(3):247-254.

［5］ Slager R E，Newton T L，Vlangos C N，et al. Mutations in *RAI1* associated with Smith-Magenis syndrome［J］. Nat Genet，2003，33(44):466-468.

［6］ Girirajan S，Vlangos C N，Szomju B B，et al. Genotype-phenotype correlation in Smith-Magenis syndrome:evidence that multiple genes in 17p11.2 contribute to the clinical spectrum［J］. Genet Med，2006，8(7):417-427.

［7］ Edelman E A，Girirajan S，Finucane B，et al. Gender，genotype，and phenotype differences in Smith-Magenis syndrome:a meta-analysis of 105 cases［J］. Clin Genet，2007，71(6):540-550.

［8］ Girirajan S，Elsas L J 2nd，Devriendt K，et al. *RAI1* variations in Smith-Magenis syndrome patients without 17p11.2 deletions［J］. J Med Genet，2005，42(11):820-828.

5.65　Sotos 综合征

【疾病概述】

Sotos 综合征(Sotos syndrome)是指由染色体 5q35.2-q35.3 区域杂合性缺失或关键基因 *NSD1* 突变引起的一种临床综合征,主要可表现为儿童及青少年期的过度生长,巨脑畸形伴精神发育迟滞及行为异常、特殊面容、骨龄提前等[1-2]。

【疾病特征】

(1)其他名称(别名)　染色体 5q35 缺失综合征(chromosome 5q35 deletion syndrome);脑性巨人症(cerebral gigantism)。

(2)疾病 OMIM 编号　♯117550。

(3)致病基因/染色体区域　5q35、*NSD1*[3]。

(4)关键基因　*NSD1*(＊606681),此基因定位于染色体 5q35,全长 167135bp,包含 24 个外显子,编码一种组蛋白甲基化酶,此酶与转录调节过程有关,但具体机制尚不完全清楚。

(5)变异类型　5q35.2－q35.3 区域微缺失;*NSD1* 基因点突变。

(6)检测方法　包括 FISH、MLPA、实时定量 PCR、array CGH、SNP array 和测序等方法。

(7)发病率(出生患病率或群体患病率)　具体发病率不详。迄今为止,已有 300 多例病例被报道。

【疾病的临床表现与诊断要点】[1-8]

Sotos 综合征的临床表现与诊断要点见表 5－67。

表 5－67　Sotos 综合征的临床表现与诊断要点

项目	临床表现
生长发育	足月新生儿平均身长 55.2cm
	青春期身高在 97 百分位数以上
	成年男性身高 184.3cm,成年女性身高 172.9cm
	足月新生儿平均体重 3.9kg
	出生后身高增长较体重快
头颈部	巨脑
	长脸
	头发稀疏
	前额凸出
	尖下颌

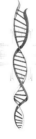

项目	临床表现
头颈部	睑裂下斜
	眼球震颤
	斜视
	远视
	中耳炎
	传导性听力障碍
	高腭
	牙齿发育不全
心血管系统	室间隔缺损
	房间隔缺损
	动脉导管未闭
骨骼系统	骨龄超前
	关节松弛
	膝外翻
	上臂长
	大手
	指骨和腕骨成熟不一致,薄指甲
	扁平足
	大脚
神经系统	不同程度的智力发育迟滞
	新生儿肌张力低下
	反射亢进
	协调性差
	癫痫发作
	语言表达能力落后
	胼胝体发育不全

项目	临床表现
神经系统	脑室扩张
	行为异常
	孤独谱系障碍
	暴躁
其他	患恶性肿瘤(如肾母细胞瘤)的风险略有增加

说明:①本病是一种罕见的遗传性疾病,主要表现为巨脑畸形,出生后的 2～3 年身材过度生长,轻度智力发育迟缓,运动落后,语言障碍;②将患者的临床表现与本表对照,临床表现越符合,则其患有中枢性巨人症的可能性越大。

【典型病例】

先证者,女,第二胎第一产。患儿胎龄 41⁺ 周,出生情况可,无窒息史,出生体重 3.56kg,出生后因新生儿黄疸、呼吸急促而就诊,诊断为先天性心脏病行进一步检查。母亲孕期无特殊。

1.辅助检查

(1)心脏彩超　①室间隔缺损(膜周部);②动脉导管未闭(漏斗型);③心房水平少许分流(卵圆孔未闭);④肺动脉高压,左房左室大,右房右室稍大,右室前壁增厚;⑤二、三尖瓣轻度反流。

(2)颅脑影像检查　脑实质回声增强,双侧侧脑室后角增宽。

(3)脑干听觉诱发电位检查　未见明显异常。

(4)全基因组拷贝数变异分析　应用 Illumina HumanCytoSNP-12 芯片对先证者外周血 DNA 进行检测,结果提示患者 5q35 杂合缺失约 1.9Mb(nt:176211401-178153688)(图 5-92)。

2.诊断

根据患者的临床表现及相关检查结果,可确诊为 Sotos 综合征。

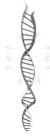

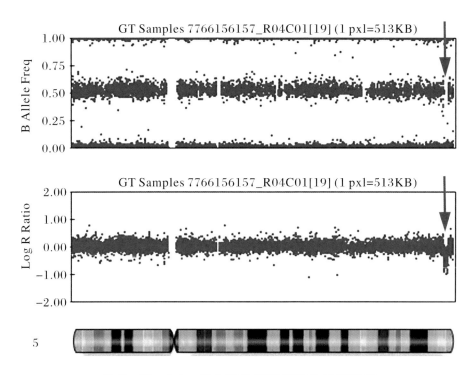

图 5－97　Sotos 综合征患者基因芯片检测结果

图中红色箭头处所示 5q35 区域 BAF 值为 0 或 1，Log R 值下降，均提示该区域存在杂合缺失。

【参考文献】

［1］Sotos J F，Dodge P R，Muirhead D，et al. Cerebral gigantism in childhood：a syndrome of excessively rapid growth and acromegalic features and a nonprogressive neurologic disorder[J]. N Engl J Med，1964，271：109 － 116.

［2］Cole T R，Hughes H E. Sotos syndrome[J]. J Med Genet，1990，27（9）：571 － 576.

［3］Kurotaki N，Imaizumi K，Harada N，et al. Haploinsufficiency of *NSD1* causes Sotos syndrome[J]. Nat Genet，2002，30（4）：365 － 366.

［4］Allanson J E，Cole T R. Sotos syndrome：evolution of facial phenotype subjective and objective assessment[J]. Am J Med Genet，1996，65（1）：13 － 20.

［5］Tatton-Brown K，Douglas J，Coleman K，et al. Genotype-phenotype associations in Sotos syndrome：an analysis of 266 individuals with *NSD1* aberrations［J］. Am J Hum Genet，2005，77(2)：193-204.

［6］Kotilainen J，Pohjola P，Pirinen S，et al. Premolar hypodontia is a common feature in Sotos syndrome with a mutation in the *NSD1* gene［J］. Am J Med Genet A，2009，149A(11)：2409-2414.

［7］Fryssira H，Drossatou P，Sklavou R，et al. Two cases of Sotos syndrome with novel mutations of the *NSD1* gene［J］. Genet Couns，2010，21(1)：53-59.

［8］Schaefer G B，Bodensteiner J B，Buehler B A，et al. The neuroimaging findings in Sotos syndrome［J］. Am J Med Genet，1997，68(4)：462-465.

5.66　手足裂畸形

【疾病概述】

手足裂畸形(split hand/foot malformation，SHFM)是一种严重影响患者精细活动的先天性肢端畸形。其主要的临床表现为手足中央部位的骨骼结构发育不良及缺如。本病的遗传异质性强，其表型变异范围广。根据目前已定位的 6 个 SHFM 遗传基因座位，即 *SHFM1*(7q21)、*SHFM2*(Xq26)、*SHFM3*(10q24)、*SHFM4*(3q27)、*SHFM5*(2q31)和 *SHFM6*(12q13)，可以相应地分为 6 个亚型。文献报道以 *SHFM1* 为最多，外显率约为 60%[1-2]。本节主要介绍 *SHFM1* 型。

【疾病特征】

(1)其他名称(别名)　缺指(趾)畸形。

(2)疾病 OMIM 编号　♯183600。

(3)致病基因/染色体区域　7q21.2，三个候选基因定位在这个区域，分别为 *DLX5*(*600028)、*DLX6*(*600030)、*DSS1*(*601285)。

(4)关键基因　*DLX5*(*600028)，此基因全长约 4kb，包括了三个外显子。此基因和其相邻的 *DLX6*(*600030)基因共同编码同源异型框蛋白，此蛋白质在骨骼发育和骨折愈合方面发挥重要作用。*DSS1* 基因的作用机制尚不明确[3]。

(5)变异类型　7q21.2 区域约 6.9Mb 的片段缺失；还包括了一些非典型小片

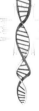

段的缺失(约 1.5Mb);*SHFM1* 患者中没有发现 *DLX5*、*DLX6*、*DSS1* 基因编码区突变位点。

(6)检测方法　包括 FISH、MLPA、实时定量 PCR、array CGH 和 SNP array 等方法。除少数患者因 7 号染色体臂间倒位致病外,大部分患者的染色体核型分析结果均正常。

(7)发病率(出生患病率或群体患病率)　据报道,丹麦人群中的发病率约为 1/90000[2]。

【疾病的临床表现与诊断要点】[1-7]

手足裂畸形的临床表现(图 5-93)与诊断要点见表 5-68。

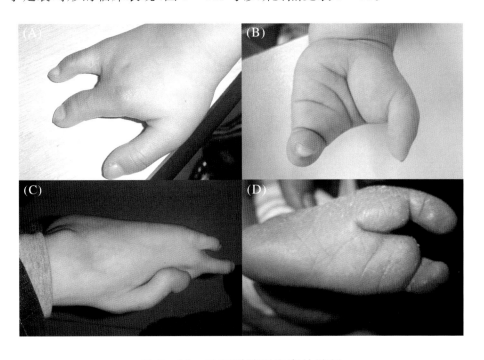

图 5-93　手足裂畸形患者的特征

(A)、(B)患者的手部畸形,手掌中央裂开、缺指;(C)、(D)患者典型的足部特征,缺趾畸形。

表 5 - 68　手足裂畸形的临床表现与诊断要点

项目	临床表现
常见特征	手足中央裂隙(龙虾手/足或蟹钳手/足)
	少指/趾
	足部畸形严重程度大于手部
少见特征	感音性耳聋
	耳廓形态畸形
	智力发育迟滞
偶见特征	先天性心脏病
	唇腭裂
	指屈曲
	上肢桡侧畸形

说明:将患者的临床表现与本表对照,临床表现越符合,则其患有 SHFM1 的可能性越大。

【典型病例】[8]

先证者,女,第三胎第三产。出生时即发现其双手及双足畸形。其父母亲非近亲结婚,其哥哥姐姐均正常,无家族史。

1. 体格检查

(1)头颈部　前额凸出,发育不良的小耳朵,长人中,下颌畸形。

(2)脊柱与四肢　双手呈"Y"形,食指、中指缺如,中央裂隙明显将手分为桡、尺两部分,食指和小指存在并指畸形;双足足趾缺,发育差,仅有一个足趾。

2. 辅助检查

(1)双手 X 线片　食指、中指缺如,食指和小指存在并指畸形。

(2)双足 X 线片　仅一个足趾。

(3)听力测试　耳蜗神经性听力障碍。

(4)染色体核型分析　46,XX,del(7)(q21.13q22.1)。

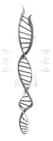

(5)全基因组拷贝数变异分析　采用 array CGH 对先证者外周血 DNA 进行检测,结果提示 7q21.13 - q22.1 杂合缺失约 8.66Mb,不存在其他染色体拷贝数的改变。

3.诊断

根据患者的临床表现及相关检查结果,可确诊为手足裂畸形。

【参考文献】

[1] Lewis T. Hereditary malformations of the hands and feet. Ⅱa. hereditary split foot[M] // Pearson K. Treasury of Human Inheritance. [s. l.]:[s. n.],1912,1:6 - 17.

[2] Birch-Jensen A. Congenital deformities of the upper extremities[D]. Odense:Andelsbogtrykkeriet,1949.

[3] Merlo G R,Paleari L,Mantero S,et al. Mouse model of split hand/foot malformation type Ⅰ[J]. Genesis,2002,33(2):97 - 191.

[4] Elliott A M,Reed M H,Roscioli T,et al. Discrepancies in upper and lower limb patterning in split hand foot malformation[J]. Clin Genet,2005,68(5):408 - 423.

[5] Elliott A M,Evans J A. Genotype-phenotype correlations in mapped split hand foot malformation (SHFM) patients[J]. Am J Med Genet A,2006,140A(13):1419 - 1427.

[6] Crackower M A,Scherer S W,Rommens J M,et al. Characterization of the split hand/split foot malformation locus *SHFM1* at 7q21. 3 - q22. 1 and analysis of a candidate gene for its expression during limb development[J]. Hum Mol Genet,1996,5(5):571 - 579.

[7] Ignatius J,Knuutila S,Scherer S W,et al. Split hand/split foot malformation,deafness,and mental retardation with a complex cytogenetic rearrangement involving 7q21.3[J]. J Med Genet,1996,33(6):507 - 510.

[8] van Silfhout A T，van den Akker P C，Dijkhuizen T，et al. Split hand/foot malformation due to chromosome 7q aberrations（*SHFM1*）：additional support for functional haploinsufficiency as the causative mechanism[J]. Eur J Hum Genet，2009，17(11)：1432 - 1438.

5.67　X 连锁鱼鳞病

【疾病概述】

　　X 连锁鱼鳞病是由染色体 Xp22.31 区域杂合性缺失或此区域内关键基因 *STS* 突变引起的一种临床综合征，其发病机制与类固醇硫酸酯酶异常有关。本病主要表现为出生时或出生后不久发病，四肢、面、颈、躯干、臀部常可见大面积的鳞屑，以颈、面、躯干受累最严重，几乎全部见于男性患者[1-3]。

【疾病特征】

　　(1)其他名称(别名)　类固醇硫酸酯酶缺乏症（steroid sulphatase deficiency，SSD）。

　　(2)疾病 OMIM 编号　♯308100。

　　(3)致病基因/染色体区域　Xp22.31、*STS* 基因。

　　(4)关键基因　*STS*（＊300747），此基因定位于 Xp22.3，全长 146kb，含 10 个外显子。其编码的蛋白为类固醇硫酸酯酶，具有硫酸酯水解酶活性，可水解硫酸胆固醇和硫酸类固醇。

　　(5)变异类型　X 连锁鱼鳞病患者中的 80%～90% 是由 *STS* 基因全缺失所导致，其余的则由点突变或微缺失导致。*STS* 基因的全长丢失可能累及 Xp22.3 区域 *STS* 基因邻近的其他位点，从而导致"邻接基因综合征"[4]。

　　(6)检测方法　包括 FISH、MLPA、实时定量 PCR、array CGH、SNP array 和测序等方法。

　　(7)发病率(出生患病率或群体患病率)　据报道为 1/6000～1/2000[5]。

【疾病的临床表现与诊断要点】[1-9]

　　X 连锁鱼鳞病的临床表现(图 5 - 94)与诊断要点见表 5 - 69。

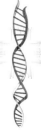

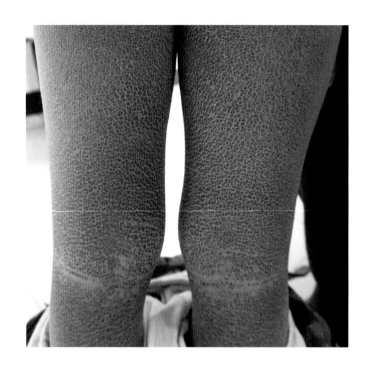

图 5 - 94　X 连锁鱼鳞病典型的皮肤特征

表 5 - 69　X 连锁鱼鳞病的临床表现与诊断要点

项目	临床表现
皮肤	全身皮肤干燥、粗糙,覆黑褐色鳞片,主要累及肢体伸侧
	鳞屑大而显著,红褐色或污黑色,遍布全身,肘窝、腘窝受累,无毛囊角化,掌跖皮肤正常
	皮肤损伤不随年龄增长而减轻
	部分并发角膜混浊、支气管哮喘、过敏性鼻炎、变态反应性鼻炎等
	部分女性携带者在臂及胫前可见轻度鳞屑
眼部	角膜混浊($10\%\sim50\%$)

项目	临床表现
生化检查	血清硫酸胆固醇水平异常升高
	皮肤、角化细胞、白细胞生化检查 STS 酶活性减弱或完全消失
病理检查	皮肤活检组织病理学检查:角化过度,颗粒层正常或稍厚
其他	不少患者伴有性器官发育异常

说明:①X 连锁鱼鳞病临床表现相对单一,不同程度的皮肤损伤主要累及四肢伸侧,其次还可累及头皮、耳后、颈部、腹部和皮肤皱褶处;②患者绝大多数为男性,出生时或出生后不久发病,根据以上表现结合家系分析不难得出诊断,但需注意要与其他类型的鱼鳞病进行鉴别;③本病无法治愈,只能对症和支持治疗,通过润肤剂和角质软化剂的持续应用使鳞屑减少,很少影响患者正常的生活功能。

【典型病例】[9]

患者自幼发现全身棕褐色斑,四肢背面尤其明显,冬季表现更重。患者家中有多名男性表现类似症状,考虑为 X 连锁鱼鳞病。

1. 体格检查

一般情况:患者四肢皮肤呈广泛性棕褐色鱼鳞样改变(图 5 - 95),颜面部部分

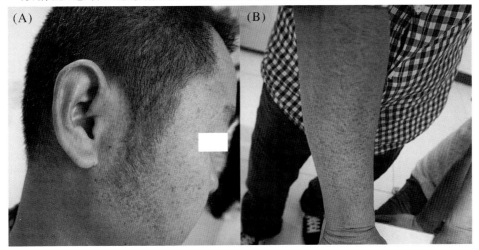

(A) (B)

图 5 - 95 患者颜面部及其家系图

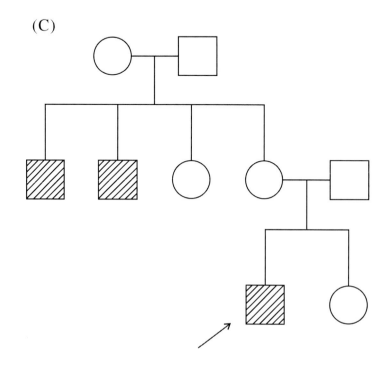

图 5 - 95(续)　患者颜面部及其家系图

（A）患者颜面部照片；（B）患者上肢照片；（C）患者家系图，显示患者家系中其他男性成员表现为类似症状。

被累及。

2.辅助检查

FISH 检测：患者的 X 染色体 p22.31(RP11 - 50M14)STS 基因关键区域存在缺失(图 5 - 96)。

3.诊断

根据患者的临床表现及相关检查结果，可确诊为 X 连锁鱼鳞病。

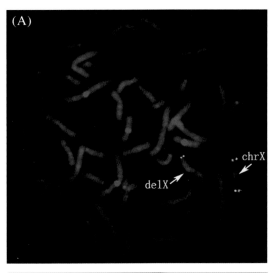

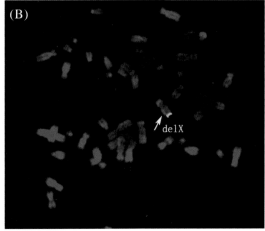

图5-96　患者母亲与患者中期染色体双色荧光原位杂交结果

（A）患者母亲中期染色体双色荧光原位杂交结果；（B）患者中期染色体双色荧光原位杂交结果。分别选用红色荧光探针 RP11-50M14（Xp22.31,162kb）与绿色荧光探针 RP11-54I20（Xq28,192kb）进行荧光原位杂交实验,结果显示患者母亲的一条 X 染色体仅有绿色荧光信号,患者的 X 染色体仅有绿色荧光信号。

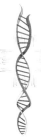

【参考文献】

[1] Shapiro L J. Personal Communication [M]. Torrance:Calif,1977.

[2] Marinković-Ilsen A，Koppe J G，Jöbsis A C，et al. Enzymatic basis of typical X-linked ichthyosis[J]. Lancet，1978，2(8099):1097.

[3] Robledo R，Melis P，Schillinger E，et al. X-linked ichthyosis without *STS* deficiency：clinical，genetical，and molecular studies[J]. Am J Med Genet，1995，59(2):143 – 148.

[4] Hernández-Martin A，González-Sarmiento R，De Unamuno P. X-linked ichthyosis：an update[J]. Br J Dermatol,1999，141(4):617 – 627.

[5] Shapiro L J，Weiss R，Buxman M M，et al. Enzymatic basis of typical X-linked ichthyosis[J]. Lancet，1978，2(8093):756 – 757.

[6] Webster D，France J T，Shapiro L J，et al. X-linked ichthyosis due to steroid-sulphatase deficiency[J]. Lancet，1978，1(8055):70 – 72.

[7] Macsai M S，Doshi H. Clinical pathologic correlation of superficial corneal opacities in X-linked ichthyosis[J]. Am J Ophthalmol，1994，118(4):477 –484.

[8] Valdes-Flores M，Kofman-Alfaro S H，Jimenez-Vaca A L，et al. Carrier identification by FISH analysis in isolated cases of X-linked ichthyosis[J]. Am J Med Genet，2001，102(2):146 – 148.

[9] Wang N，An K，Liu H，et al. Detection of the *STS* gene in a family with X-linked recessive ichthyosis[J]. Indian J Dermatol Venereol Leprol，2013，79(2):268.

5.68　WAGR 综合征

【疾病概述】

WAGR 综合征是指由染色体 11p13 区域杂合性缺失或该区域关键基因 *WT1* 和 *PAX6* 突变引起的一种临床综合征。其临床表现为肾母细胞瘤、无虹膜畸形、泌尿生殖系统异常和精神发育迟缓,好发于 3 岁以下的儿童,多呈常染色体显性遗传,偶有散发[1-2]。

【疾病特征】

（1）其他名称（别名）　染色体 11p13 缺失综合征。

（2）疾病 OMIM 编号　♯194072。

（3）致病基因/染色体区域　11p13，*WT1*，*PAX6*。

（4）关键基因　有文献报道，*WT1*（＊607102）基因突变会导致 Denys-Drash 综合征而引起早期的肾功能不全甚至肾衰竭；也有文献报道，*WT1* 基因突变对胚胎的发育影响不明显，尤其是对泌尿系统[3]。*PAX6*（＊607108）基因突变可导致眼先天性发育异常，与无虹膜畸形相关。

（5）变异类型　11p13 微缺失，*WT1* 基因点突变，*PAX6* 基因点突变。

（6）检测方法　包括 FISH、MLPA、实时定量 PCR、array CGH、SNP array 和测序等方法。

（7）发病率（出生患病率或群体患病率）　据报道为 1/1000000～1/500000[4]。

【疾病的临床表现与诊断要点】[1-7]

WAGR 综合征的临床表现（图 5-97）与诊断要点见表 5-70。

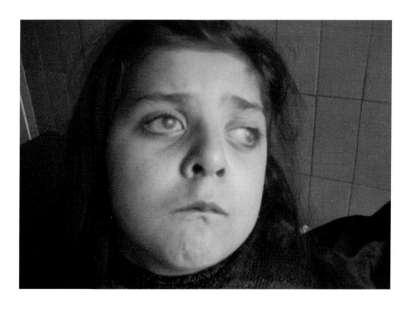

图 5-97　WAGR 综合征患者特殊面容[8]

患者呈无虹膜、白内障、内眦赘皮等特殊面容。

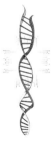

表 5-70　WAGR 综合征的临床表现与诊断要点

项目	临床表现
生长发育	肥胖
眼部	虹膜缺如
	上睑下垂
	白内障
泌尿生殖系统	男性尿道下裂
	男性隐睾
	女性子宫畸形
	肾功能不全
	肾母细胞瘤风险增加
神经系统	智力发育迟滞

说明：①虹膜缺如的新生儿高度提示 WAGR 综合征，尤其是对于伴有泌尿生殖系统畸形的患者；②部分女性 WAGR 综合征患者不表现出泌尿生殖系统畸形。

【典型病例】[7]

先证者，男，4 岁。足月剖宫产，出生体重 2.65kg，身高 44cm，出生时即发现虹膜缺如和多发畸形。其母孕 7$^+$ 月有胎儿宫内窘迫，孕 8$^+$ 月 B 超发现胎儿单侧肾母细胞瘤，行肾切除术＋化疗＋放疗。现 4 岁，肿瘤无复发，肾功能未见异常。因先证者为抱养儿，故其家族史不详。

1.体格检查

（1）头颈部　高前额，前发际线低，耳廓畸形，朝天鼻，鼻翼发育不全，长人中，上唇薄、后缩，颈短。

（2）脊柱与四肢　单掌横折痕和指甲发育不全。

（3）生殖系统　阴茎长约 3.5cm，双侧隐睾，阴囊发育不全。

2.辅助检查

（1）眼科检查　畏光，眼球震颤，无虹膜，视网膜色素上皮细胞呈斑点样改变。

（2）性激素　LH 9.5U/L，FSH 8.8U/L，T 669ng/dl。

（3）染色体核型分析　46，XY，del(11)。

3.诊断

根据患者的临床表现及相关检查结果,可确诊为 WAGR 综合征。

【参考文献】

[1] Anderson S R，Geertinger P，Larsen H W，et al. Aniridia，cataract and gonadoblastoma in a mentally retarded girl with deletion of chromosome Ⅱ. A clinicopathological case report[J]. Ophthalmologica，1978，176(3)：171－177.

[2] Miller R W，Fraumeni J F Jr，Manning M D. Association of Wilms's tumor with aniridia，hemihypertrophy and other congenital malformations[J]. N Engl J Med，1964，270：922－927.

[3] Little M H，Williamson K A，Mannens M，et al. Evidence that *WT1* mutations in Denys-Drash syndrome patients may act in a dominant-negative fashion[J]. Hum Mol Genet，1993，2(3)：259－264.

[4] Tezcan B，Rich P，Bhide A. Prenatal diagnosis of WAGR syndrome[J]. Case Rep Obstet Gynecol，2015：928585. doi：10.1155/2015/928585.

[5] Gilgenkrantz S，Vigneron C，Gregoire M J，et al. Association of del(11)(p15.1p12)，aniridia，catalase deficiencyand cardiomyopathy[J]. Am J Med Genet，1982，13(1)：39－49.

[6] Breslow N E，Takashima J R，Ritchey M L，et al. Renal failure in the Denys-Drash and Wilms' tumor-aniridia syndromes[J]. Cancer Res，2000，60(15)：4030－4032.

[7] Andrade J G，Guaragna M S，Soardi F C，et al. Clinical and genetic findings of five patients with *WT1*-related disorders[J]. Arq Bras Endocrinol Metabol，2008，52(8)：1236－1243.

[8]Gucev Z，Muratovska O，Laban N L，et al. Billateral polycystic kidneys in a girl with WAGR syndrome[J]. Indian J Pediatr，2011，78(10)：1290－1292.

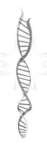

5.69　Williams-Beuren 综合征

【疾病概述】

Williams-Beuren 综合征（Williams-Beuren syndrome，WBS）是由于 7q11.23 微小片段缺失而导致的一种多系统发育障碍性疾病，主要的临床表现为心血管系统畸形、特征性面容、结缔组织异常、内分泌异常、精神发育迟缓和认知困难等。几乎所有的病例都为新发病例，呈常染色体显性遗传，偶有家族性遗传的报道，外显率为 100%，男女发病率无明显差异。

【疾病特征】

（1）其他名称（别名）　染色体 7q11.23 缺失综合征；Williams 综合征。

（2）疾病 OMIM 编号　♯194050。

（3）致病基因/染色体区域　7q11.23。

（4）关键基因　WBS 的发病与 7q11.23 的关键区域（Williams-Beuren syndrome critical region，WBSCR）[1] 的缺失有关。WBSCR 内包含约 28 个基因，其中以弹性蛋白基因（ELN）最重要[2-5]，其次是在脑组织内专一表达的 LIMK1 基因[6-7]。ELN（∗130160）与 Williams 综合征患者的心血管系统畸形有关；RFC2（∗600404）可能会影响 DNA 复制效能而导致生长缺陷和发育紊乱；LIMK1（∗601329）与视空间结构认知损害有关；GTF2IRD1（∗604318）/GTF2I（∗601679）与颅面部畸形和视觉空间认知结构缺陷有关；FKBP6（∗604839）可能参与减数分裂同源染色体配对和男性的生育过程。

（5）变异类型　7q11.23 区域片段大小为 1.5～1.8Mb 的杂合缺失，大约包括 28 个基因，另外还包括一些非典型的小片段缺失。

（6）检测方法　包括 FISH、MLPA、实时定量 PCR、array CGH、SNP array 和测序等方法。除少数患者因染色体非平衡易位致病外，大部分患者的染色体核型分析结果均正常。

（7）发病率（出生患病率或群体患病率）　各地报道不一。据报道本病在德国患病率约为 1/10000，在挪威活产婴儿患病率约为 1/7500。

【疾病的临床表现与诊断要点】

Williams-Beuren 综合征的临床表现与诊断要点见表 5-71（参照网站 http://omim.org. 和 http://www.genetests.org.）。

表 5－71 Williams-Beuren 综合征的临床表现与诊断要点

项 目	临床表现	评分
生长情况	过期产	符合 3 项或以上者评 1 分
	慢性绞痛	
	身高和体重低于第 5 百分位数	
	呕吐或胃食道反流	
	慢性便秘	
行为和发育	过分热情	符合 3 项或以上者评 1 分
	对声音高度敏感	
	焦虑	
	生长发育迟缓或智力发育迟缓	
	立体视觉障碍	
	言语发育延迟,(随后)谈话过多	
头面部	颞骨发育不全	符合 8 项或以上者评 3 分
	内眦赘皮或鼻梁低平	
	斜视	
	短鼻或朝天鼻	
	面颊饱满	
	长人中	
	牙齿小而稀疏	
	大嘴	
	大耳垂	
	宽前额	
	眶周饱满	
	星状、花边状虹膜	
	球形鼻	
	颧骨发育不良	
	舌尖饱满	
	牙齿咬合不正	
	小下颌	
心脏	主动脉瓣上狭窄	符合 1 项或以上者评 5 分
	肺动脉狭窄	

续表 5－71

项目	临床表现	评分
心血管	其他先天性心脏畸形	符合 1 项或以上者评 1 分
	高血压	
结缔组织	声嘶	符合 2 项或以上者评 1 分
	腹股沟疝	
	肠或膀胱憩室	
	长颈或斜肩	
	关节活动受限或松弛	
	直肠脱垂	
钙水平	高钙血症	符合 1 项或以上者评 2 分
	高尿钙	

说明：①如患者评分小于 3 分，则其患有 WBS 的可能性很小；②如果患者评分大于或等于 3 分，则应行 FISH 检测 WBS（WBS 患者的平均得分是 9，标准差为 2.86）；③如发现患者有主动脉瓣上狭窄，需行 FISH 检测并请遗传医师会诊。

【典型病例】

先证者，女，9⁺岁，第二胎第一产。因"运动、智力发育迟缓"就诊。过期剖宫产，出生时 Apgar 评分 10 分，出生体重 3.0kg，出生时无缺氧窒息史，母孕期无特殊病史。出生后母乳喂养，5 个月时能抬头，10 个月时会叫"妈妈"，13 个月时能独站，23 个月时会走路，无特殊病史，无毒物及疫水接触史。父母非近亲结婚。出生后较少患病，生长迟缓，运动能力差，智力落后，学习困难，不能完成 10 以内加减法，能背唐诗，语言能力尚可。9 岁时月经来潮。曾在当地医院拟诊为"先天性肌肉病（代谢性），中链脂酰辅酶 A 脱氢酶缺乏症"。

1.体格检查

（1）一般情况　身高 138cm（第 50 百分位数），体重 28kg（第 50 百分位数），头围 51cm（小于第 50 百分位数）。

（2）头颈部　长脸，外眦间距 9.5cm，内眦间距 3.5cm，鼻头较短，口唇宽大，上腭高尖，张口吐舌，下唇重度外翻，小下颌［图 5－98(B)］。

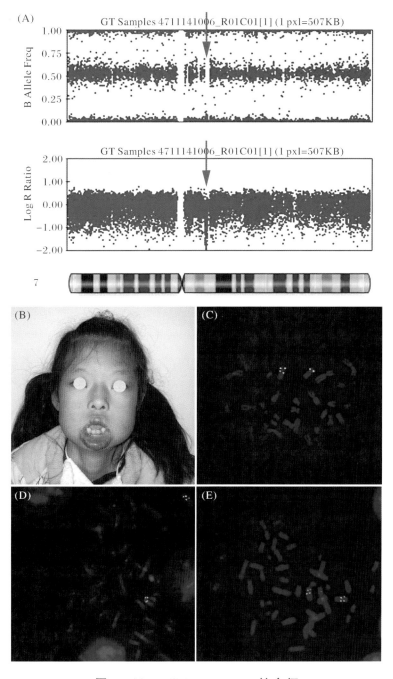

图 5 - 98　Williams-Beuren 综合征

（A）Illumina HumanCytoSNP - 12 v1 SNP array 微珠芯片全基因组拷贝数变异分析结果，发现患者 7q11.23（nt：72360917 - 73741174）缺失约 1.38Mb；（B）患者面部特征（长脸、高额头、球状鼻尖、厚嘴唇，下唇外翻）；（C）、（D）、（E）分别为患者及其父亲、母亲 FISH 分析结果图，目的探针 RP11 - 27P17 位于 7q11.23，标记为红色［其中图（C）和（D）目的探针标记为橙色］，对照探针 RP11 - 121A8 位于 7p14.1，标记为绿色，可见患者中期染色体缺失一个红色信号。

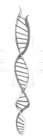

（3）胸部　漏斗胸，乳房发育，无溢乳。

（4）脊柱与四肢　手指细长，脊柱未见异常。

2.辅助检查

（1）头部 MRI　垂体微腺瘤。

（2）血脂肪酸谱检测　长链脂肪酸代谢障碍。

（3）全基因组拷贝数变异分析　采用 Illumina HumanCytoSNP-12 芯片对先证者外周血 DNA 进行检测，结果提示 7q11.23 杂合缺失约 1.38Mb，区域内包括 Williams-Beuren 综合征的关键基因 *ELN*［图 5-98（A）］。

（4）FISH 检测　对患者及其父母进行 FISH 检测。目的探针 RP11-27P17 位于 7q11.23，标记为红色；对照探针 RP11-121A8 位于 7p14.1，标记为绿色，可见患者中期染色体缺失一个红色信号［图 5-98（C）、（D）、（E）］。

3.诊断

根据患者的临床表现（运动、智力发育落后，语言能力尚正常，健谈；特殊面容）及相关检查结果，可确诊为 WBS。

【参考文献】

［1］Francke U. Williams-Beuren syndrome：genes and mechanisms［J］. Hum Mol Genet，1999，8（10）：1947-1954.

［2］Valero M C，De L O，Cruces J，et al. Fine-scale comparative mapping of the human 7q11.23 region and the orthologous region on mouse chromosome 5G：the low-copy repeats that flank the Williams-Beuren syndrome deletion arose at breakpoint sites of an evolutionary inversion（s）［J］. Genomics，2000，69（1）：1-13.

［3］Smoot L B. Elastin gene deletions in Williams syndrome［J］. Curr Opin Pediatr，1995，17（6）：698-701.

［4］Chowdhury T，Reardon W. Elastin mutation and cardiac disease［J］. Pediatr Cardiol，1999，20（2）：103-107.

［5］Urbán Z，Peyrol S，Plauchu H，et al. Elastin gene deletions in Williams syndrome patients result in altered deposition of elastic fibers in skin and a subclinical dermal phenotype［J］. Pediatr Dermatol，2000，17（1）：12-20.

［6］ Tassabehji M，Metcalfe K，Fergusson W D，et al. Lim-kinase deleted in Williams syndrome[J]. Nat Genet，1996,13(3)：272－273.

［7］Wu Y Q，Nickerson E，Shaffer L G，et al. A case of Williams syndrome with a large，visible cytogenetic deletion[J]. J Med Genet，1999，36(12)：928－932.

5.70　Wolf-Hirschhorn 综合征

【疾病概述】

Wolf-Hirschhorn 综合征（Wolf-Hirschhorn syndrome，WHS）是由于染色体 4p16.3 区域杂合缺失引起的一种以特殊面容、小头畸形、癫痫发作、生长发育和精神发育迟缓为主要特征的临床综合征。约 35％的此病患儿在出生两年内死亡，死亡原因主要为先天性心脏病、下呼吸道感染等。男女发病率之比为 1∶2，无明显种族差异。

【疾病特征】

（1）其他名称（别名）　染色体 4p16.3 缺失综合征；Pitt-Rogers-Danks 综合征；Pitt 综合征；Wittwer 综合征。

（2）疾病 OMIM 编号　♯194190。

（3）致病基因/染色体区域　4p16.3。

（4）关键基因　WHS 关键区（Wolf-Hirschhorn syndrome critical region，WHSCR）定位于 4p16.3，大小约为 165kb。其内有两个候选基因，即 WHSC1（＊602952）和 WHSC2（＊606026）。WHSC1 大小约为 90kb，位于 WHSCR 的端粒端，在胚胎发育的早期有暂时性的表达，蛋白质结构域分析显示其可能在人的正常发育中起重要作用。WHSC2 大小为 26.2kb，其功能涉及细胞免疫和 RNA 聚合酶Ⅱ的转录延伸。2003 年 M. Zollino[1]发现 FGFR3 和 LETM1 基因与 WHS 发病密切相关，但是这两个基因位于 WHSCR 远端，因此他认为在 WHSCR 远端还有一个关键区，并将其称为 WHSCR2。这两个缺失关键区相距不远，其总长度大约为 0.9Mb。

（5）变异类型　4p16.3 微缺失，片段大小为 1.9～30Mb。75％以上的患者表现为染色体微缺失；另有约 12％的患者表现为新发的涉及 4 号染色体的结构异常，如环状染色体等[2]；其他约 13％的患者为家族性遗传，先证者的父亲或母亲为 4 号染色体平衡易位携带者，在减数分裂期因不平衡分离生成 4p 部分缺失的配子[3]。

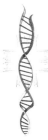

（6）检测方法　包括 FISH、MLPA、实时定量 PCR、array CGH、SNP array 和测序等方法。除少数患者因染色体非平衡易位致病外，大部分患者的染色体核型分析结果均正常。

（7）发病率（出生患病率或群体患病率）　出生患病率为 1/50000～1/20000。

【疾病的临床表现与诊断要点】

Wolf-Hirschhorn 综合征的临床表现与诊断要点见表 5－72（参照网站 http：//omim. org. 和 http：//www. genetests. org. ）。

表 5－72　**Wolf-Hirschhorn 综合征的临床表现与诊断要点**

项目	临床表现
主要特征 （＞75％患者）	特殊面容（希腊头盔面容）
	胎儿宫内发育迟缓和出生后发育迟缓
	智力低下
	肌张力低下
	肌肉容积下降
	癫痫或特殊脑电图改变
	喂养困难
常见特征 （50％～75％患者）	皮肤改变（血管瘤或皮肤干燥）
	骨骼异常
	颅面部不对称
	上睑下垂
	牙齿异常
	抗体缺乏
少见特征 （25％～50％患者）	听力缺陷
	心脏畸形
	眼或视神经异常
	唇裂或腭裂
	泌尿生殖道畸形
	脑结构性异常
	刻板动作
偶见特征 （＜25％患者）	肝、胆囊、肠、膈、食道、肺和大动脉的畸形

【典型病例】

先证者,男,5个月,父母诉其自幼生长缓慢,纳差,听力障碍,至今不会抬头。

1.体格检查

(1)一般情况　患儿神清,反应差,不会逗笑。

(2)头颈部　眼间距过宽,短人中,低耳位(图5－99)。

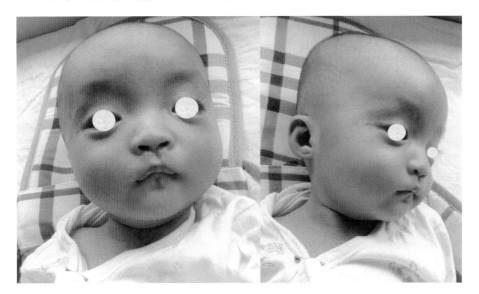

图5－99　患者头面部照片

(3)神经系统　肌张力低下。

2.辅助检查

全基因组拷贝数变异分析　采用 Illumina HumancytoSNP－12 芯片对先证者外周血 DNA 进行检测,结果提示 4p15.33－p16.2(nt:4199760－14990889)区域杂合缺失约 10.8Mb(图5－100)。

3.诊断

根据患者的临床表现及相关检查结果,可确诊为 Wolf-Hirschhorn 综合征。

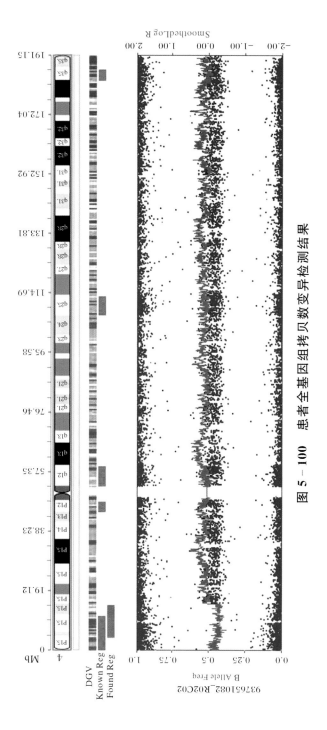

图 5 - 100　患者全基因组拷贝数变异检测结果

【参考文献】

[1] Zollino M，Lecce R，Fischetto R，et al. Mapping the Wolf-Hirschhorn syndrome phenotype outside the currently accepted WHS critical region and defining a new critical region，*WHSCR-2*[J]. Am J Hum Genet，2003，72(3)：590－597.

[2] Balci S，Engiz O，Aktas D，et al. Ring chromosome 4 and Wolf-Hirschhorn syndrome (WHS) in a child with multiple anomalies[J]. Am J Med Genet A，2006，140(6)：628－632.

[3] Takeno S S，Corbani M，Andrade J A，et al. Duplication 4p and deletion 4p (Wolf-Hirschhorn syndrome) due to complementary gametes from a 3：1 segregation of amaternal balanced t(4；13)(p16；q11) translocation[J]. Am J Med Genet A，2004，129A(2)：180－183.

5.71　Xp11.23－p11.22 重复综合征

【疾病概述】

Xp11.23－p11.22 重复综合征(Xp11.23－p11.22 duplication syndrome)是指由染色体 Xp11.23－p11.22 区域重复引起的一种临床综合征,主要表现为轻度至重度的精神发育迟滞、语言发育延迟和脑电图异常等。

【疾病特征】

(1)疾病 OMIM 编号　♯300801。

(2)致病基因/染色体区域　Xp11.23－p11.22。

(3)变异类型　Xp11.23－p11.22 重复。重复片段大小为 0.8～9.2Mb,大部分重复片段大小为 4.5Mb。有文献报道,*SYP* 基因(＊313475)导致 X 连锁的智力发育障碍,此基因定位于此 4.5Mb 的区间内,是可能的关键致病基因[1-5]。

(4)检测方法　包括 FISH、MLPA、实时定量 PCR、array CGH、SNP array 和测序等方法。除少数患者因染色体非平衡易位致病外,大部分患者的染色体核型分析结果均正常。

(5)发病率(出生患病率或群体患病率)　暂未见报道。

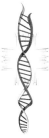

【疾病的临床表现与诊断要点】

Xp11.23 - p11.22 重复综合征的临床表现与诊断要点见表 5 - 73(参照网站 http://omim.org. 和 http://www.genetests.org.)。

表 5 - 73　Xp11.23 - p11.22 重复综合征的临床表现与诊断要点

项目	临床表现
生长发育	肥胖
骨骼系统	弓形足
	扁平足
	并指畸形
	第五脚趾发育不全
神经系统	轻度至重度精神发育迟滞,吐字不清,声音嘶哑,失神发作
	脑电图可见弥漫性、局灶性阵发性放电,睡眠中持续棘波放电等
	精神行为异常表现为孤独谱系障碍、固执行为、害羞等
内分泌系统	性早熟

【典型病例】[2]

先证者,女,13 岁,因"精神发育迟滞、癫痫发作"来院就诊。足月顺产,出生时体重、身长及头围均小于第 3 百分位数,其母孕期无异常。患者未见明显的临床癫痫发作,行为极度害羞。对性早熟予以 GnRH 治疗。有一个 8 岁的妹妹,也有类似症状,查体可见双颞缩窄、宽鼻根、小嘴、短人中等颜面部异常(图 5 - 101)。

1.体格检查

(1)一般情况　体重第 50 百分位数,身高、头围＞第 75 百分位数(13 岁就诊时)。

(2)脊柱与四肢　弓形足。

(3)神经系统　全身肌张力减退。

2.辅助检查

(1)脑电图　弥散性、局灶性阵发性癫痫波发放,睡眠中持续尖波发放。

(2)智力测试　轻度智力障碍,语言发育延迟,以表达障碍为主。

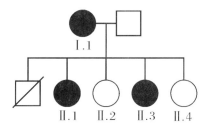

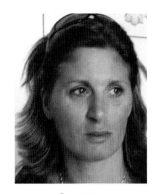
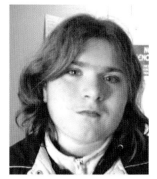
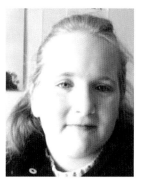

Ⅰ.1(38 y)　　　　　Ⅱ.1(14 y)　　　　　Ⅱ.3(8 y)

图5-101　Xp11.23-p11.22重复综合征家系图及部分成员照片[2]

（3）眼科检查　右眼远视、散光。

（4）头颅MRI　未见异常。

（5）染色体核型分析　46，XX。

（6）脆性X综合征检测及末端区域微缺失检测　未见异常。

（7）全基因组拷贝数变异分析　采用array-CGH平台对先证者外周血DNA进行检测，结果提示Xp11.23-p11.22区域重复约4.5Mb。

3.诊断

根据患者的临床表现及相关检查结果，可诊断为Xp11.23-p11.22重复综合征。

【参考文献】

［1］Tarpey P S，Smith R，Pleasance E，et al. A systematic，large-scale rese-

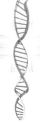

quencing screen of X-chromosome coding exons in mental retardation[J]. Nat Genet，2009，41(5):535 - 543.

[2] Giorda R，Bonaglia M C，Beri S，et al. Complex segmental duplications mediate a recurrent dup(X)(p11. 22 - p11. 23) associated with mental retardation，speech delay，and EEG anomalies in males and females[J]. Am J Hum Genet，2009，85(3):394 - 400.

[3] Alesi V，Bertoli M，Barrano G，et al. 335kb microduplication in chromosome band Xp11. 2p11. 3 associated with developmental delay，growth retardation，autistic disorder and dysmorphic features[J]. Gene，2012，505(2):384 - 387.

[4] Holden S T，Clarkson A，Thomas N S，et al. A de novo duplication of Xp11. 22 - p11. 4 in a girl with intellectual disability，structural brain anomalies，and preferential inactivation of the normal X chromosome[J]. Am J Med Genet A，2010，152A(7):1735 - 1740.

[5] Striano P，Coppola A，Paravidino R，et al. Clinical significance of rare copy number variations in epilepsy:a case-control survey using microarray-based comparative genomic hybridization[J]. Arch Neurol，2012，69(3):322 - 330.

5.72 *MECP2* 重复综合征

【疾病概述】

MECP2 重复综合征是一种由 Xq28 区域内 *MECP2* 基因二倍/三倍重复所导致的 X 连锁的神经发育障碍性疾病，主要特征为严重而全面的精神发育迟滞、婴儿期肌张力低下、轻度面部畸形、语言发育障碍、孤独症或孤独症样症状、癫痫发作、进行性肌肉痉挛和反复感染等，部分病例表现为发育倒退。大部分病例为遗传，也有新发病例的报道。男性 100% 外显，女性携带者表现为轻度精神神经异常，如焦虑等[1]。

【疾病特征】

(1)其他名称(别名) 伴反复呼吸道感染的 X 连锁精神发育迟滞;LUBS 型综合征型 X 连锁精神发育迟滞。

(2)疾病 OMIM 编号 ♯300260。

（3）致病基因/染色体区域　Xq28 区域二倍/三倍重复,重复区间包含 *MECP2*。

（4）关键基因　*MECP2*(＊300005)编码甲基化 CpG 结合蛋白 2,能识别甲基化的 CpG 岛,发挥转录调节作用。目前报道的病例重复区几乎都包含有 *IRAK1* 基因,编码一种参与 TOLL 样受体转导通路的白细胞介素受体相关激酶,与某些化脓性细菌感染的免疫相关[2-4]。

（5）变异类型　一般为大小 0.3～4Mb 的包含 *MECP2* 基因片段的重复,少数是 Xq28 大片段的重复,通过普通核型分析即可发现[5-7]。

（6）检测方法　包括 MLPA、实时定量 PCR、array CGH、SNP array 和测序等方法。除少数患者由于包含 *MECP2* 基因的 Xq28 区间大片段重复致病外,大部分患者的染色体核型分析均正常。

（7）发病率(出生患病率或群体患病率)　*MECP2* 重复综合征的准确患病率暂不明确,但本综合征患者约占 X 连锁精神发育迟滞病例的 1%,若考虑有特殊表现如进行性肌肉痉挛等的男性患者,这一比例将达到 15%。

【疾病的临床表现与诊断要点】

MECP2 重复综合征的临床表现与诊断要点见表 5-74。

表 5-74　*MECP2* 重复综合征的临床表现与诊断要点

项目	临床表现
头颈部	巨头
	短头
	头颅不对称
	大量流涎
	窄鼻梁
	眼球凹陷
	小嘴
	帐篷形上唇红
	下颌突出
	大耳
	低耳位

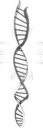

项目	临床表现
神经精神系统	94%的患者有小儿肌张力低下
	79%的患者有语言发育障碍
	64%的患者出现进行性肌肉痉挛,下肢为甚
	54%的患者有各种类型的癫痫发作
	发育倒退、共济失调、舞蹈样动作及睡眠障碍
	脑部影像学提示脑室扩张、脑室周围白质信号增加、皮质萎缩、胼胝体发育不全等异常,呈进展性
	脑电图提示非常慢的背景活动、多灶性 θ 波或 δ 波伴局灶性或弥散性尖波
	精神质倾向、孤独谱系障碍、抑郁、焦虑、强迫等症状
	表情呆板,眼神无交流
	攻击性行为
	磨牙
	手部刻板动作
消化系统	吞咽困难、胃食管反流、便秘
泌尿生殖系统	隐睾
其他	70%的患者出现反复呼吸道感染,需要住院静脉使用抗生素治疗,严重者需要辅助呼吸;其他类型感染(如脑膜炎、尿路感染)也有报道,反复感染可加剧全身和神经系统症状的恶化,有些甚至会导致患者死亡

说明:本病进展缓慢,无生长迟滞表现。女性携带者通常不受累或仅表现为轻度精神神经异常。

【典型病例】

先证者,男,6 岁,第五胎第三产。足月顺产,出生体重 3.95kg,无出生窒息史,无病理性黄疸。出生后两个月,父母发现患儿对外界环境反应差,3 个月时能抬头,1 岁半时可独坐,5 岁时可行走,语言无明显发育。患者 6 岁时行发育测试得分为 26~34 分,头颅行 CT 检测未见明显异常,行染色体亚端粒区域 MLPA 检测未见致病性缺失/重复,未行血尿代谢相关检查。患者有一哥哥亦有相似临床表现,对外界反应差。

1.体格检查

(1)一般情况　身高 102cm,体重 19kg,头围 52.5cm。

(2)头颈部　流涎,头颅无畸形,未见明显面容异常(图 5 - 102)。

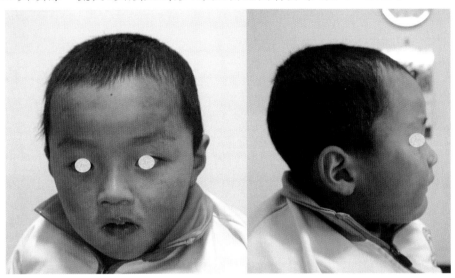

图 5 - 102　*MECP2* 重复综合征患者面部照片

(3)神经系统　对声音有反应,对自己名字不能理解、无反应。

2.辅助检查

(1)染色体核型分析　46,XY。

(2)全基因组拷贝数变异分析　采用 Illumina HumanCytoSNP - 12 芯片对先证者外周血 DNA 进行检测,结果提示 Xq28 区域重复约 0.45Mb(nt:153110167 - 153562778),区域内包括关键基因 *MECP2*。

3.诊断

根据患者的临床表现及相关检查结果,可确诊为 *MECP2* 重复综合征。

【参考文献】

[1] Lubs H,Abidi F,Bier J A, et al. XLMR syndrome characterized by multiple respiratory infections, hypertelorism, severe CNS deterioration and early death locali-

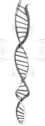

zes to distal Xq28[J]. Am J Med Genet，1999，85(3):243－248.

[2] van Esch H，Bauters M，Ignatius J，et al. Duplication of the *MECP2* region is a frequent cause of severe mental retardation and progressive neurological symptoms in males[J]. Am J Hum Genet，2005，77(3):442－453.

[3] del Gaudio D，Fang P，Scaglia F，et al. Increased *MECP2* gene copy number as the result of genomic duplication in neurodevelopmentally delayed males[J]. Genet Med，2006，8(12):784－792.

[4] Ramocki M B，Peters S U，Tavyev Y J，et al. Autism and other-neuropsychiatric symptoms are prevalent in individuals with *MECP2* duplication syndrome[J]. Ann Neurol，2009，66(6):771－782.

[5] Belligni E F，Palmer R W，Hennekam R C. *MECP2* duplication in a patient with congenital central hypoventilation[J]. Am J Med Genet A，2010，152A (6):1591－1593.

[6] Ramocki M B，Tavyev Y J，Peters S U. The *MECP2* duplication syndrome [J]. Am J Med Genet A，2010，152A(5):1079－1088.

[7] Meins M，Lehmann J，Gerresheim F，et al. Submicroscopic duplication in Xq28 causes increased expression of the *MECP2* gene in a boy with severe mental retardation and features of Rett syndrome[J]. J Med Genet，2005，42(2):e12.

5.73　Xq28 重复综合征

【疾病概述】

　　Xq28 重复综合征（Xq28 duplication syndrome）是由于 Xq28 区域大小约为 0.3Mb 片段的拷贝数增加导致的一组疾病，此区间包括 *GDI1* 等 18 个基因。临床表现为中度精神运动发育迟滞、共济失调、癫痫发作和颅面部畸形等。神经影像学检查发现中枢神经系统畸形。近年来，也有研究发现 Xq28 区域更远端的约 0.5Mb 片段的重复与认知损伤、行为及精神异常、复发性感染、过敏性疾病和特殊面容等相关，此区域至少包括 8 个基因，但不包括 *GDI1* 基因[1-2]。

【疾病特征】

(1)疾病 OMIM 编号　♯300815。

(2)致病基因/染色体区域　Xq28。

(3)关键基因　GDI1 基因(＊300104)，此重复区域共包括 18 个基因,其中 RPL10 基因(＊312173)、ATP6AP1 基因(＊300197)和 GDI1 基因(＊300104)在大脑组织中表达。由于 GDI1 基因的拷贝数与临床表现的严重程度密切相关,且已有文献报道 GDI1 基因突变导致精神发育迟滞,J. Vandewalle 等[3]据此认为 GDI1 基因为最可能的致病基因。IKBKG 基因也被认为可能参与精神发育迟滞的发生[4]。

(4)变异类型　Xq28 区域重复。重复片段大小为 0.3Mb,此区域不包括 MECP2 基因,以此区别于 MECP2 重复综合征。

(5)检测方法　包括 FISH、MLPA、实时定量 PCR、array CGH、SNP array 和测序等方法。患者染色体核型分析结果均正常方法。

(6)发病率(出生患病率或群体患病率)　暂未见报道。

【疾病的临床表现与诊断要点】

Xq28 重复综合征的临床表现与诊断要点见表 5-75。

表 5-75　Xq28 重复综合征的临床表现与诊断要点

项目	临床表现
头颈部	小头
	短头
	宽前额
	小下颌
	鼻梁塌陷
	眼间距过窄
	睑裂上斜
	反向内眦赘皮
	斜视
	短人中
	薄唇
	高腭
	大耳

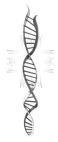

项目	临床表现	
神经系统	中度精神运动发育迟滞	
	语言发育延迟	
	小脑性共济失调、癫痫发作等	
	影像学检查	Dandy-Walker 畸形
		小脑延髓池不对称
		小脑蚓部发育不全
		小脑萎缩
		胼胝体发育异常
		脑室扩大
骨骼系统	并趾	

【典型病例】[1]

先证者（Ⅱ.1），男，3⁺ 岁。足月顺产，出生时身长 53cm，体重 3.68kg，头围 34cm。8 个月时父母发现患者对周围环境几乎无兴趣，全身松软。15 个月时出现癫痫发作，对抗癫痫药物反应良好；3.5 岁时随访发现严重的精神运动发育迟滞：不能独坐或行走，仅能说两个字的词。因髋关节发育不良行手术矫正；平时容易感冒、感染。

有一个临床表现相似的弟弟（Ⅱ.2）：足月顺产，孕期无异常，出生时身长、体重、头围正常，无癫痫发作，精神运动发育迟滞，19 个月时随访发现能爬行，但仍不能独坐，查体头围 41cm（<第 3 百分位数），体重 8.5kg（<第 3 百分位数），颜面部特征与患者相似，躯干肌张力低，而四肢肌张力高。其父母表型均正常。

1.体格检查

（1）一般情况　身长 100cm（第 25～50 百分位数）、体重正常 14kg（第 10 百分位数），3.5 岁时，头颅偏小（OFC 46cm，<第 3 百分位数）。

（2）头颈部　头颅不对称，大耳，睑裂上斜，眼球震颤，尖下颌。

（3）胸部　胸廓不对称。

（4）脊柱与四肢　趾短小。

（5）神经系统　四肢肌张力增高。

2.辅助检查

（1）头颅 MRI　典型 Dandy-Walker 畸形，伴有小脑、胼胝体发育不全。

（2）全基因组拷贝数变异分析　采用 Custom Oligo‐array CGH 对先证者（Ⅱ.1）外周血 DNA 进行检测，得到重复断裂的起点位置为 153.218Mb，终点位置为 153.542Mb，提示 Xq28 区间内包含 *GDI1* 基因在内 0.324Mb 区间重复；其中 *FLNA*、*EMD*、*CTAG1A/B* 和 *CTAG2* 拷贝数为 3，*RPL10*、*DNASE1L1*、*TAZ*、*ATP6AP1*、*GDI1*、*FAM50A*、*PLXNA3*、*LAGE3*、*UBL4A*、*SLC10A3*、*FAM3A*、*G6PD* 和 *IKBKG* 的拷贝数为 5。

（3）qPCR　采用 qPCR 验证芯片结果的可靠性（结果未列出）。

3.诊断

根据患者的临床表现及相关检查结果，可诊断为 Xq28 重复综合征。

【参考文献】

［1］ EI-Hattab A W，Fang P，Jin W，et al. Int 22h-1/int22h-2-mediated Xq28 re-arrangements：intellectual disability associated with duplications and in utero male lethality with deletions［J］. J Med Genet，2011，48（12）：840－850.

［2］ Vanmarsenille L，Giannandrea M，Fieremans N，et al. Increased dosage of RAB39B affects neuronal development and could explain the cognitive impairment in male patients with distal Xq28 copy number gains［J］. Hum Mutat，2014，35（3）：377－383.

［3］ Vandewalle J，van Esch H，Govaerts K，et al. Dosage-dependent severity of the phenotype in patients with mental retardation due to a recurrent copy-number gain at Xq28 mediated by an unusual recombination［J］. Am J Hum Genet，2009，85（6）：809－822.

［4］ Madrigal I，Rodríguez-Revenga L，Armengol L，et al. X-chromosome tiling path array detection of copy number variants in patients with chromosome

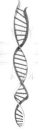

X-linked mental retardation[J]. BMC Genomics，2007，8：443.

5.74 Greig 头-并指(趾)多指(趾)综合征

【疾病概述】

Greig 头-并指(趾)多指(趾)综合征(Greig cephalopolysyndactyly syndrome，GCPS)表现为特征性的前额凸出，舟状头畸形，轴前或轴后多指，指间距增宽和各种并指畸形。表型异质性明显，可伴有颅缝早闭。患者精神运动发育往往正常[1-3]。目前认为 Greig 头-并指(趾)多指(趾)综合征与位于 7p13 的 GLI3 基因杂合突变有关。

【疾病特征】

(1)其他名称(别名)　伴有特征性头型的多发并指(趾)。

(2)疾病 OMIM 编号　♯175700。

(3)致病基因/染色体区域　7p13 区域，GLI3 基因。

(4)关键基因　GLI3 基因(＊165240)，此基因为一个锌指蛋白编码基因，定位于胞浆，发挥转录调节作用。其突变影响自身基因的正常表达，导致足轴前多趾、手轴后多指，手足并指(趾)及轻微的头面畸形[4]。

(5)变异类型　7p13 区域缺失。目前报道缺失片段大小为 151kb～10.6Mb。也有一些影响 GLI3 基因完整性的染色体相互易位致病的报道，由于缺失片段大，患者往往表型严重。GLI3 基因突变类型包括外显子缺失/重复、读码框内小缺失、错义、移码、无义及剪接点突变[4-7]。

(6)检测方法　包括 FISH、MLPA、实时定量 PCR、array CGH、SNP array 和测序等方法。

(7)发病率(出生患病率或群体患病率)　暂未见报道。

【疾病的临床表现与诊断要点】

Greig 头-并指(趾)多指(趾)综合征的临床表现与诊断要点见表 5－76。

表 5-76 Greig 头-并指(趾)多指(趾)综合征的临床表现与诊断要点

项目	临床表现
头颈部	巨头
	舟状头
	三角头
	前额凸出
	眼间距过宽
	睑裂下斜
腹部	脐疝
	腹股沟疝
骨骼系统	骨骼异常包括骨龄提前,骨缝闭合延迟、颅骨融合、额缝融合(罕见)
	手部畸形为轴后多指,3、4 指并指常见,各种轴前多指、指屈曲畸形
	足部畸形为轴前多趾、拇趾宽大、1~3 趾并趾、轴后多趾罕见
神经系统	智力一般正常,极少数病例有轻度精神发育迟滞
	影像学检查可见脑积水、胼胝体发育不全

说明:本综合征临床表现异质性明显。

【典型病例】

先证者,女,6 岁半,第三胎第一产。孕足月顺产,出生体重 2.5kg,出生时轻度窒息,出生后不哭,面色发绀,经抢救后好转。母孕期无特殊病史。生后母乳喂养至 8 个月,3$^+$ 岁会走路,叫"妈妈"。患儿平素易感冒,哭时常伴有口周发绀(就诊时已好转)。患儿现龄 6 岁半,走路正常,会说话,发音不清。会数数和简单加减法。生活基本可以自理。

1.体格检查

(1)头颈部 窄前额,前额凸出,眼间距过宽,内眦赘皮,睑裂上斜,鼻梁塌陷,下颌后移(图 5-103)。

(2)脊柱与四肢 宽拇趾,双侧第 1、2 趾部分并趾。

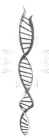

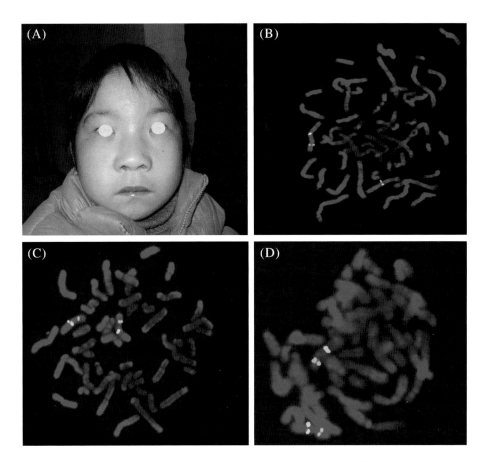

图 5 - 103　Greig 头-并指(趾)多指(趾)综合征

　　(A)患者面部畸形特征(窄前额,前额凸出,眼间距过宽,内眦赘皮,睑裂上斜,鼻梁塌陷,下颌后移);(B)、(C)、(D)分别为患者及其父亲、母亲 FISH 分析结果图,目的探针 RP11 - 121A8 位于 7p14.1,标记为橙色,对照探针 RP11 - 1005L7 位于 7q21.12,标记为绿色,可见患者中期染色体缺失一个橙色信号。

2.辅助检查

(1)头部 MRI(6 个月时)　轻度外部性脑积水改变。

(2)染色体核型分析　46,XX,del(7)(p14p15)。

（3）全基因组拷贝数变异分析 采用 Illumina HumanCytoSNP – 12 芯片对先证者外周血 DNA 进行检测，结果提示 7p14.3 – p14.1 区域杂合缺失约 10.6Mb（nt：32117895 – 42744439），区域内包括 GCPS 的关键基因 *GLI3*。

（4）FISH 检测 对患者及其双亲进行 FISH 检测，在 7p 目的区域内选取探针标记为橙色信号，结果显示患者缺失一个橙色信号。

3. 诊断

根据患者的临床表现（头颜面部及骨骼系统异常表现、神经系统异常表现）及相关检查结果，可确诊为 GCPS。

【参考文献】

［1］ Gorlin R J，Cohee M M Jr，Hennekam R C M. Syndromes with unusual facies：well-known syndromes［M］// Syndromes of the Head and Neck. 4th ed. New York：Oxford Univ. Press(pub)，2001：995 – 996.

［2］ Baraitser M，Winter R M，Brett E M. Greig cephalopolysyndactyly：report of 13 affected individuals in three families［J］. Clin Genet，1983，24(4)：257 – 265.

［3］ Fryns J P，van Noyen G，van Den Berghe H. The Greig polysyndactyly craniofacial dysmorphism syndrome：variable expression in a family［J］. Eur J Pediatr，1981，136(2)：217 – 220.

［4］ Biesecker L G. The Grieg cephalopolysyndactyly syndrome［J］. Orphanet J Rare Dis，2008，3：10.

［5］ Debeer P，Peeters H，Driess S，et al. Variable phenotype in Greig cephalopolysyndactyly syndrome：clinical and radiological findings in 4 independent families and 3 sporadic cases with identified *GLI3* mutations［J］. Am J Med Genet A，2003，120A(1)：49 – 58.

［6］ Chudley A E，Houston C S. The Greig cephalopolysyndactyly syndrome in a Canadian family［J］. Am J Med Genet，1982，13(3)：269 – 276.

［7］ Johnston J J，Olivos-Glander I，Killoran C，et al. Molecular and clinical analyses of Greig cephalopolysyndactyly and Pallister-Hall syndromes：robust phenotype prediction from the type and position of *GLI3* mutations［J］. Am J Hum Genet，2005，76(4)：609 622.

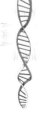

5.75　睑裂狭小-上睑下垂-反向内眦赘皮综合征

【疾病概述】

睑裂狭小-上睑下垂-反向内眦赘皮综合征(blepharophimosis,ptosis,epicanthus inversus syndrome,BPES)是由于 *FOXL2* 基因突变导致的一种临床综合征,主要表现为睑裂狭小、反向内眦赘皮、上睑下垂及鼻梁低平,有些病例还有其他异常表现,如智力低下、发育迟缓、心脏缺损、小头及突出耳等。伴有卵巢早衰为Ⅰ型,不伴卵巢早衰为Ⅱ型[1-3]。

【疾病特征】

(1)疾病 OMIM 编号　#110100。

(2)致病基因/染色体区域　3q22.3,*FOXL2* 基因。

(3)关键基因　*FOXL2* 基因(*605597),此基因大小约 2.7kb,位于 3q23 区域,含一个外显子,其中包括一个特有的由 101 个氨基酸组成的 forkhead DNA 结构域(位置在第 54—148 残基区域)和一个与此分离但功能尚未阐明的多聚丙氨酸肽段($n=14$)。研究显示,*FOXL2* 基因在哺乳动物早期眼睑发育和成熟卵巢的滤泡细胞中均有显著表达,提示其参与眼睑的早期发育并有助于卵巢滤泡细胞的发育和维持。*FOXL2* 基因在卵巢发育及女性生育能力中发挥重要作用[4]。

(4)变异类型　主要突变类型为 *FOXL2* 无义突变、插入突变、缺失突变、移码突变,导致 *FOXL2* 基因多聚丙氨酸扩增或上下游调节序列改变,进而影响基因的表达和功能。少数为涉及 3q21 - 3q23 区域的染色体相互易位和中间型缺失。*FOXL2* 基因存在两个突变热区:25%～30% *FOXL2* 突变导致多聚丙氨酸扩增,13% 为框架外重复。进一步的研究提示突变导致多聚丙氨酸扩增与Ⅱ型有关,而在多聚丙氨酸区前导致编码蛋白质发生截短的突变则与Ⅰ型的相关性高。而那些包含有完整的多聚丙氨酸肽段和 forkhead 的突变,蛋白无论是截短的还是延长的,都可导致两型小睑裂综合征,其功能还不能被准确预测[5-6]。

(5)检测方法　包括 FISH、MLPA、实时定量 PCR、array CGH、SNP array 和测序等方法。染色体核型分析可以发现涉及 3q21 - 3q23 区域的相互易位和中间型缺失[7]。

(6)发病率(出生患病率或群体患病率)　暂未见报道。

【疾病的临床表现与诊断要点】

睑裂狭小-上睑下垂-反向内眦赘皮综合征的临床表现与诊断要点见表5-77。

表5-77 睑裂狭小-上睑下垂-反向内眦赘皮综合征的临床表现与诊断要点

项目	临床表现
头颈部	特征性头后仰
	睑裂狭小
	上睑下垂
	反向内眦赘皮
	内眦间距过宽
	眉毛拱凸明显
	小眼球
	小角膜
	眼球震颤
	斜视、远视
	鼻梁塌陷
	高腭
	单耳、杯状耳
生殖系统	腋毛稀疏
	阴毛稀疏
	小子宫
	小卵巢
内分泌系统	雌激素、孕激素水平低
	促性腺激素水平升高
	临床上可见月经不规则、闭经,女性不孕、卵巢早衰

说明:Ⅰ型伴有卵巢早衰,Ⅱ型不伴有卵巢早衰。

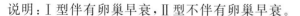

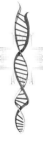

【典型病例】

先证者,女,1岁,第一胎第一产。足月顺产。出生时体重2.3kg,无窒息史,母孕期无特殊病史。出生后人工喂养,3个月时能抬头,10个月时能叫"妈妈"。患儿生后即发现其睑裂狭小、上睑下垂、眼间距宽。就诊时1岁,仍不会独坐,诊断不明确。父母非近亲结婚,家族中无类似患儿。

1.体格检查

(1)一般情况　身高72cm,体重2.3kg,头围41cm。

(2)头颈部　上睑下垂,反向内眦赘皮,内眦间距2.7cm,外眦间距7.2cm;耳轮畸形;鼻梁塌陷,上腭高尖,小嘴。

(3)腹部　脐疝。

(4)脊柱与四肢　肘外翻,右脚第2、3趾并趾。

2.辅助检查

(1)染色体核型分析　46,XX。

(2)全基因组拷贝数变异分析　采用Illumina HumanCytoSNP-12芯片对先证者外周血DNA进行检测,结果提示3q22.2-q23区域杂合缺失约4.2Mb(nt:136758383-140958668)(图5-104)。

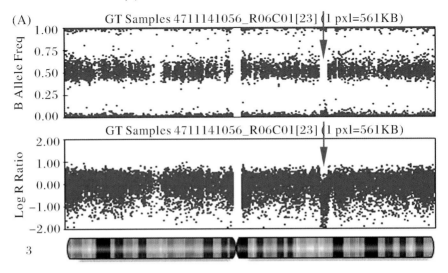

图5-104　睑裂狭小-上睑下垂-反向内眦赘皮综合征

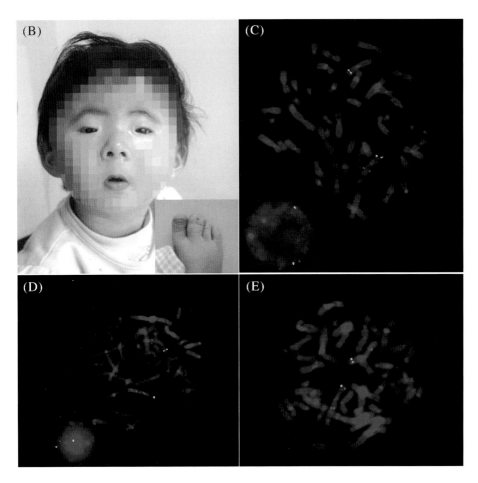

图5-104(续)　睑裂狭小-上睑下垂-反向内眦赘皮综合征

(A)Illumina HumanCytoSNP-12芯片全基因组拷贝数变异分析结果,患者3q22.2-q23区域缺失约 4.2Mb(nt:136758383-140958668);(B)患者并趾畸形、面部畸形特征;(C)、(D)、(E)分别为患者及其父亲、母亲 FISH 分析结果图,目的探针 RP11-79L9 位于 3q22.3,标记为红色,对照探针 RP11-636D10 位于3q24.2,标记为绿色,可见患者间期核和中期染色体均缺失一个红色信号。

(3)FISH 检测　进一步对患者及其父母进行 FISH 检测,结果显示目的区域内仅有 1 个红色的探针信号。

3.诊断

根据患者的临床表现(特殊面容,如睑裂狭小、上睑下垂;生长发育迟缓)及相关检查结果,可诊断为睑裂狭小-上睑下垂-反向内眦赘皮综合征。

【参考文献】

[1] Townes P L，Muechler E K. Blepharophimosis，ptosis，epicanthus inversus，and primary amenorrhea. a dominant trait[J]. Arch Ophthalmol，1979，97(9):1664 – 1666.

[2] Zlotogora J，Sagi M，Cohen T. The blepharophimosis，ptosisand epicanthus inversus syndrome:delineation of two types[J]. Am J Hum Genet，1983，35(5):1020 – 1027.

[3] Oley C，Baraitser M. Blepharophimosis，ptosis，epicanthus inversus syndrome (BPES syndrome)[J]. J Med Genet，1988，25(1):47 – 51.

[4] Benayoun B A，Caburet S，Dipietromaria A，et al. The identification and characterization of a *FOXL2* response element provides insights into the pathogenesis of mutant alleles[J]. Hum Mol Genet，2008，17(20):3118 –3127.

[5] Vincent A L，Watkins W J，Sloan B H，et al. Blepharophimosis and bilateral Duane syndrome associated with a *FOXL2* mutation[J]. Clin Genet，2005，68(6):520 – 523.

[6] Ishikiriyama S，Goto M. Blepharophimosis，ptosis，and epicanthus inversus syndrome (BPES) and microcephaly[J]. Am J Med Genet，1994，52(2):557 – 563.

[7] Warburg M，Bugge M，Brøndum-Nielsen K. Cytogenetic findings indicate heterogeneity in patients with blepharophimosis，epicanthus inversus，and developmental delay[J]. J Med Genet，1995，32(1):19 – 24.

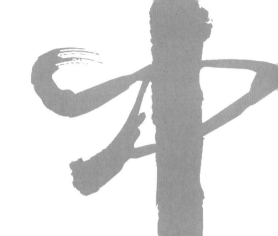

附录 人体主要畸形结构描述

版权说明

[1] Allanson J E, Cunniff C, Hoyme H E, et al. Elements morphology: standard of terminology for the head and face[J]. Am J Med Genet A, 2009, 149A: 6 - 28.

[2] Hall B D, Graham J M Jr, Cassidy S B, et al. Elements of morphology: standard terminology for the periorbital region[J]. Am J Med Genet A, 2009, 149A: 29 - 39.

[3] Hunter A, Frias J, Gillessen-Kaesbach G, et al. Elements of morphology: standard terminology for the ear[J]. Am J Med Genet A, 2009, 149A: 40 - 60.

[4] Hennekam R C M, Cormier-Daire V, Hall J, et al. Elements of morphology: standard terminology for the nose and philtrum[J]. Am J Med Genet A, 2009,

149A:61 - 76.

[5] Carey J C，Cohen M M Jr，Curry C J R，et al. Elements of morphology：standard terminology for the lips，mouth，and oral region[J]. Am J Med Genet A，2009，149A:77 - 92.

[6] Biesecker L G，Aase J M，Clericuzio C，et al. Elements of morphology：standard terminology for the hands and feet[J]. Am J Med Genet A，2009，149A:93 - 127.

附录 1 头面部结构描述

1. 颅骨

颅骨是头颅的上部分，包括成对的额骨、顶骨及单一的枕骨，早期这五块骨头由冠状缝、矢状缝、人字缝分隔，随着个体生长发育，各头盖骨垂直于缝线生长，相互靠拢并融合（图 F1 - 1、图 F1 - 2）。

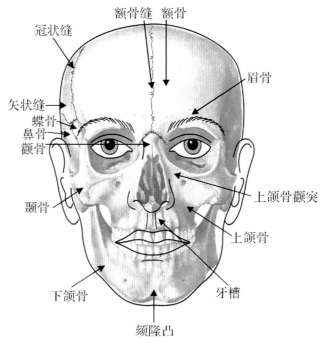

图 F1 - 1 颅面部骨性标志（正面观）

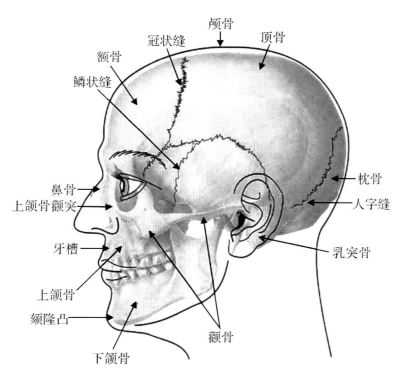

图 F1 - 2　颅面部骨性标志(侧面观)

2.前额

前额是指眉毛以上、发际线以下、两颞之间的面部区域。每对额肌在正中线连接,附于额骨浅筋膜上,控制着前额的收缩或舒张。这些额肌不附着于任何骨质上,下方纤维与眼轮匝肌混合,并向上会合至冠状缝下的帽状腱膜。帽状腱膜是覆盖在颅骨上、并向后连结枕骨的一层致密纤维组织。通过头皮浅筋膜的坚固、致密的纤维脂肪层与外皮紧密相连。帽状腱膜不含肌肉纤维,不能收缩或舒张。前发际线通常位于额肌与帽状腱膜会合处。

3.眉间

眉间为鼻根上方前额骨最突出部位。

4.眶上嵴

眶上嵴是前额骨的眼眶上缘部分。

5.中面部

中面部是一个区域而不是单一解剖结构。上至眼眶下缘,下至鼻基,包括上颌骨、颧骨,习惯上不包括鼻及前颌。

6. 上颌骨

成对的上颌骨连接形成上颌,包含上颌齿。每一部分协助形成三腔的边界——上腭、鼻侧壁和底壁(颧突或额突)及眼眶底壁。每一上颌骨由 1 个骨体和 4 个骨突形成,包括颧突、额突、牙槽突和腭突,各自与同名骨块相连结,牙槽突有齿槽,其中有上颌齿。

7. 额突

额突是上颌骨最内侧最上方的部分。它形成了眼眶下方内侧缘,与鼻梁外侧边界相连。

8. 颧骨

颧骨是颞骨的一部分,形成突出的面颊,也称为颧弓(与上颌骨的颧突造成混淆)、颊骨。颧弓由居中的上颌骨颧突、中间的颧骨及后外侧颞骨组成,构成部分眼眶侧壁及底壁的一部分。

9. 前颌

前颌为上颌骨的一部分,内有 4 颗上切牙,形成原腭,位于上唇和人中之下。

10. 下面部

下面部指口与下颏之间的面部。

11. 面颊

颧骨和下颌骨之间的软组织称为面颊。

12. 下颌骨

下颌骨为内有下颌牙驻留的下颌。它包含一个弯曲、水平的下颌体和两个垂直的下颌支,下颌支与下颌体末端几乎成直角联合。

13. 下颏

下颏位于下唇下方,包含下颌骨中央突起的下面部。

14. 颈部

连接头与肩部的部分称为颈部。

附录 2　眼部结构描述

眼部结构描述见图 F2 - 1。

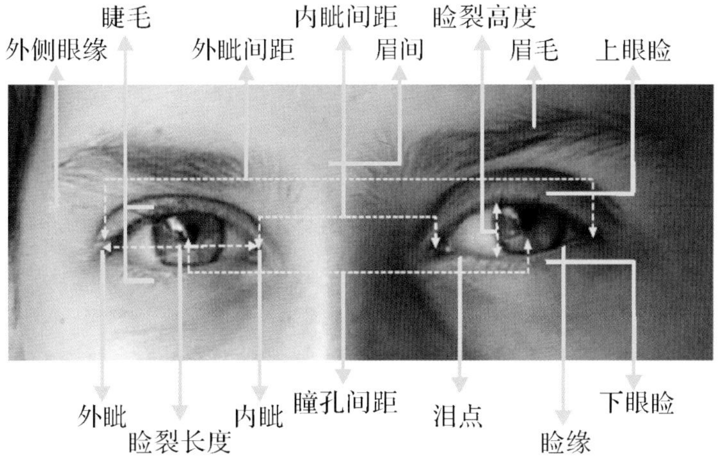

睫毛　　内眦间距　睑裂高度
外侧眼缘　外眦间距　眉间　眉毛　上眼睑

外眦　　内眦　瞳孔间距　泪点　　下眼睑
睑裂长度　　　　　　　　　睑缘

图 F2 - 1　眼部结构正面观

1. 眉

眉是指额肌与眼轮匝肌连接处的软组织,覆于骨性眶上嵴上。

2. 眉毛

眉毛系眉上呈弓形的毛发区域。相对于眼睛,眉毛通常向外侧而非内侧延伸,内侧较宽厚。眉毛分为三部分:内侧、中部和外侧。内侧眉毛向外生长,而中部眉毛向外上生长。中部和外侧眉毛间的过渡通常不明显。某些综合征可在以上的任何一个或多个部分存在独特的异常模式。眉毛有时也称为眉纹。

3. 眼间距

眶间距和眦位置存在较大变异范围。本附录中有许多术语专门对应这些变异的命名。某些术语容易产生混淆,尤其是内眦距过宽和眼间距过宽。

4. 睫毛

睫毛是睑缘放射状生长的毛发。

5. 眼睑

眼睑指覆盖眼球前部的皮肤及其皮下组织折叠。上眼睑包括覆盖骨性眶上嵴下缘的软组织与下方睑缘之间的区域，下眼睑包括覆盖眼眶下缘的软组织与上方睑缘的区域。上眼睑的新月形折痕代表提睑肌附着于眼轮匝肌的位置。

6.泪点

泪点为泪腺系统的外部小孔。该结构可能发生缺如、错位或阻塞等情况。

7.睑裂

睁眼时睑裂为上下睑缘之间的舟状间隙。睑裂由外眦延伸到内眦。许多因素（如大小、倾斜、眼睑结构、上睑下垂）都会造成睑裂外形的不同。

附录3　耳部结构描述

耳部结构描述见图 F3-1。

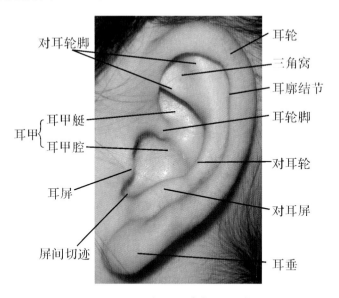

图 F3-1　外耳正常解剖结构

1.对耳轮

对耳轮系起于对耳屏的一个 Y 形弧状软骨脊，将耳甲、三角窝与耳舟分开。对耳轮由耳甲软骨折叠形成，通常具有与发育良好的耳轮相类似的隆凸。正常的对耳轮干（分叉以下部分）呈柔和弯曲，沿着主干向上大约三分之二处分叉，形成对耳轮上脚（后脚）的宽折叠及对耳轮下脚（前脚）的锐折叠。对耳轮上、下脚的体积及折叠程度可存在不同的变异。

2.对耳轮下脚

对耳轮下脚起于对耳轮分叉,止于耳轮升部折叠下端的下软骨脊,将耳甲与三角窝分开。对耳轮下脚向前及略向上的方向延伸,通常轮廓清晰,变异较上脚少。

3.对耳轮上脚

对耳轮上脚起于对耳轮分叉的上软骨脊,将耳舟与三角窝分开。对耳轮上脚向上及略向前的方向延伸,折叠幅度通常较下部及对耳轮下脚减少。

4.对耳屏

对耳屏位于屏间切迹与对耳轮起始点之间的向前上方的软骨突起。对耳屏前上方边缘形成屏间切迹的后壁。

5.耳甲

耳甲是由耳屏、屏间切迹、对耳屏、对耳轮、对耳轮下脚和耳轮脚共同形成的凹陷,其内是外耳道开口。它通常被耳轮脚分为上部的耳甲艇和下部的耳甲腔。

6.法兰克福平面(眼耳平面)

法兰克福平面(眼耳平面)是指连接眼眶下缘最低点及外耳道上缘最高点间形成的平面。法兰克福平面(眼耳平面)作为头部普遍使用的水平面,是其他平面或结构的参考平面。

7.耳轮

耳轮系耳朵的外缘,起于耳上部与头皮附着的根部,终止于耳垂软骨。耳轮可以分为三个紧邻的部分:耳轮升部,垂直起于根部;耳轮上部,起于耳轮升部顶端,呈弧形向后水平延伸至达尔文结节;耳轮降部(有时称为耳轮后部),起于达尔文结节下缘,延伸至耳垂上缘。耳轮降部的下部常无软骨组织。耳轮的边缘常形成卷边,但耳轮的形状存在较大变异。

8.耳轮脚

耳轮脚为前下方耳轮升部的延续,朝后下方延展至外耳道上方的耳甲腔。典型的耳轮脚向耳甲延伸的距离大约横跨耳甲二分之一到三分之二。其同义词是耳轮脊。

9.耳垂

耳垂为耳廓下部柔软、肉质部分。其后上边界比邻耳轮降部的根部,前上边界比邻对耳屏下缘,上方边界为屏间切迹。耳垂的大小及其前下部与面部附着的程度存在较大变异。

10.耳舟

耳舟是指耳轮与对耳轮间的沟。

11.耳屏

耳屏为位于耳道前,由皮肤覆盖,向后、略向下突出的软骨。耳屏向下向后突出的边缘形成了屏间切迹的前壁。

12.三角窝

三角窝是指由对耳轮上、下脚及耳轮升部形成的凹面。

附录4 头面部结构异常

F4.1 头颅形状异常

1.短头

(1)定义 客观标准:头颅指数大于81%(图F4-1);主观标准:相比头横径,前后径明显变短。

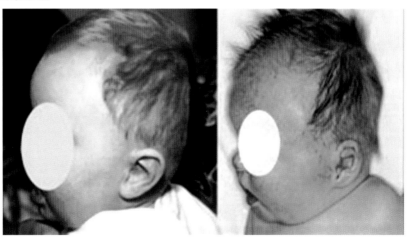

图 F4-1 短头

(2)说明 头颅指数是头宽度占长度的百分比。正常范围为76%~80.9%。头长(前后径)指采用游标卡尺测量的眉间至枕骨正中线最突出部分的距离。头宽

（横径）指采用游标卡尺测量的头部两侧顶骨最外侧点间的距离。头颅指数标准来源于白种人，与其他人种和种族不完全匹配。另外，婴儿睡姿改变可导致头型变化。目前的标准存在局限性，新的标准数据有待收集。短头畸形与扁平枕不同，但可存在于同一个体中，应分别记录。

2. 长头

（1）定义 客观标准：头颅指数小于76%（图F4-2）；主观标准：相比头横径，前后径明显增加。

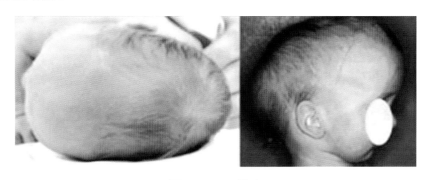

图 F4-2　长头

（2）说明 头颅指数是头宽度占头长度的百分比。正常范围为76%～80.9%。头长（前后径）指采用游标卡尺测量的眉间至枕骨正中线最突出部分的距离。头宽（横径）指采用游标卡尺测量的头部两侧顶骨最外侧点间的距离。头颅指数标准来源于白种人，与其他人种和种族不完全匹配。另外，婴儿睡姿改变导致的头型变化，目前的标准存在局限性。新的标准数据有待收集。长头与枕骨凸出不同，但可存在于同一个体中，应分别记录。舟状头指颅穹隆前后突出（船形），是长头的一种亚型。

3. 巨头

（1）定义 客观标准：枕额周长（头围）大于同年龄同性别正常标准第97百分位数（图F4-3）；主观标准：颅骨尺寸明显增大。

（2）说明 头围指采用卷尺测量的眉间上方至枕骨后侧最突出点的周长。有一些标准图表以

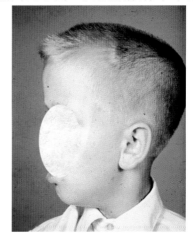

图 F4-3　巨头

百分位数表示,还有一些以标准差表示。若需精确评估这一特征,明确指出头围高于正常标准值的程度是十分必要的。巨头是一个绝对术语。当头围的百分位数超出头高的百分位数,例如,头围为第 75 百分位数,而头高为第 5 百分位数时,可以用相对巨头来形容。

4.小头

（1）定义　客观标准:头围小于同年龄同性别正常标准第 3 百分位数（图 F4-4）;主观标准:颅骨尺寸明显减少。

（2）说明　头围指采用卷尺测量的眉间上方至枕骨后侧最突出点的周长。有一些标准图表以百分位数表示,还有一些以标准差表示。若需精确评估这一特征,明确指出头围低于正常标准值的程度是十分必要的。小头是一个绝对术语。当头围的百分位数小于头高的百分位数,例如,头围为第 3 百分位数,而头高为第 75 百分位数时,可以用相对小头来形容。

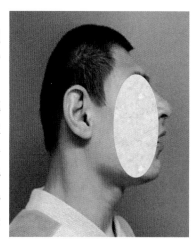

图 F4-4　小头

5.扁平枕

（1）定义　无明显突出的枕骨（图 F4-5）。

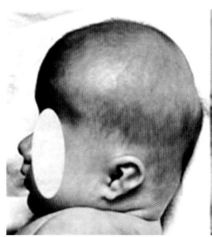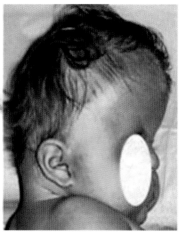

图 F4-5　扁平枕

（2）说明　扁平枕骨不能客观测量,扁平枕骨伴或不伴短头畸形,应分开注明,婴幼儿期经常仰卧可能出现扁平枕骨。

6.枕骨突出

(1)定义　主观标准:枕骨后凸增加(图 F4-6)。

(2)说明　枕骨凸出增加,呈隆凸外观。对于枕骨凸出没有客观的测量方法,很大程度依赖于观察者的经验。这一特征可伴或不伴长头,但应单独记录。

7.斜头

(1)定义　主观标准:头形不对称,通常单侧枕骨扁平合并同侧额骨突出,呈现菱形颅(图 F4-7)。

(2)说明　斜头可仅累及颅骨后部。

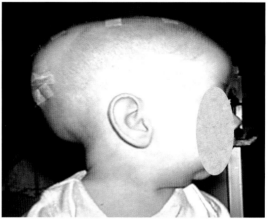

图 F4-6　枕骨突出

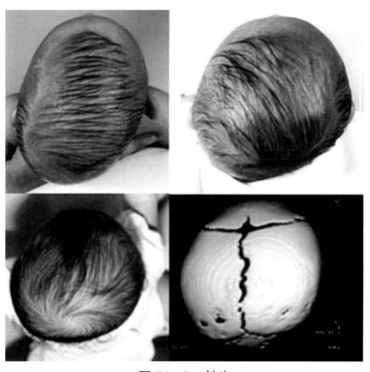

图 F4-7　斜头

8.三角头

（1）定义　主观标准：楔形或三角形头，三角形顶点在前额正中线处，三角形底在枕骨部（图F4－8）。

（2）说明　三角头头形应从上方进行评估，观察者从上向下看患者的头部。

9.尖头

（1）定义　主观标准：相对于头的宽度和长度，头的高度增加（图 F4－9）。

（2）说明　尖头特征曾被认为与高前额重叠或包含高前额。头的高度增加（依据主观标准），与同年龄标准相比头的宽度和长度减少（依据客观标

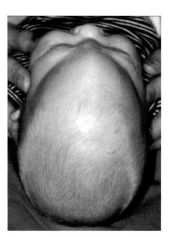

图 F4－8　三角头

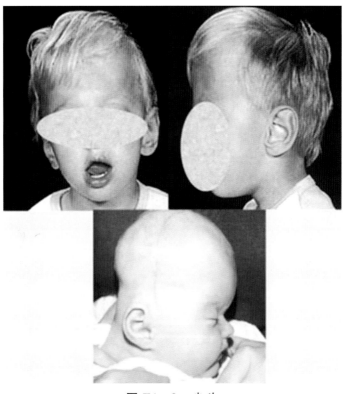

图 F4－9　尖头

准)时,认为是尖头。头长(前后径)指采用游标卡尺测量的眉间至枕骨正中线最突出部分的距离。头宽(横径)指采用游标卡尺测量的头部两侧顶骨最外侧点间的距离。当存在尖头及颅骨顶部呈圆锥形时,可使用术语尖头(或尖形头)描述。

F4.2 头发

1. 前发际线高

(1)定义 客观标准:前发际线(前发际中点)与眉间(鼻根上方额骨最突出的点)之间正中线处的距离高于均值 2SD 以上(图 F4-10);主观标准:前发际线与眉间的距离显著增加。

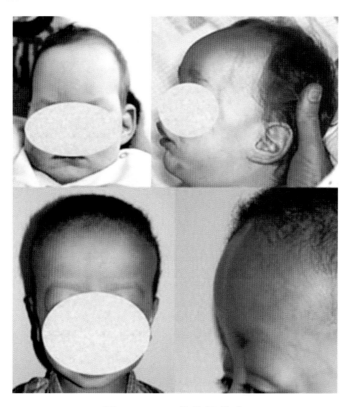

图 F4-10 前发际线高

(2)说明 通过游标卡尺进行测量。前发际线高特征会呈现高额头的外观,伴有或不伴有颞区头发减少。由于前发际线是前额肌肉的上边界线,前额肌肉可以

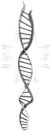

收缩而头皮不能,由此这一特征可与男性型秃发相区别。此外,头皮纹理不同于前额皮肤。

2.前发际线低

(1)定义　客观标准:前发际线(前发际中点)与眉间(鼻根上方额骨最突出的点)之间正中线处的距离低于均值 2SD 以上(图 F4 - 11);主观标准:前发际线与眉间的距离显著减少。

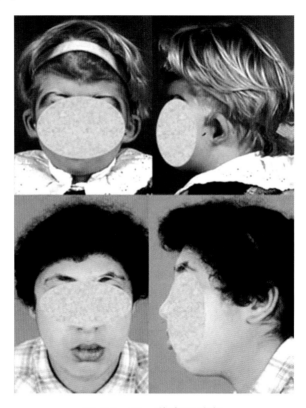

图 F4 - 11　前发际线低

(2)说明　通过游标卡尺进行测量。前发际线低特征会呈现短前额外观。与前额多毛症不同,后者毛发向侧面生长,而且毛发的纹理和密度不同于头发。

3.后发际线低

(1)定义　主观标准:颈部头发明显向下延伸(图 F4 - 12)。

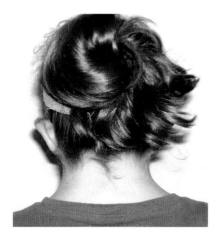

图 F4 - 12　后发际线低

（2）说明　伴随颈部生长，这一特征常见于颈部皮肤冗余的年长患儿，应单独评估与记录。

4.头发稀疏

（1）定义　主观标准：单位面积头发数量减少（图 F4 - 13）。

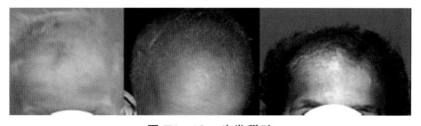

图 F4 - 13　头发稀疏

（2）说明　少毛症不等同于头发稀疏，前者提示毛发发育不全，且单位面积的毛发数量无相应标准值。

F4.3　面

1.宽脸

（1）定义　客观标准：两侧颧弓（上面部）和两侧下颌角（下面部）的宽度均大于均值 2SD 以上（图 F4 - 14）；主观标准：面部宽度明显增加。

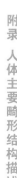
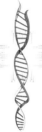

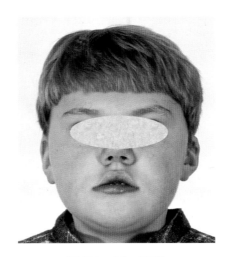

图 F4 - 14　宽脸

（2）说明　上面部与下面部宽度可采用游标卡尺测量,前者为跨越两侧颧弓的最大距离,后者为将游标卡尺紧按在下颌角内下表面测量的距离。宽脸不同于圆脸。

2.长脸

（1）定义　客观标准:面部长度（高度）大于均值 2SD 以上（图 F4 - 15）。主观标准:面部长度（高度）明显增加。

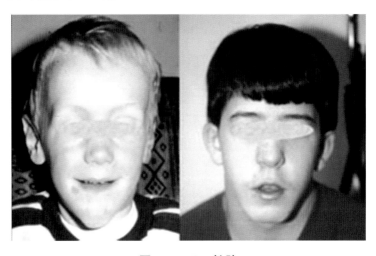

图 F4 - 15　长脸

（2）说明　采用游标卡尺对面部高度进行测量，沿正中线上鼻根点至下颌骨下缘之间的距离。长脸不同于窄脸。

3. 窄脸

（1）定义　客观标准：两侧颧弓（上面部）和两侧下颌角（下面部）的宽度小于均值 2SD 以上（图 F4-16）；主观标准：上面部和下面部宽度明显减少。

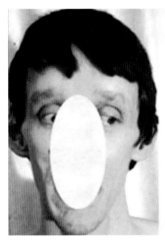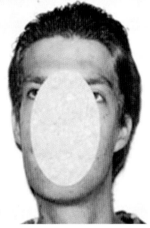

图 F4-16　窄脸

（2）说明　上面部与下面部宽度可采用游标卡尺测量，前者为跨越两侧颧弓的最大距离，后者为将游标卡尺紧按在下颌角内下表面测量的距离。窄脸不同于长脸。

4. 短脸

（1）定义　客观标准：面部长度（高度）小于均值 2SD 以上（图 F4-17）；主观标准：面部长度（高度）明显减少。

（2）说明　采用游标卡尺对面部高度进行测量，沿正中线上鼻根点至下颌骨下缘之间的距离。短脸不同于宽脸。

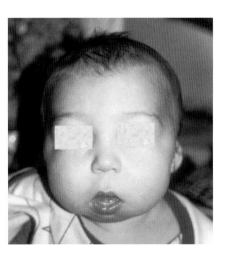

图 F4-17　短脸

5.方脸

（1）定义　主观标准：正面观面部轮廓，上面部/颅骨和下面部/下颌骨均增宽，呈方形外观（图 F4-18）。

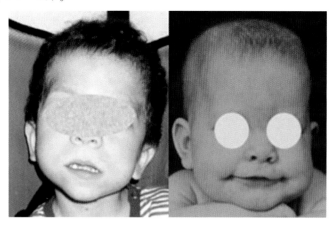

图 F4-18　方脸

（2）说明　方脸通常与下面部宽度增加有关（两下颌角间距大于均值 2SD）。当有宽下颏时，下面部比上面部宽。

6.三角脸

（1）定义　主观标准：正面观时面部轮廓呈三角形，两鬓至下颏由宽变窄（图 F4-19）。

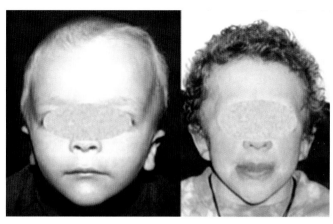

图 F4-19　三角脸

(2)说明　三角脸特征与窄下颌不同,后者中面部宽度未变。

F4.4　前额

1.宽前额

(1)定义　客观标准:前额宽度或颞嵴点间距大于均值2SD以上(图 F4－20);主观标准:前额两侧间距明显增加。

(2)说明　颞嵴点是框上嵴垂直部分外侧凹陷处的一点。采用游标卡尺测量两侧颞嵴点之间的距离。这一术语不可与前额凸出混淆。

2.窄前额

(1)定义　客观标准:前额宽度或颞嵴点间距小于均值2SD以上(图 F4－21);主观标准:两颞间明显变窄。

(2)说明　颞嵴点是眉眶(骨)垂直部分外侧凹陷处的一点。卡尺测量凹陷最深处两点之间的距离。

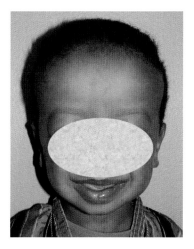

图 F4－20　宽前额

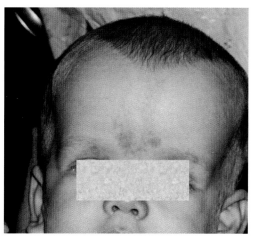

图 F4－21　窄前额

3.前额凸出

(1)定义　主观标准:整个前额向前凸出(图 F4－22)。

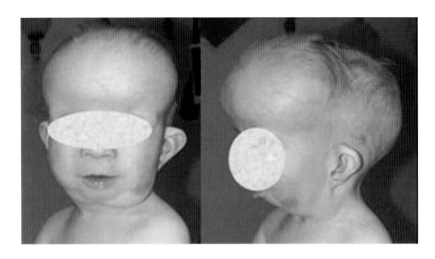

图 F4 - 22　前额凸出

（2）说明　此术语不同于额部隆起。

F4.5　上颌骨和面中部

1. 颧骨发育不全

主观标准:构成眶下缘中间和下侧部分的颧骨颧突缩小(图 F4 - 23)。

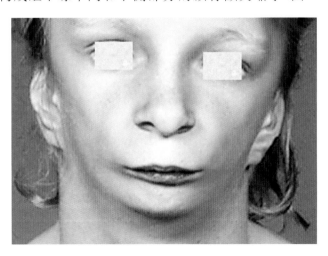

图 F4 - 23　颧骨发育不全

2．中面部内陷

（1）定义　主观标准：眶下和鼻翼周围区域位置内陷或垂直后缩，或面部凹陷，或鼻唇角减小（图 F4 - 24）。

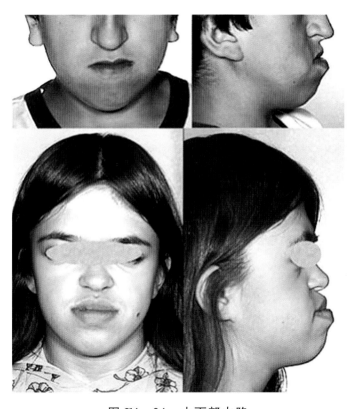

图 F4 - 24　中面部内陷

（2）说明　此术语表示上颌骨长度（中面部高度）或深度的发育不良。下颌骨尺寸正常时，中面部凹陷可呈现下颌前突外观。谨慎用于评估缺牙患者。该特征不同于扁平脸。

3．鼻唇沟发育不全

主观标准：由鼻外侧缘，即鼻根与面部皮肤相连处，延伸至口角点（口角或连合）外侧的皮肤折痕或褶皱减少（图 F4 - 25）。

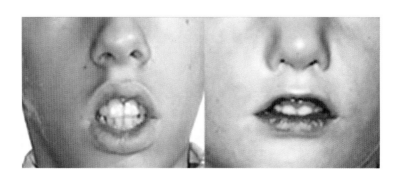

图 F4－25　鼻唇沟发育不全

4.宽下颌

（1）定义　客观标准:双侧下颌角间距(面下部宽度)大于均值 2SD 以上(图 F4－26);主观标准:正面观下面部(下颌骨)宽度明显增加。

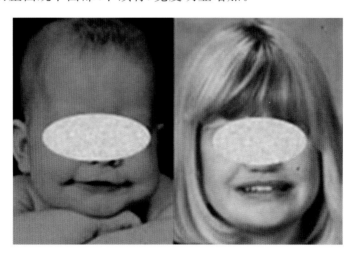

图 F4－26　宽上颌

（2）说明　采用游标卡尺测量两侧下颌角点间距。下颌角点位于下颌角的顶点,下颌支在此改变方向成为下颌体。下颌角点指向下方和中间,将手指放于外面角上,然后向下和向内旋动手指,较易触及。当宽下颌伴上面部增宽时,使用方脸这一术语。

5.窄下颌

（1）定义　客观标准:双侧下颌角间距(面下部宽度)小于均值 2SD 以上(图 F4－

27);主观标准:正面观下面部(下颌骨)宽度明显减少。

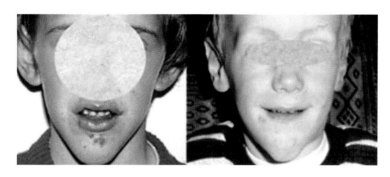

图 F4 – 27　窄下颌

（2）说明　采用游标卡尺测量两侧下颌角点间距。下颌角点位于下颌角的顶点,下颌支在此改变方向成为下颌体。下颌角点指向下方和中间,将手指放于外面角上,然后向下和向内旋动手指,较易触及。

6.小下颌

（1）定义　主观标准:正面观时,下颌骨宽度和长度明显减少(图 F4 – 28)。

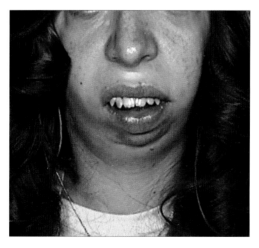

图 F4 – 28　小下颌

（2）说明　此术语包含下颌骨和下颏窄短。

7.下颌后移

(1)定义　主观标准:侧面观时下颌位置靠后,位于面平面后方(图F4-29)。

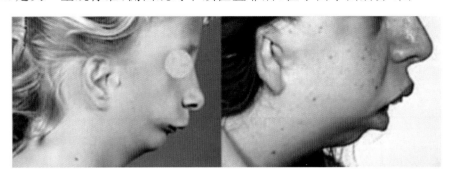

图 F4-29　下颌后移

(2)说明　此特征可伴小下颌(小下颌后移),此时二者都应单独记录。或者,可能为前颌与下颌之间位置不匹配,而下颌骨长度和前颌突出程度正常,合并第Ⅱ级不正咬合。

附录5　眼部结构异常

1.睑裂狭小

(1)定义　主观标准:上下睑间垂直距离减少且固定,伴短睑裂(图F5-1)。

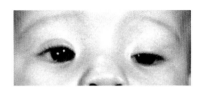

图 F5-1　睑裂狭小

(2)说明　当睑裂严重缩短时,将不能主动或被动大幅度张开。上睑下垂时,眼睑的张开幅度减少,但不固定,其张开幅度能够主动或被动增加。睑裂狭小常伴发反向内眦赘皮。

2.眼睑赘皮

(1)定义　主观标准:眼睑赘皮压迫睫毛,影响角膜和/或结膜(图F5-2)。

（2）说明　眼睑赘皮应与睑内翻相区分。

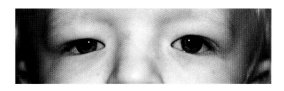

图 F5-2　眼睑赘皮

3. 内眦赘皮

（1）定义　主观标准：起始于上睑内侧的一片皮肤皱襞，呈拱形向下并向前横向覆盖内眦（图 F5-3 左）。

（2）说明　极端情况下，皮肤皱襞可起始于眉毛，称为眉弓内眦赘皮（图 F5-3 右）。

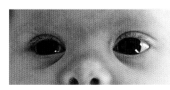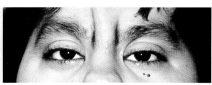

图 F5-3　内眦赘皮

4. 反向内眦赘皮

主观标准：起始于或略低于下睑内侧的一片皮肤皱襞，呈拱形向上并向前横向覆盖延伸至内眦（图 F5-4）。

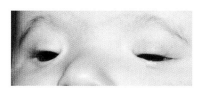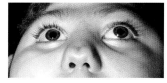

图 F5-4　反向内眦赘皮　　　图 F5-5　眼间距过窄

5. 眼间距过窄

（1）定义　客观标准：瞳孔间距离小于均值 2SD 以上（图 F5-5），或瞳孔间距离低于第 3 百分位数；主观标准：瞳孔间距离减小。

（2）说明　此性状的测量基于霍尔测量法，其中显示的是新生儿 SD 和年长患者百分位数标准值。后者统计数据中，14～15 岁之间测量值持续增长，因此不能

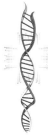

客观地评估 15 岁以上的患者。

6.眼间距过宽

(1)定义　客观标准:瞳孔间距大于均值 2SD 以上(27～41 周新生儿,图 F5 - 6),或瞳孔间距大于第 97 百分位数(0～15 岁)。主观标准:瞳孔间距增大。

(2)说明　此性状的测量基于霍尔测量法。其中显示 14～15 岁之间测量值持续增长,因此,对 15 岁以上患者,仅能作出主观判断。应着重区分真正的瞳孔间距过宽与内眦间距过宽(详见词条)导致的看似眼间距增宽。

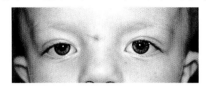 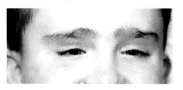

图 F5 - 6　眼间距过宽　　　　图 F5 - 7　宽眉毛

7.宽眉毛

(1)定义　主观标准:眉毛局部增宽(图 F5 - 7)。

(2)说明　眉毛的增宽或展开,可位于内侧或外侧。该术语也可添加某些修饰词(图 F5 - 7)。展开是指眉毛方向改变并增宽。

8.弓形眉

(1)定义　主观标准:眉毛中央部分的高度增加,形成新月、半圆或倒 U 形(图 F5 - 8)。

(2)说明　大多数眉毛在内外侧向下延伸形成弓形。尚无眉弓的标准值。鉴别该性状依赖于检查者的经验。比较兄弟姐妹和父母的眉毛形状/弓形程度可帮助分析。

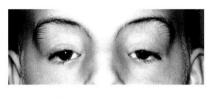 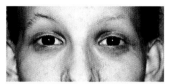

图 F5 - 8　弓形眉　　　　图 F5 - 9　眉毛稀疏

9.眉毛稀疏

(1)定义　主观标准:眉毛毛发的密度/数量减少,和/或直径减小(图 F5 - 9)。

（2）说明　稀疏区域可为局部（内侧、中央、外侧）或整体。必要时，可添加修饰词。

10.眉毛浓密

（1）定义　主观标准：眉毛毛发的密度/数量增加，和/或直径增大（图 F5-10）。

（2）说明　浓密区域可为局部（内侧、中央、外侧）或整体。必要时，可添加修饰词。

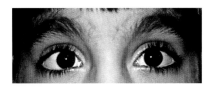 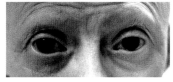

图 F5-10　眉毛浓密　　　　图 F5-11　睫毛缺如

11.睫毛缺如

（1）定义　客观标准：无睫毛（图 F5-11）。

（2）说明　通常此性状为先天性的，与普秃相关，但应分别描述。

12.长睫毛

（1）定义　主观标准：中部上侧睫毛长度大于 10mm（图 F5-12）。客观标准，睫毛长度增加。

（2）说明　应测量最长的睫毛，通常处于眼睑中部。睫毛长度的正常值范围在男性为(7.99 ± 1.05)mm，女性为(7.76 ± 1.03)mm。

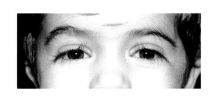 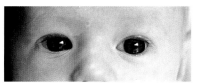

图 F5-12　长睫毛　　　　图 F5-13　杏仁眼

13.杏仁眼

（1）定义　主观标准：上睑向下、下睑向上，朝内眦显著拱起，睑裂轮廓成杏仁状，睑裂最大间距处偏离中心点，稍偏向内侧（图 F5-13）。

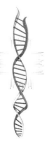

（2）说明 杏仁状睑裂随周围组织（如眼睑、鼻梁）生长而趋于消失。

14.睑裂下斜

（1）定义 主观标准：睑裂倾角小于同龄平均值 2SD 以上（图 F5-14）；客观标准：睑裂倾角小于同龄正常水平。

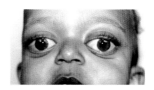

图 F5-14 睑裂下斜

（2）说明 睑裂倾角为两线之间的角度：当患者保持面部中线垂直、头部位于中间垂直位置（不弯曲或前伸）、直视前方时，一条线连接任意眼睛外眦与内眦，另一条线为两内眦形成的水平线。所有年龄段的平均倾角均稍向上倾斜。某些性状，如上睑下垂或内眦赘皮，可能会影响睑裂倾角的评估。颧骨和/或颧发育不全以及眼间距过宽可合并睑裂下斜。

15.长睑裂

（1）定义 客观标准：内外眦间距大于同龄均值 2SD 以上（图 F5-15）；主观标准：睑裂长度明显增加。

（2）说明 不鼓励使用"宽睑裂"这一术语，因为它对于维度（水平或垂直）意指不清，也不鼓励使用"宽眼间距"这一术语，因为它所指的是睑裂高度。

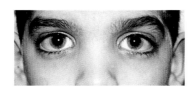
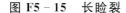
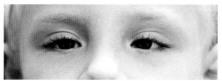

图 F5-15 长睑裂   图 F5-16 短睑裂

16.短睑裂

（1）定义 客观标准：内外眦间距低于同龄均值 2SD 以上（图 F5-16）；主观标准：睑裂长度明显减少。

（2）说明 睑裂长度减少可伴随上下睑之间垂直距离减少，形成狭缝形眼外观，可造成上睑下垂外观，但应单独描述。睑裂严重缩短将导致睑裂狭小。

17.睑裂上斜

（1）定义 客观标准：睑裂倾角高于同龄平均值 2SD 以上（图 F5-17）；主观标准：睑裂倾角大于同龄正常水平。

（2）说明　睑裂倾角为两线之间的角度：当患者保持面部中线垂直、头部位于中间垂直位置（不弯曲或前伸）、直视前方时，一条线连接任意眼睛外眦与内眦，另一条线为两内眦形成的水平线。睑裂上斜可与小头相关，但应分别描述。某些性状，如上睑下垂或内眦赘皮，可能会影响睑裂倾角的评估。

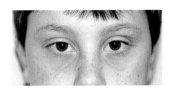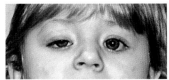

图 F5－17　睑裂上斜　　　图 F5－18　上睑下垂

18．上睑下垂

（1）定义　客观标准：上睑睑缘比正常低 3mm 以上，并覆盖虹膜上部（图 F5－18）；主观标准：上睑睑缘覆盖部分瞳孔。

（2）说明　真正的上睑下垂通常发生在睑裂长度正常时。外观的上睑下垂可见于睑裂狭小及导致短睑裂的其他原因。假性上睑下垂发生于严重颧骨发育不全，后者导致眼睛显著向下倾斜，将上睑成对角牵扯遮挡眼球。

19．连眉

（1）定义　主观标准：两眉毛内侧在面部中线交汇（图 F5－19）。

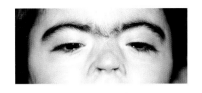

图 F5－19　连眉

（2）说明　美容脱毛或剃眉可掩盖该性状。有关连眉的定义还存在争议，一是眉毛内侧必须在中间交汇，或与之相反，眉毛明显向中部延伸但并不交汇。

20．内眦间距过宽

（1）定义　客观标准：内眦间距大于均值 2SD 以上（图 F5－20）；主观标准：内眦间距明显增加。

（2）说明　内眦间距过宽可伴（图 F5－20 上）或不伴（图 F5－20 下）眼间距过

宽,后者应被单独描述。内眦间距在不同种族人群中不同,已有非洲裔美国人、中国人、高加索人种中的标准值。在内眦赘皮的情况下,明确内眦间距较为困难。

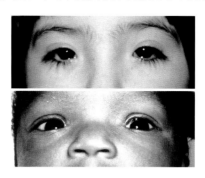

图 F5-20　内眦间距过宽

附录6　耳部结构异常

1. 低耳位

(1)定义　客观标准:耳朵嵌入头皮的上部低于连接内眦并向后延伸至外耳所形成的平面(图 F6-1)。

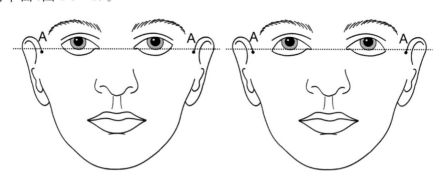

图 F6-1　低耳位

(2)说明　耳位可以通过四种方式确定。关于耳位的客观评估方法存在争论,因这些评估方法没有将耳朵定于一个固定的平面。法兰克福平面使用耳道的位置作为一个坐标,因此不能用来评估耳位。如果眼裂呈水平位,可以用它们来作为参考平面。被检查者头部与检查者的位置关系可影响后者对其耳位的主观印象,这里使用的定义将这方面的影响最小化。对耳位的主观评价是不被认可的,因为它不可靠,且常常受头形、大小、倾斜度的变化或耳解剖结构的影响,尤其是受头上部影响。

2.耳向后角度增加

(1)定义　客观标准:垂直于法兰克福平面的线与耳中纵轴线(连接耳最远两点)形成的角度大于相匹配参照人群均值2SD以上(图F6-2)。目前用于确定耳旋转的程度。

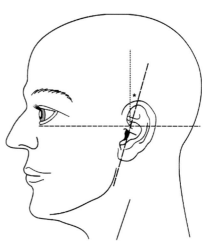

(2)说明　耳向后角度增加有正常参考值。平均角度在20°左右。如果存在低耳位,就不能使用法兰克福平面。对耳旋转的主观评价是不被认可的,因为它常常受头部位置的影响,不可靠。当耳朵形状异常时难确定耳中纵轴线。在这种情况下,不建议评估耳的旋转状态。

图 F6-2　耳向后角度增加

3.外展耳

(1)定义　客观标准1:耳与乳突骨所在平面形成的角度大于该年龄第97百分位数(图F6-3);客观标准2:耳轮外缘与乳突的最大距离超过2cm。

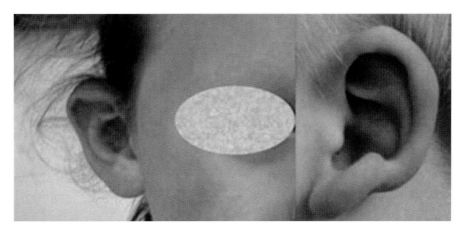

图 F6-3　外展耳

（2）说明　在不严重的案例,对耳轮上脚缺陷,在更严重的案例,对耳轮褶皱缺如可能更为明显,应单独描述。外展的耳朵可能看起来增大,但应单独评估。

4.褶皱耳轮

（1）定义　主观标准:耳轮表面凸起的线性压痕(图F6-4)。

（2）说明　褶皱通常出现在降耳轮的中间三分之一。耳轮看起来像沿着后缘被捏或压平。褶皱可使耳轮的游离缘扭曲变形。

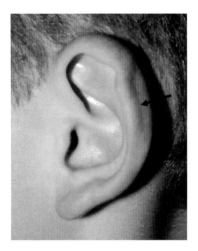 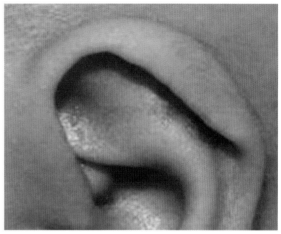

图 F6-4　褶皱耳轮　　　　　　　图 F6-5　耳轮过度折叠

5.耳轮过度折叠

（1）定义　主观标准:耳轮边缘过度卷曲,致耳轮游离缘基本与耳平面平行(图F6-5)。

（2）说明　耳轮过度折叠最常见于耳轮上部,需与垂耳鉴别(后者的耳后缘的凸起消失)。耳轮折叠变异度高。

6.耳轮后部小凹

（1）定义　客观标准:耳轮后内侧永久性的凹陷,可边界清晰,也可边界模糊(图F6-6)。

（2）说明　此形状通常有从线状至窄椭圆形的变异,可以是单个或多个。

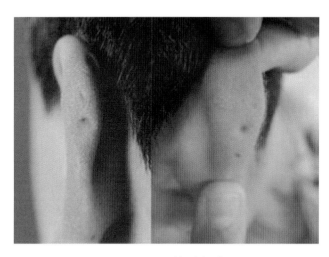

图 F6 - 6　耳轮后部小凹

7.耳轮折叠不全

(1)定义　主观标准:耳轮发育不全,影响全耳轮或者局部(图F6 - 7)。

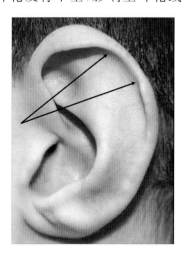

图 F6 - 7　耳轮折叠不全

(2)说明　耳轮的折叠变异度高。受累区域较长,需与耳轮裂区分。耳轮折叠局部发育不全与耳舟增大相似。

8.耳垂缺如

(1)定义　客观标准:耳屏及屏间切迹下方肉质的无软骨组织缺如(图F6 - 8)。

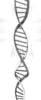

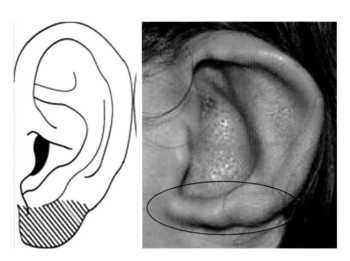

图 F6 - 8　耳垂缺如

（2）说明　耳垂缺如需与连耳垂鉴别。

9. 长耳

（1）定义　客观标准：耳的中轴线大于均值 2SD 以上（图 F6 - 9）；主观标准：耳长度明显增加。

（2）说明　耳长的测量是由外耳上部至下部的最大距离。已有不同性别从出生到 16 岁和出生到 18 岁的标准值。两份成人数据均认为耳朵的长度一直在增长直至成年，且男性耳朵长度要大于女性的。小头时耳朵通常容易看起来比较大。因此，应该通过测量来评估耳朵长度。耳长主观评估应只在无法避免的情况下使用。应同时描述耳的宽度。事实上，常用的巨耳症是一个综合术语，包括长度和宽度的增加（表面积）。

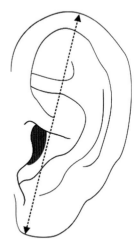

图 F6 - 9　长耳

10. 小耳

（1）Ⅰ度小耳　①定义：客观标准为所有正常耳结构都存在的情况下，中轴线长度小于均值 2 SD 以上（图 F - 10）。②说明：耳长的测量是由外耳上部至下部的最大距离。正常的范围根据不同性别从出生到 16 岁和出生到 18 岁不同。两份成人数据均认为耳朵的长度在直至成年一直在增长，且男性耳朵的长度要大于女性耳朵的长度。主观评价明显受颅面其他特征的影响,建议用测量的尺寸对耳朵长度进行评估。对耳大小的评估包含长度及宽度是比较好的(即表面积)。

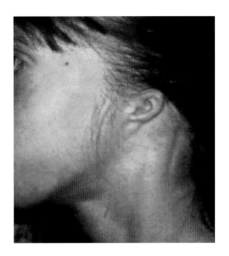

图 F6－10　小耳(Ⅰ度)

(2)Ⅱ度小耳　主观标准:耳中轴线长度小于均值 2SD 以上,可存在部分正常耳结构(图 F6－11)。

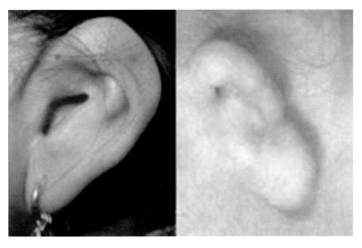

图 F6－11　小耳(Ⅱ度)

(3)Ⅲ度小耳　①定义:客观标准,存在部分耳的结构,但无法辨认(图 F6－

12）。②说明：此性状通常合并有外耳道闭锁，但后者应该独立描述。耳结构完全缺如应称无耳。

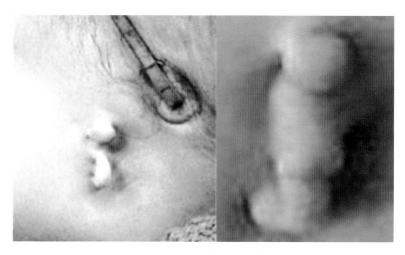

图 F6－12　小耳（Ⅲ度）

11. 耳部凹点

（1）定义　客观标准：升耳轮下部、耳甲或耳轮脚上小的凹陷（图 F6－13）。

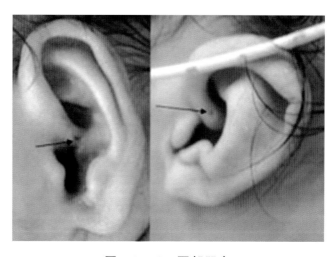

图 F6－13　耳部凹点

（2）说明　凹陷所在位置是第一鳃裂融合的平面。

12.耳前凹点

(1)定义　客观标准:耳附着处前的小凹陷(图 F6 - 14)。

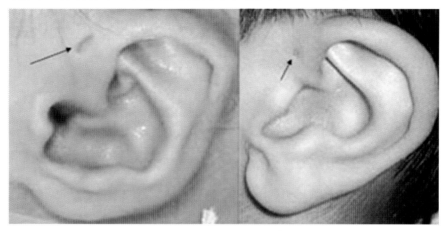

图 F6 - 14　耳前凹点

(2)说明　凹陷所在位置是第一鳃裂融合的平面。

13.耳赘(附耳)

(1)定义　客观标准:耳廓内的小凸出物(图 F6 - 15)。

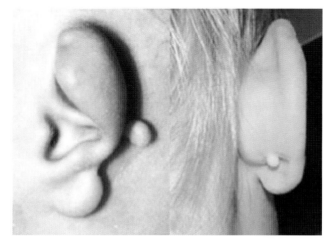

图 F6 - 15　耳赘(附耳)

(2)说明　耳赘可位于耳轮任何地方。

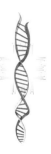

14.耳前耳赘

(1)定义　客观标准:位于耳朵附着处前的小的无软骨凸起组织(图 F6－16)。

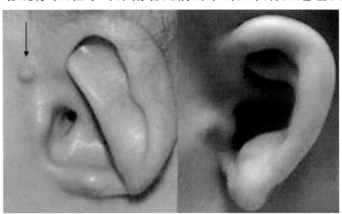

图 F6－16　耳前耳赘

(2)说明　耳前耳赘所处区域是第一鳃裂融合的平面。有时与该区域其他外生性的病变区分有一定的困难,尤其是双重耳朵,如异位耳屏或横纹肌错构瘤。耳前耳赘通常缺少毛发,限于第一鳃裂融合平面,且没有横纹肌组织。

附录7　鼻、人中结构异常

1.鼻翼发育不全

(1)定义　主观标准:鼻翼变薄、缺陷或过度拱起(图 F7－1)。

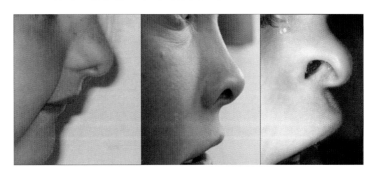

图 F7－1　鼻翼发育不全

（2）说明　鼻翼为鼻子侧面或部分环绕的鼻孔翼部。其宽度大致与鼻小柱相同，但可根据鼻孔形状，有较大变异。有的个体可能被描述为鼻翼裂，而实际上是严重鼻翼发育不全。在鼻翼发育不全中，环绕鼻孔的组织是连续的，而在鼻翼裂中是中断的。

2.鼻梁塌陷

（1）定义　主观标准：与同龄人面部整体相比，鼻根位置后移（图 F7 - 2）。

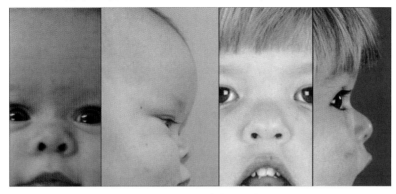

图 F7 - 2　鼻梁塌陷

（2）说明　此处"塌陷"并不是一个过程，而是一种状态。鼻梁塌陷与鼻梁宽度改变不同，宽度应单独描述。婴儿期鼻梁的位置比成人更靠后。只有当与同年龄同种族人群相比，鼻梁更靠后时，才可使用此术语。

3.宽鼻梁

（1）定义　主观标准：鼻梁宽度增加（图 F7 - 3）。

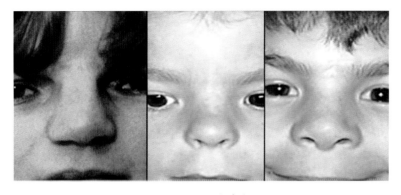

图 F7 - 3　宽鼻梁

（2）说明　应注意区别鼻骨宽度增加与鼻侧组织丰满。宽鼻梁应与内眦间距过宽（图 F5－20）及眼间距过宽（图 F5－6）相鉴别。宽鼻梁可表现为凸出或塌陷，应单独描述。

4.宽鼻尖

（1）定义　主观标准：鼻尖宽度增加（图 F7－4）。

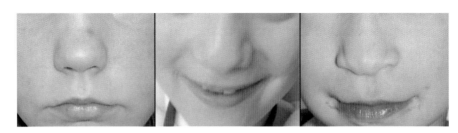

图 F7－4　宽鼻尖

（2）说明　鼻尖宽度测量的是鼻翼和鼻尖的前端连接处。对于鼻尖略呈方形的个体更易评估。最好由鼻下方进行观察。没有客观测量方法。可参见相关术语球形鼻。

5.球形鼻

（1）定义　主观标准：鼻子的前下部分体积增加，呈球形（图 F7－5）。

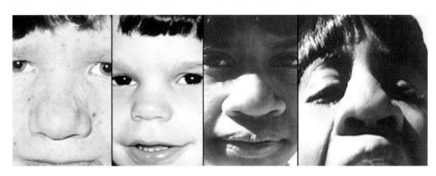

图 F7－5　球形鼻

（2）说明　球形鼻是一个综合术语，由于实用性得以保留。其形状、大小改变可限于鼻尖，也可影响鼻子的下三分之一。如仅有鼻尖宽度增加，则应描述为宽鼻尖。大鼻：术语"大鼻"并没有进行定义，因为这是一个综合术语，包括几种不同特征，如鼻子凸出、宽鼻嵴、鼻尖凸出、宽鼻底。大鼻需要评估体积，不易测量。鼻凸出往往被误认为是大鼻。

6. 长鼻

（1）定义　客观标准：由鼻根点至鼻中隔下点的间距大于均值2SD以上（图F7-6）；主观标准：由鼻根至鼻底长度明显增加。

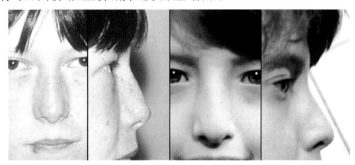

图 F7-6　长鼻

（2）说明　鼻长度有正常标准。鼻长度与人中的长度常呈负相关。鼻根点可能难以界定，此时只能进行主观判断。有时鼻长的测量值（客观）落在正常范围内，但外观（主观）仍可显得大。婴儿鼻与脸部长度的比例，看起来比成人更短。鼻终生生长，成年后鼻嵴继续增长，但鼻长可不增加。没有正常成人的鼻长度参考标准。长鼻应与大鼻相鉴别。

7. 短鼻

（1）定义　客观标准：由鼻根点至鼻中隔下点的间距小于均值2SD以上（图F7-7）；主观标准：由鼻根至鼻底长度明显减少。

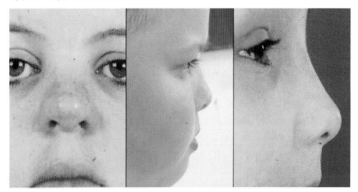

图 F7-7　短鼻

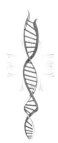

(2)说明　鼻长度有正常参考值。鼻长度与人中的长度常呈负相关。鼻和人中共同占据脸部中央区域,某一部位长度的改变往往伴随另一部位长度的相对性反向改变。鼻根点可能难以界定,此时只能进行主观判断。有时鼻长的测量值(客观)落在正常范围内,但外观(主观)仍可显得大。婴儿鼻与脸部长度的比例,看起来比成人更短。鼻终生生长,成年后鼻峰继续增长,但鼻长可不增加。

8.人中嵴错位

(1)定义　主观标准:两条人中嵴缺乏正常的平行走向(图 F7-8)。

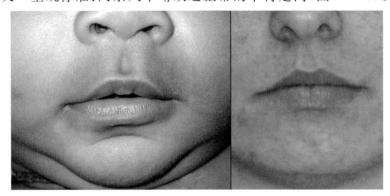

图 F7-8　人中嵴错位

(2)说明　人中嵴错位包括向下汇聚、向下发散(呈梯形或三角形)、凸出(卵圆形)及凹陷的人中形态,以上任一性状都可用单一术语"人中嵴错位"描述。

9.宽人中

(1)定义　客观标准:唇红缘正上方的人中嵴之间的距离大于均值 2SD 以上(图 F7-9);主观标准:人中嵴间距明显增加。

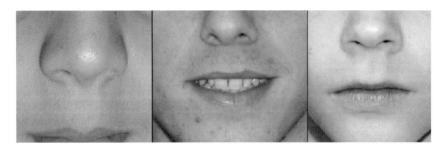

图 F7-9　宽人中

（2）说明　人中宽度的测量比长度更不精确。宽人中可合并嵴凸出程度的减少或者浅人中凹槽、人中光滑，但均应单独描述。可合并宽鼻中隔。

10.深人中

（1）定义　主观标准：人中嵴显著凸出，导致鼻底和上唇红缘之间的中央凹槽过深（图 F7 - 10）。

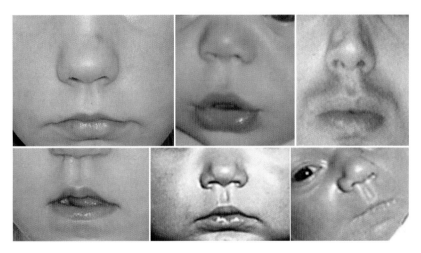

图 F7 - 10　深人中

（2）说明　使用术语"人中下陷"，意指正常的人中嵴合并更深的凹槽，同时也表示该术语与人中凹槽正常而人中嵴凸出难以区分。尚未发现真正的人中凹槽加深而人中嵴高度正常的情形。

11.长人中

（1）定义　客观标准：由鼻底至上唇红缘中线之间的距离大于均值 2SD 以上（图 F7 - 11）；主观标准：由鼻底至上唇红缘的距离显著增加。

（2）说明　鼻长度常与人中长度相关。鼻和人中共同占据脸部中央区域，某一部位长度的改变往往伴随着另一部位长度的相对性反向改变。因此长人中往往合并短鼻，但应单独描述。

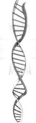

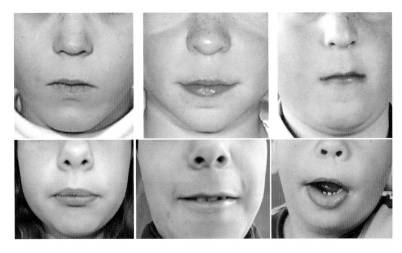

图 F7 - 11　长人中

12.短人中

（1）定义　客观标准：由鼻底至上唇红缘中线之间的距离小于均值 2SD 以上（图 F7 - 12）；主观标准：由鼻底至上唇红缘的距离显著减少。

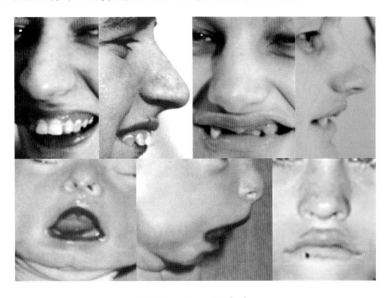

图 F7 - 12　短人中

（2）说明　一般情况下鼻小柱嵌于鼻底。低位鼻小柱可导致人中缩短（应单独描述），此时若使用鼻小柱的嵌入位置作为人中的上边界，将导致人中的假性缩短。上嘴唇外翻也常导致短人中的主观外貌，但应单独描述。

13.人中光滑

（1）定义　主观标准：皮肤表面平坦，鼻底与上唇红缘之间的上嘴唇中央区没有人中嵴形成（图 F7－13）。

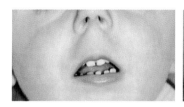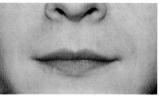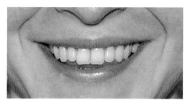

图 F7－13　人中光滑

（2）说明　此性状的变化范围较广，人中嵴由完全缺如到部分凸出，中央凹槽由完全缺如到变浅。人中光滑度的分级始于对"胎儿酒精综合征"的评估（图 F7－14）。该性状很大程度上受面部表情的影响，因此应在中性面部表情下对人中进行谨慎评估。人中光滑可与长人中相关，但两者应单独描述。

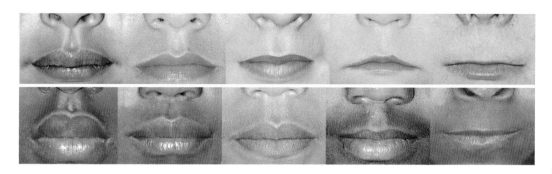

图 F7－14　人中光滑度分级

14.帐篷形人中

（1）定义　主观标准：人中三角形软组织区凸起，三角形顶点为鼻小柱（图 F7－15）。

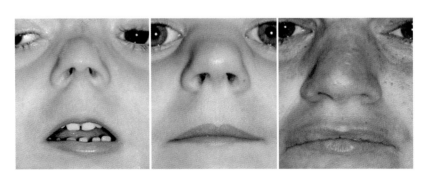

图 F7 - 15　帐篷形人中

（2）说明　帐篷形人中可合并人中光滑，应单独描述。

附录 8　唇部结构异常

1.下唇红外翻

（1）定义　主观标准：正面观可见下唇红内侧（正常情况下贴近牙齿）（图 F8 - 1）。

（2）说明　面部放松时，正面观下唇红高度过高，可见下门齿。侧面观，唇红一般更为凸出。下唇红外翻可能被视为“撅嘴”，但撅嘴是一个动词。

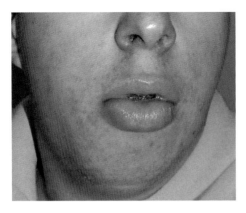

图 F8 - 1　下唇红外翻

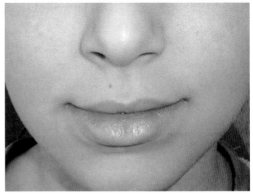

图 F8 - 2　厚下唇红

2.厚下唇红

（1）定义　客观标准：中线位置的下唇红高度大于均值的 2SD 以上（图 F8 -

2)；主观标准：正面观时下唇红高度明显增加。

（2）说明　唇红高度有标准值，但一般不进行测量。大部分临床医生会主观评判这一性状。下唇通常比上唇厚。下唇红高度在不同种族间不同，应比较相同种族背景的下唇红高度。厚下唇红侧面观时，通常更为突出、外翻，应单独评估。

3. 薄下唇红

（1）定义　客观标准：中线位置的下唇红高度小于均值 2SD 以上（图 F8 - 3）；主观标准：正面观时下唇红高度明显减少。

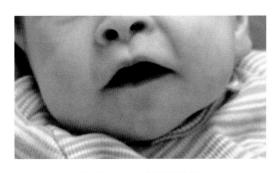

图 F8 - 3　薄下唇红

（2）说明　唇红高度有标准值，但一般不进行测量。大部分临床医生主观评判这一性状。下唇红通常比上唇红厚。下唇红的高度在不同种族间不同，应比较相同种族背景的下唇红高度。下唇红薄时，唇红下缘弯曲少，侧面观时通常突出更少。

4. 帐篷形上唇红

（1）定义　主观标准：口部呈三角形外观，以上唇红正中央为顶点、下唇红为底（图 F8 - 4）。

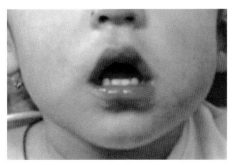

图 F8 - 4　帐篷形上唇红

（2）说明　此性状可通过口部形状的改变与显著丘比特弓相鉴别。

5.短舌系带

（1）定义　主观标准：舌系带短或向前附着，舌的活动能力受限（图 F8－5）。

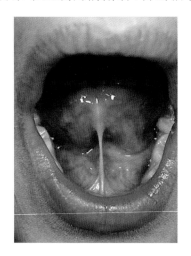

图 F8－5　短舌系带

（2）说明　前三分之一舌通常可自由活动或通过舌系带部分系于口腔底。短舌系带包括舌与口腔底融合、舌系带缩短或舌系带系于舌尖。短舌系带可导致轻度舌尖凹陷，不应定义为舌分叉。

6.牙列拥挤

（1）定义　主观标准：牙槽嵴内牙齿交错（图 F8－6）。

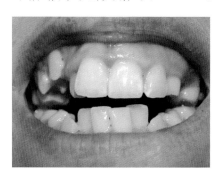

图 F8－6　牙列拥挤

（2）说明　此词为综合术语。牙齿的大小或数目与牙槽嵴不匹配。

7.间隙齿

(1)定义 主观标准:同一牙弓两相邻牙齿间距增大(图F8-7)。

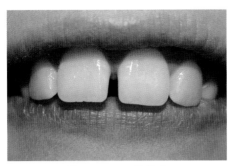

图 F8-7 间隙齿

(2)说明 通常恒牙的最宽点在侧面互相接触。间隙齿可适用于任何一对牙齿,使用该术语时应描述所累及牙齿。间隙齿需与齿间距过宽相鉴别。

8.少牙

此术语暂时未被定义。此性状与无牙及其他牙发育不全相同,需行 X 射线影像学检查来确定。文献中牙发育不全和少牙有时会交换使用,而在其他情况下,牙发育不全一般指 6 颗或更少的牙齿缺如,而少牙指多于 6 颗的牙齿缺如。牙发育不良或少牙可能被误认为是牙齿萌出延迟,确诊需行 X 射线影像学检查。缺牙可为先天性或后天性(牙齿发育不全)。先天性缺牙的发生率取决于牙齿类型和位置。

9.高腭

(1)定义 客观标准:腭高大于均值的 2SD 以上;主观标准:第一恒磨牙水平的腭高在牙齿高度的两倍以上(图F8-8)。

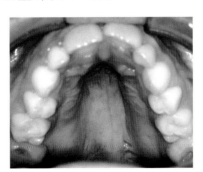

图 F8-8 高腭

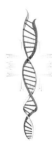

（2）说明　使用的测量设备如霍尔测量法所描述。高腭常与窄腭相关，窄腭易造成高腭的假象。腭高和腭宽应分别进行评估和描述。不建议主观判断这一性状，可能会导致被滥用和不准确。

10.窄腭

（1）定义　客观标准：腭宽低于均值的 2SD 以上；主观标准，腭宽明显减少（图 F8－9）。

（2）说明　腭宽需通过特殊的设备测量，指左右两侧上颌第一磨牙舌侧牙颈线之间的距离。在临床实践中，腭宽常被主观评价。窄腭常与高腭相关，但应分别评估和描述。牙龈增生可导致窄腭的假象，应加以区分并单独描述。"哥特式腭"这一术语是用来表示腭顶不为圆形，而呈倒 V 形，因此只有上腭上部窄。

11.巨舌

（1）定义　主观标准：舌的长度与宽度增加（图 F8－10）。

（2）说明　无正常标准值。巨舌常会导致吐舌。小颌畸形可造成巨舌的假象。

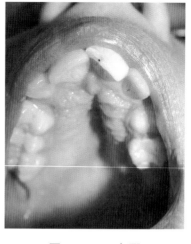

图 F8－9　窄腭

附录9　颈部结构异常

1.宽颈

（1）定义　主观标准：正面观或后面观颈部宽度增加（图 F9－1）。

（2）说明　测量颈围可客观评价颈的宽度。保持头部竖直、双眼平视，利用卷尺测量甲状软骨最突出处的颈围。见颈蹼相关表现。

2.长颈

（1）定义　主观标准：肩颈连接处至枕骨下缘的距离增加（图 F9－2）。

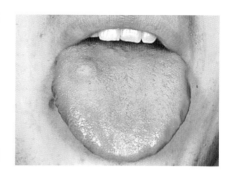

图 F8－10　巨舌

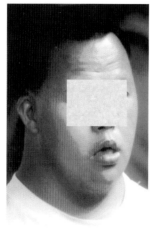
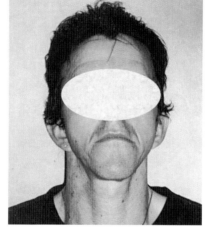

图 F9 - 1 宽颈　　　　　　　图 F9 - 2 长颈

（2）说明　无客观测量方法。

3. 短颈

（1）定义　主观标准：肩颈连接处至枕骨下缘的距离减少（图 F9 - 3）。

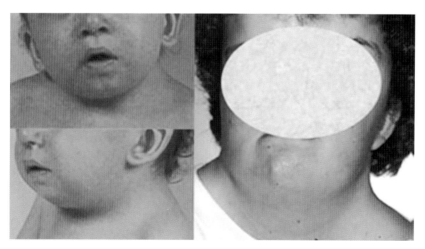

图 F9 - 3 短颈

（2）说明　无客观测量方法。

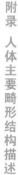
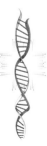

4.颈蹼

(1)定义 主观标准:正面观或后面观时,颈部后外侧垂直方向的皮肤褶皱,通常从乳突延伸至肩峰(图F9-4)。

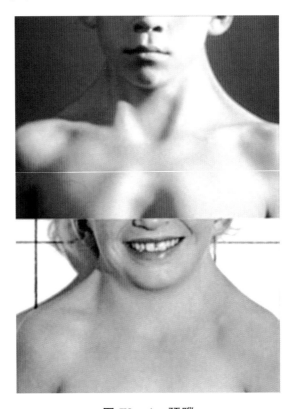

图 F9-4 颈蹼

(2)说明 此特征通常伴后发际线低,但均应单独记录。

5.颈部皮肤冗余

(1)定义 主观标准:颈部皮肤过多,通常呈水平褶皱(图F9-5)。

(2)说明 随年龄的增加和颈部垂直生长,颈背皮肤冗余可能会逐渐消失,颈部变宽成蹼。若皮肤褶皱垂直或接近垂直,应使用颈蹼这一术语。

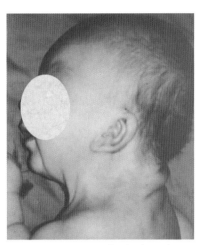

图 F9 - 5　颈部皮肤冗余

附录 10　手足畸形

1. 无指(趾)

（1）定义　客观标准：缺失肢体所有指(趾)骨和相关软组织（图 F10 - 1）。

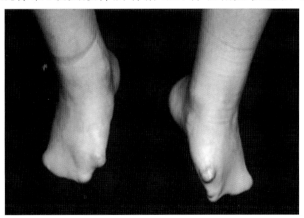

图 F10 - 1　无指(趾)

（2）说明　此术语不要求掌骨或跗骨的缺失。可增加限定词来具体指明无指（趾）的肢体。

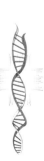

427

2.屈曲指

（1）定义　主观标准：远侧指间关节和/或近侧指间关节不能主动或被动拉伸至180°（图 F10－2）。

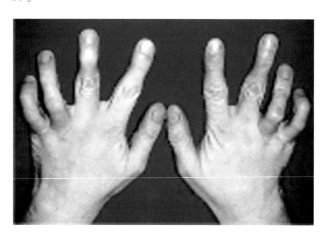

图 F10－2　屈曲指

（2）说明　需注意的是,有人限定本术语仅用于表示第五指的近侧指间关节无法伸展。我们并不作此限定。本术语不适用于描述有紧握手的患者。当远节指骨桡侧弯曲成角、骨骺增厚时,称 Kirner 或小指远端,也可表现出相同的症状。应具体指明受累的指（趾）。

3.侧弯指

（1）定义　主观标准：手掌平面上手指向外侧弯（图 F10－3）。

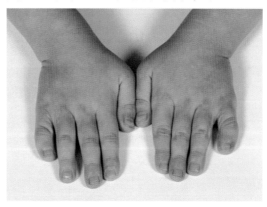

图 F10－3　侧弯指

（2）说明　此术语中的弯曲仅局限于指（趾）骨，不涉及掌指关节和跖趾关节偏离（见手指桡侧偏斜）。受累中节指骨通常形态异常，但不绝对。应具体指明受累指/趾的编号及偏离的方向。本性状最常见于 F5，几乎总向桡侧弯曲，但也可见于任一指（趾）及任意方向。当远节指骨桡侧弯曲成角、骨骺增厚时，称 Kirner 或小指远端，也可表现出相同的症状。

4. 杵状指

（1）定义　主观标准：指尖软组织增宽增厚伴指甲的纵向和横向弧度增加（图 F10 - 4）。

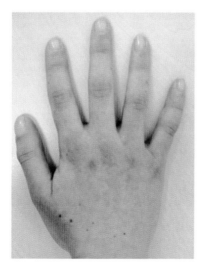

图 F10 - 4　杵状指

（2）说明　出于以下几个原因，该定义没有根据指甲板的弯曲程度衡量：首先，对于应测量的角度尚未达成一致；第二，无正常参考范围；第三，临床医生一般不测量指甲板的弯曲程度。杵状指常被描述为类似鼓槌的末端。应具体指明受累的指（趾）。如未具体指明，则认为累及所有指（趾）。尽管杵状指唯一或主要的特征是软组织增宽增厚，某些病例还与骨增生或远节指骨的中度增生相关。这与杵状指的临床（X 放射影像学）评估不相关，所以该术语定义未做特别说明。

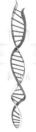

5.指/趾垫凸出

(1)定义　主观标准:指(趾)尖腹侧的软组织凸出(图 F10－5)。

(2)说明　指(趾)垫的凸出程度不断变化,取决于组织水合状态,新生儿期可能更凸出。如果合并杵状指,该术语不适用。其同义词"胎儿指尖垫"不应理解为从胎儿期指垫凸出就开始发生。因为"持续性胎儿指垫"暗示有已知或未知的自然史,不赞同使用。

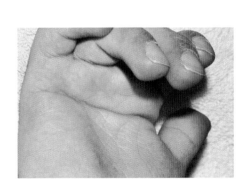 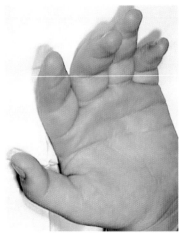

图 F10－5　指/趾垫凸出　　　　　　图 F10－6　宽指

6.宽指

(1)定义　主观标准:除拇指以外的手指宽度增加(图 F10－6)。

(2)说明　注意手指宽时周长也可能增加,但需与巨指相鉴别,因为后者手指长度也增加,两者的差别较微小。当宽度的增加仅局限于远端指节时,不应使用本术语,而应使用宽指尖,并具体指明受累的指。本术语不适用于拇指,但当拇指与其他指均受累时,使用"F1-5 宽手指"描述比分别说明"宽拇指"和"F2-5 宽手指"更为简洁。

7.皮性并指

(1)定义　客观标准:两指间前后轴方向有软组织相连,并向远端延伸、甚至超出近端指间关节水平(图 F10－7);主观标准:两指间前后轴方向有软组织相连,且明显超出相邻手指掌指关节上的褶纹水平。

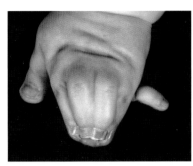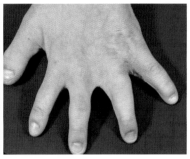

图 F10 - 7 皮性并指

(2)说明 这里主观设定一个临界值,用于区分客观和主观特征:皮性并指程度严重的为客观特征,程度较轻的为主观特征。手指或部分手指在远-近轴的某一点上异常粘连。如果皮性并指延伸至指甲床远端,用"完全"来描述,并应具体指明受累的手指。不再使用"并指"这一不规范的术语,因为它未明确骨性并指或皮性并指。

8.骨性并指

(1)定义 客观标准:指(指骨和/或掌骨)间软骨和/或骨组织侧向(轴前-轴后)融合(图 F10 - 8)。

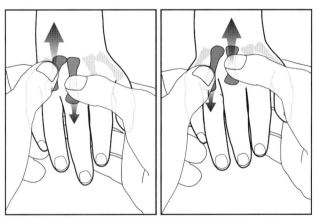

图 F10 - 8 骨性并指

(2)说明 掌骨并指时不能独立控制两掌骨(详见中轴型多指/趾)。指骨并指以往称为"手套样手",在无 X 线放射影像学的情况下难以显示。描述时应包括全部融合的骨。骨性并指与指关节粘连不同,后者在指关节处呈纵向(远近轴)融合。参见"中轴型多指/趾"定义关于多指/趾的描述。

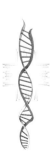

9. 交叠指

（1）定义　客观标准：当手处于静止状态时，某一指交叠于相邻指的背面（图F10-9）。

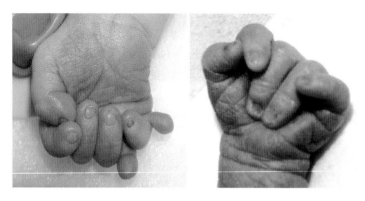

图 F10-9　交叠指

（2）说明　此词根据所涉及的指排序（图例），应具体指明受累的手指。手背朝上时位于上方的手指记录为第一位数字，与后面被交叠的手指用逗号隔开。手指侧偏但不位于相邻指上方的应描述为侧弯指。

10. 短指

（1）定义　主观标准1：孕27～41周出生的新生儿中指长度小于均值2SD以上，或者从新生儿到16岁小于第3百分位数，并且5指之间保持相对正常比例（中指不是唯一缩短的指头）（图F10-10）；主观标准2：手指相对于手掌呈不成比例缩短。

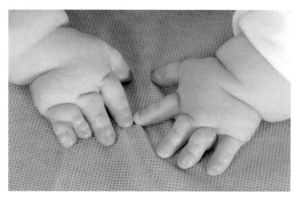

图 F10-10　短指

（2）说明　这是一个公认的综合术语,因为多数人体测量数据中该定义假设了其他手指与中指相对一样短。"短指"单纯表示某特定手指长度的减少。不应使用"短手"这一术语,因为它包括"短指"和"短掌"。如果远端指节成比例缩短,不应另用"短远端指骨"描述。如果手指整体缩短且远端指节不成比例缩短,那么两种术语都适用。

11. 长指

（1）定义　主观标准1:孕27～41周出生的新生儿中指长度大于均值2SD以上,或者从新生儿到16岁大于第97百分位数,并且5指之间保持相对正常比例(中指并非唯一延长的指头)(图 F10‐11);主观标准2:手指相对于手掌不成比例地延长。

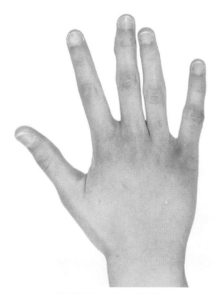

图 F10‐11　长指

（2）说明　第一个定义存在争议,它暗示其他手指与中指一样长。由于其他四指的比例判定明显是主观的,本术语必须被视为主观标准。蜘蛛脚样指已不再使用,因为它是窄指和长指的综合术语。术语"长手"不应再使用,因为它综合定义了两个容易区分的术语,长指和长手掌。如果仅仅单肢部分手指的延长,应具体指明受累的手指。

12. 锥状指

(1)定义　主观标准:指围由近端到远端逐渐减少(图 F10－12)。

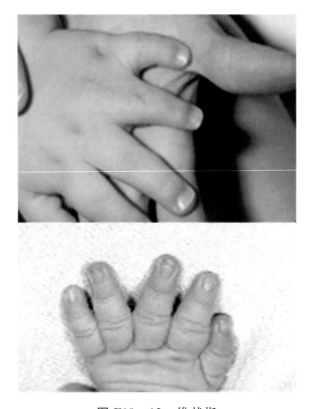

图 F10－12　锥状指

(2)说明　如果不是所有的手指受累,应指明具体受累的手指,否则默认为累及全部手指。

13. 轴后多指

(1)定义　客观标准:除拇指以外的多指(图 F10－13)。

(2)说明　轴后多指亦称为尺侧多指,临床上多指(非拇指)多见于尺侧。多指很小时可忽略不计,但如果多指与多余掌骨相连、成形完整且具有完全功能,很难判定具体的多指。考虑到命名习惯,轴后命名是合理的。轴后多指分为两类:A 型(完全成形的指)和 B 型(微小指,或外生型无关节相连且无功能的附加物)。这些亚型容易辨别,但应注意轴后多指实际包括了从 A 型到 B 型的过渡类型,当表型介于两者之间时,无法指明具体亚型。

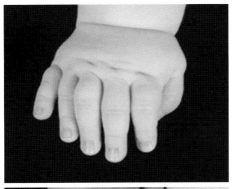
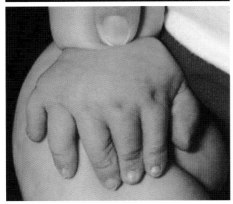
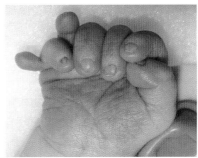
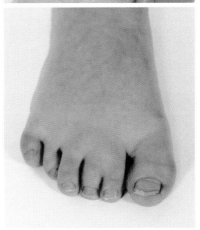

图 F10 - 13　轴后多指　　　　图 F10 - 14　中轴多指

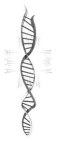

14. 中轴多指

(1)定义　客观标准:出现多余的指或趾(非拇指或拇趾),涉及第三或第四掌骨/跖骨,并伴随骨性并指(图 F10 - 14)。

(2)说明　在不使用放射影像学检查的条件下,检查者用拇指和食指分别紧握受检者相邻掌骨的背面和掌面,分别移动掌骨以鉴别有无骨性并指。如果掌骨不能独立活动,则表明存在骨性并指。中轴并指这一综合术语的用法并未达成共识,在命名时应特别说明。关于是否将患者描述为 F3,4 掌骨骨性并指和 A 型轴后多指这两个可区分的术语更优,尚存在争议。

15. 拇指内收

(1)定义　主观标准:静息位时,拇指指尖靠近或位于手掌之上,靠近第四或第五指基部(图 F10-15)。

(2)说明　拇指屈曲并内收。如果内收程度低于此处定义的程度,如拇指指尖靠近 F2 或 F3 基部,可适当使用该术语。

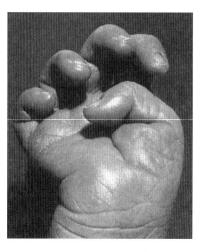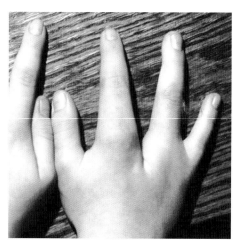

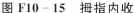

图 F10-15　拇指内收　　　　　图 F10-16　手裂

16. 手裂

(1)定义　主观标准:除第 1 指或第 5 指以外的手指纵向缺如(图 F10-16)。

(2)说明　此缺陷累及所有指骨及至少部分掌骨。若仅有指骨缺如,应描述为指缺如。中间指或多指的缺如常导致手裂。此术语优于"手缺指",它更恰当地描述了各种形式的指骨发育不全或截断。"龙虾爪"这一术语已不常用。手裂的受累指变异较大,但常见是中指缺如,说明使用手裂作为临床诊断术语的合理性。

17. 大鱼际隆凸减少

(1)定义　主观标准:拇指基部周围的手掌软组织体积减小(图 F10-17)。

(2)说明　减少的软组织一般为拇短展肌和拇短屈肌肌肉群。这些异常的表现需要临床判断,特别是在轻型病例中。拇指基部周围肌肉体积减小,第一掌骨掌面处可能有轻微凹陷。当该缺陷为单侧时,双手之间的比较能指明鱼际肌轮廓细微的变化。如果受累的程度严重,手掌近端宽度可变小。

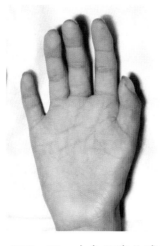
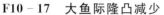
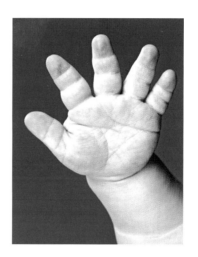

F10-17　大鱼际隆凸减少　　图 F10-18　三叉戟手

18.三叉戟手

（1）定义　主观标准：手掌平面内手指 F2-4 沿前后轴展开，F1、F5 手指位置相对正常（图 F10-18）。

（2）说明　本术语是"指倾斜"的一个亚型，但单独定义三叉戟手有诊断的实用性。

19.通贯掌纹

（1）定义　客观标准：桡侧和尺侧横掌纹融合为一条单一的横掌纹（图 F10-19）。

（2）说明　桡侧横掌纹的"小指掌纹"术语来源于霍尔测量法。通贯掌的亚型这里未作分类。该术语应替代具有贬义且描述性不足的术语"猿线"。

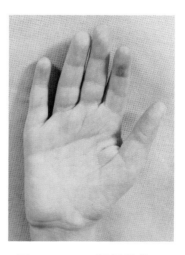

图 F10-19　通贯掌纹

20.凹指（趾）甲

（1）定义　主观标准：指/趾甲纵向（远近轴方向）的正常拱起消失或凹陷（图 F10-20）。

（2）说明　这往往导致碟状或勺状指/趾甲，且指/趾甲边缘通常外翻。应具体指明受累的指/趾。综合术语"匙状甲"中描述的指/趾甲形状异常，具有凸出嵴、形态薄且凹陷的特点。

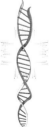

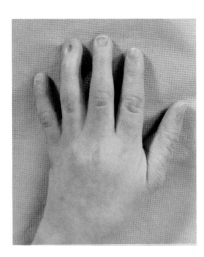
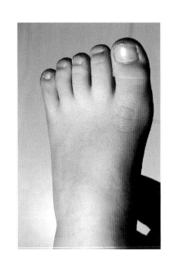

图 F10 - 20　凹指(趾)甲　　　　图 F10 - 21　宽足

21. 宽足

(1)定义　客观标准:测量的足宽度在相匹配参照人群的第 95 百分位数以上(图 F10 - 21);主观标准:与足长相比,足不成比例地增宽。

(2)说明　目前仅有 4～16 岁儿童的正常标准值。因为曲线图中 16 岁的足宽值仍在增加,所以年龄超过 16 岁或小于 4 岁的个体只能通过主观评估。对跖骨增多的多趾患者,应适当调整霍尔测量方法以包含多余的趾(例如,若患者有轴后型多趾,应从第六跖趾关节测量)。因为正常标准值都是在肢体为五趾时采集,将多趾同时描述为宽足可能导致争议。

22. 长足

(1)定义　客观标准:足的长度在孕 27～41 周出生的新生儿中大于均值的 2SD 以上(图 F10 - 22),足的长度在 16 岁以内大于相匹配参照人群的第 97 百分位数;主观标准:长于相匹配参照人群足长。

(2)说明　女性标准曲线在 15 岁时已基本平缓,因此 16 岁时的测量值亦适用 16 岁以上的女性。男性在标准曲线终点(16 岁时)后还显著增长,因此对 16 岁以上的男性仅能作主观评估。常用婴幼儿数据以标准差表示。由于足宽的正常值范围较广,可能难以区分足宽正常的长足与足长正常的窄足,因此主观定义准确性有限。若伴有长趾,应单独描述。

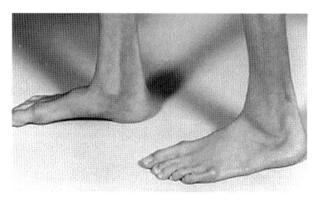

图 F10‐22　长足

23.皮性并趾

（1）定义　客观标准:相邻趾前后轴方向软组织连接,受累趾中至少有 1 个或 2 个其连接部分大于趾远近轴长度的一半(图 F10‐23);主观标准:相邻趾前后轴方

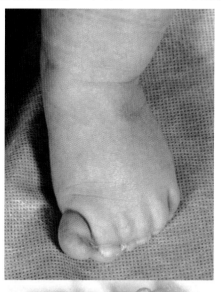

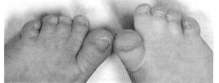

图 F10‐23　皮性并趾

向软组织连接,受累趾连接部分不满足前述客观标准。

(2)说明　趾(或部分)在正常情况下,一般不会出现趾间远近轴某处的软组织连接。并趾的概念与并指有些不同。定义并趾比并指要困难,因趾骨短,因此评估并趾的程度不客观。如皮性并趾延伸至趾甲床的远端,可使用修饰词"完全"来形容。应具体指明受累的趾。

24.骨性并趾

(1)定义　客观标准:趾(趾骨和/或跖骨)间软骨和/或骨组织侧向(轴前-轴后)融合(图 F10 - 24)。

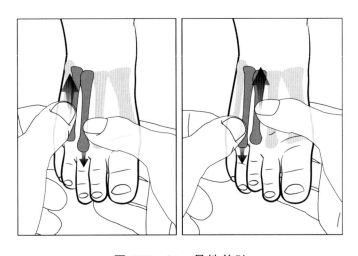

图 F10 - 24　骨性并趾

(2)说明　跖骨并趾时不能独立控制两跖骨(详见中轴型多指/趾),或确认两跖骨不分离。描述时应包括全部融合的骨。骨性并趾与趾关节粘连不同,后者在趾关节处呈纵向(远近轴)融合。无相应 X 放射影像学证据时,确切的骨异常无法鉴别。已不使用"并趾"这一不规范术语,因为不能清楚表明是骨性并趾还是皮性并趾。

25.交叠趾

(1)定义　客观标准:描述在静息状态下,一个趾位于相邻趾的背面(图 F10 - 25)。

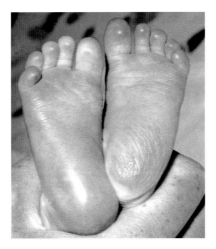

图 F10－25 交叠趾

(2)说明　本定义根据受累趾来排序。应具体指明受累趾,例如,T3,4。数字的顺序决定了哪一趾在背侧,即当脚背朝上时,位于上面的趾记录在前,被覆盖的趾记录在后,中间用逗号隔开。趾侧偏但并不位于相邻趾上方的应描述为侧弯趾。

26.轴后多趾

(1)定义　客观标准:除拇趾以外的多趾(图 F10－26)。

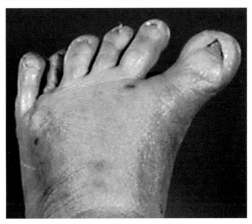

图 F10－26 轴后多趾

(2)说明　轴后多趾亦称为腓侧多趾,临床上多趾(非拇趾)多见于腓侧。多趾很小时可忽略不计,但如果多趾与多余跖骨相连、成形完整且具有完全功能,很难

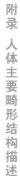

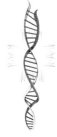

判定具体的多趾。考虑到命名习惯,轴后型命名是合理的。轴后型多趾分为两类:A 型(完全成形的趾)和 B 型(微小趾,或外生型无关节相连且无功能的附加物)。这些亚型容易辨别,但应注意轴后型多趾实际包括了从 A 型到 B 型的过渡类型,当表型介于两者之间时,无法指明具体亚型。临床医学使用术语"轴后"来替代胚胎学中的"后侧"。

27. 轴前多趾

(1)定义　客观标准:第一趾列部分或整体重复(图 F10 - 27)。

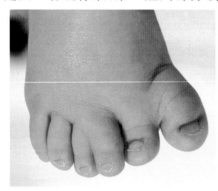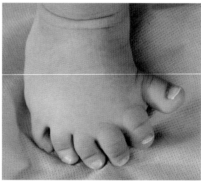

图 F10 - 27　轴前多趾

(2)说明　轴前多趾亦称为胫侧多趾,该范围较宽,轻型可表现为趾甲分叉(不是分裂)或拇趾远端趾骨中空或者趾尖分叉。没有可识别的前/后分裂的拇趾增宽应描述为宽拇趾。

28. 摇篮足

(1)定义　主观标准:兼具"足跟隆起"和"足底凸出"形态(图 F10 - 28)。

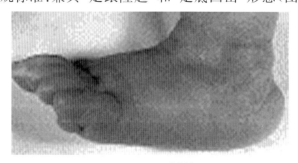

图 F10 - 28　摇篮足

（2）说明　本术语为综合性定义但应用普遍。

29. 短足

（1）定义　客观标准:足的长度在孕 27～41 周出生的新生儿中小于均值的 2SD 以下（图 F10-29）;足的长度在 16 岁以内小于相匹配参照人群的第 3 百分位数;主观标准:小于相匹配参照人群足长。

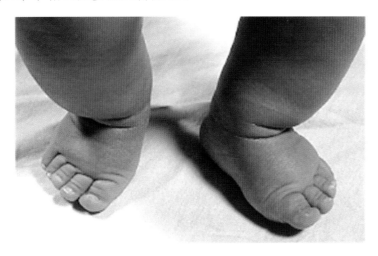

图 F10-29　短足

（2）说明　女性标准曲线在 15 岁时已基本平缓,因此 16 岁时的测量值亦适用 16 岁以上的女性。男性在标准曲线终点（16 岁时）后还显著增长,因此对 16 岁以上的男性仅能作主观评估。常用婴幼儿数据以标准差表示。足长包括跟骨、跗骨、跖骨及拇趾的长度,因此足的测量可反映出不同的发育异常。如果个体有高弓足或扁平足,应谨慎判定足长。

30. 足裂

（1）定义　主观标准:第 1 趾列或第 5 趾列以外的纵向缺如（图 F10-30）。

（2）说明　此缺陷累及趾列的两个趾骨及至少部分跖骨。若仅有趾骨缺如,应描述为趾缺如。中间趾列缺如常导致足裂,此术语优于"足缺趾",它更恰当地描述了各种形式的趾骨发育不全或截断。"龙虾爪变形"这一术语已不常用。受累足变异较大,但最常见的是中趾缺如,说明使用足裂作为临床诊断用词的合理性。

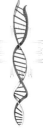

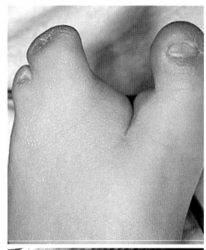

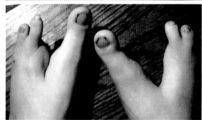

图 F10 - 30　足裂

31.宽拇趾

(1)定义　主观标准:拇趾宽度增加,不伴有拇趾增厚(图 F10 - 31)。

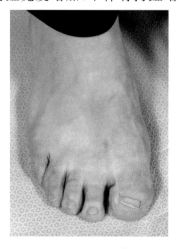

图 F10 - 31　宽拇趾

(2)说明　当拇趾与其他趾同时受累时,描述为"宽拇趾,T1-5"比分别描述"宽拇趾"和"宽趾,T2-5"更加简洁。注意宽趾的周长可能也增加,但需与巨趾相鉴别,后者趾长度也增加。拇趾短时评估困难。

32.短跖骨

(1)定义　主观标准:跖骨长度减少,导致相应脚趾发生近端移位(图 F10 - 32)。

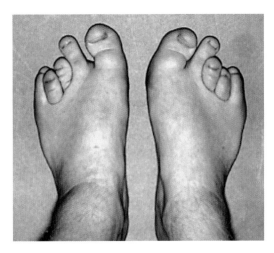

图 F10 - 32　短跖骨

(2)说明　本术语是一个主观判断,一般比较受累趾与对侧趾的趾跖关节位置,或者比较缩短的趾与其他趾的相对比例。应具体指明受累趾。

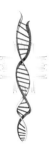

中文索引

中文索引

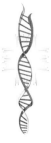

A

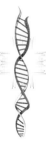

中文索引

D

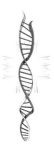

中文索引

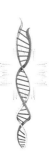

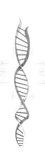

中文索引

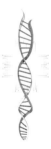

英文索引

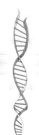

A

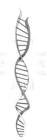

英文索引

465

英文索引

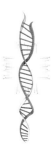

467

T

U

V

W

英文索引

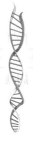